M. Mürbe   A. Stadler

Gesetzes- und Staatsbürgerkunde für Pflegeberufe

M. Mürbe, Richter am Oberlandesgericht
Dr. med. Angelika Stadler

Gesetzes- und Staatsbürgerkunde für Pflegeberufe

4., überarbeitete Auflage

Jungjohann Verlagsgesellschaft
Neckarsulm, Lübeck, Ulm

Zuschriften und Kritiken an:
Dr. med. H. Jungjohann,
Postfach 1252
D-74149 Neckarsulm

Die Deutsche Bibliothek – CIP-Einheitsaufnahme

Mürbe, Manfred:
Gesetzes- und Staatsbürgerkunde für Pflegeberufe
von Manfred Mürbe und Angelika Stadler.
4. überarb. Aufl. – Neckarsulm, Lübeck, Ulm: Jungjohann, 1995
  (Graue Reihe, Krankenpflege; 4)
  ISBN 3-8243-1610-2
  NE: Stadler, Angelika: GT

Gedruckt auf elementar chlorfreiem Papier

Alle Rechte vorbehalten
1. Auflage   März 1989
2. Auflage   April 1992
3. Auflage   August 1993
4. Auflage   Oktober 1995

© 1995 Jungjohann Verlagsgesellschaft mbH, Neckarsulm, Lübeck, Ulm

Das Werk einschließlich aller seiner Teile ist urheberrechtlich geschützt.
Jede Verwertung außerhalb der engen Grenzen des Urheberrechtsgesetzes ist
ohne Zustimmung des Verlages unzulässig und strafbar. Das gilt insbesondere
für Vervielfältigungen, Übersetzungen, Mikroverfilmungen und die
Einspeicherung und Verarbeitung in elektronischen Systemen.

Satz: Satzbüro Schäffler, Renz & Partner, Geschäftsstelle Lübeck
Druck: Druckhaus Schwaben, Heilbronn
Umschlag: Werner Spieß, Ulm
Foto: Ellerbrock&Schafft

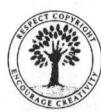

Printed in Germany

Vorwort zur 4. Auflage

Obwohl die 3. Auflage – trotz eines Nachdrucks rasch vergriffen – gerade zwei Jahre alt war, forderte die rasche Entwicklung auf vielen Gebieten des Rechts schon wieder eine Neuauflage: Auf dem Gebiet der sozialen Sicherheit waren zahlreiche Änderungen, vor allem aber das Inkrafttreten der Pflegeversicherung zu berücksichtigen. Im Strafrecht ist für das Recht des Schwangerschaftsabbruchs wohl endlich eine bleibende Regelung gefunden worden. Aber auch im Arbeitsrecht gibt es manche Neuerung, und auf dem Gebiet der berufsbezogene Gesetzeskunde ist vor allem das neue Medizinproduktegesetz zu erwähnen. Daneben wurde vor allem die Unfallverhütungsvorschrift „Gesundheitsdienst" neu aufgenommen; außerdem sind zahlreiche Aktualisierungen im Detail erfolgt.

In diese Auflage ist erstmals eine Auswertung bundesweiter Krankenpflege-Examina eingeflossen, die eine zusätzliche Orientierung zur Prüfungsvorbereitung bieten soll. Dabei sind jeweils die Kapitel gekennzeichnet worden, aus denen häufiger Fragen gestellt wurden. Das heißt aber nicht, daß aus den anderen Bereichen keine Fragen auftauchen können und diese daher nicht wichtig sind. Die Symbole bedeuten folgendes:

XXX Absolut prüfungsrelevant. Dieses Kapitel unbedingt genau durcharbeiten, da in nahezu jedem Examen hierzu Fragen auftauchen.

XX Prüfungsrelevant. Zu diesem Kaiptel wurden häufig Fragen gestellt.

X Bedingt prüfungsrelevant. Zu diesem Kapitel wurden gelegentlich Fragen gestellt.

Bei alldem haben wir uns bemüht, die Ziele der 1. Auflage nicht aus dem Auge zu verlieren: Ein Buch zu schreiben, das in einfacher, verständlicher Sprache die wesentlichen Grundlagen unseres Rechtssystems darstellt. Wie bisher würden wir uns auch weiterhin über Anregungen aus dem Kreis der Benutzer freuen, für die wir insbesondere den Herren Futschik (Krankenpflegeschule Augsburg) und Werner Melder (Amtsgericht München) danken.

MemmingenManfred Mürbe
München, im August 1995Dr. Angelika Stadler

Aus dem Vorwort zur 1. Auflage

Staatsbürger- und Gesetzeskunde ist, wie die Verfasser aus ihrer langjährigen Unterrichtserfahrung für die ärztlichen Hilfsberufe wissen, bei vielen Lernenden nicht sonderlich beliebt. Erhebliche Vorbehalte ergeben sich vor allem aus der „unverständlichen" Sprache der Gesetze.

Diese Schranken sollen durchbrochen werden. Die Verfasser haben deshalb vor allem Wert auf einfache, verständliche Sprache gelegt und die Zitate von Paragraphen und Abkürzungen auf die wichtigsten Bestimmungen beschränkt. Wer dieses Buch zum Lernen benützt, will und soll schließlich nicht zum Juristen ausgebildet werden.

Soweit es vom Stoff her möglich ist, haben wir in den einzelnen Abschnitten einen „Einstieg" in die Probleme mit kleinen Fällen vorgenommen. Dadurch soll der Leser gleichsam durch den Abschnitt geführt werden, an dessen Ende sich die Lösung befindet. Auf der anderen Seite haben wir aber darauf verzichtet, unzulässig zu vereinfachen oder die Wissensvermittlung auf ein punktuelles Frage- und Antwortspiel zu beschränken. Angestrebt wird vielmehr ein Überblick über grundlegende Zusammenhänge, der zum Verständnis des Rechtssystems führen soll.

Mittlerweile ist Staatsbürger- und Gesetzeskunde auch für Krankenpflegeschüler Gegenstand der schriftlichen Prüfung geworden, die meist im „Multiple-Choice-Verfahren" durchgeführt wird.

Durch die Fragen, die im Anschluß an den Textteil abgedruckt sind, soll ein praktischer Beitrag zur Prüfungsvorbereitung geleistet werden. Die Schwere der Fragen entspricht durchschnittlichen Anforderungen bisheriger Prüfungstermine.

Wehringen bei Augsburg   Manfred Mürbe
München, im Oktober 1988   Dr. Angelika Stadler

Inhalt

1	**Grundfragen der Staatsbürgerkunde**	1
1.1	Grundlagen und Aufbau der Rechtsordnung	1
1.2	Die Bundesrepublik und ihr Staatsaufbau	3
1.2.1	Die historischen Wurzeln	3
1.2.2	Die deutsche Wiedervereinigung	4
1.2.3	Deutschland in Europa	6
1.2.4	Der Staatsbegriff	7
1.2.5	Die Gewaltenteilung	9
1.2.6	Der bundesstaatliche Aufbau	10
1.3	Wahlrecht und politische Meinungsbildung	11
1.3.1	Grundgedanken des geltenden Wahlrechts	11
1.3.2	Die praktische Ausgestaltung des Wahlrechts	12
1.3.3	Weitere Formen der politischen Meinungsbildung	13
1.3.4	Die Stellung der Parteien	14
1.4	Die Bedeutung der Grundrechte	14
1.5	Die Verfassungsorgane und ihre Aufgaben	16
1.5.1	Der Bundestag	16
1.5.2	Der Bundesrat	16
1.5.3	Der Bundespräsident	17
1.5.4	Die Bundesregierung	17
1.6	Der Gang der Gesetzgebung im Bund	19
1.7	Die Wirtschaftsordnung der Bundesrepublik	20
1.8	Die soziale Ordnung der Bundesrepublik	22
1.9	Gerichtsbarkeit und Grundsätze des Prozeßrechts	24
2	**Strafrecht**	**29**
2.1	Aufgaben des Strafrechts	29
2.1.1	Sanktionen	29
2.1.2	Die Strafzwecke	30
2.1.3	Strafe und Maßregel – die sogenannte „Zweispurigkeit"	32
2.2	Strafbarkeit	33
2.2.1	Tatbestandsmäßigkeit, Rechtswidrigkeit und Schuld	33
2.2.2	Vorsatz und Fahrlässigkeit	34
2.2.3	Täterschaft und Teilnahme	35
2.2.4	Tatverwirklichung durch Handeln und Unterlassen	35
2.2.5	Vorbereitung, Versuch und Vollendung	36

2.3	Strafrechtliche Bestimmungen in der Krankenpflege	37
2.3.1	Die Körperverletzung	37
2.3.2	Ärztlicher Eingriff und Aufklärungspflicht	37
2.3.3	Die rechtliche Problematik von AIDS	39
2.3.4	Die Freiheitsberaubung	40
2.3.5	Tötungsdelikte, Selbstmord und Sterbehilfe	40
2.3.6	Der Schwangerschaftsabbruch	41
2.3.7	Aussetzung und unterlassene Hilfeleistung	43
2.3.8	Schweigepflicht, Melderecht und Meldepflicht	45
2.3.9	Mustererklärung zur Entbindung von der ärztlichen Schweigepflicht	48
2.4	Jugendschutz im Strafrecht	49
2.5	Richtlinien für die Sterbehilfe	49

3 Zivilrecht 51

3.1	Grundlagen des Zivilrechts	51
3.1.1	Vertragsfreiheit	51
3.1.2	Rechts- und Geschäftsfähigkeit; natürliche/juristische Personen	52
3.1.3	Betreuung und Unterbringung	54
3.1.4	Willenserklärung und Vertrag	56
3.1.5	Die Stellvertretung	58
3.2	Schadensersatzrecht	58
3.2.1	Vertragliche Ansprüche	58
3.2.2	Deliktische Ansprüche	60
3.3	Rechtsprobleme bei der Behandlung Kranker	61
3.3.1	Rechtsnatur des Behandlungsvertrages	61
3.3.2	Rechtsbeziehungen zwischen Patient, Krankenhaus, Arzt, Hilfsperson	61
3.3.3	Rechtsbeziehung zwischen Arzt, Krankenhaus und Krankenkasse	64
3.3.4	Eine Besonderheit: Geschäftsführung ohne Auftrag	65
3.4	Das Familienrecht	65
3.4.1	Grundzüge des Scheidungs- und Unterhaltsrechts	65
3.4.2	Die Stellung der Eltern	67
3.5	Grundzüge des Erbrechts	67
3.5.1	Grundbegriffe des Erbrechts	67
3.5.2	Die gesetzliche Erbfolge	69
3.5.3	Die gewillkürte Erbfolge	70
3.5.4	Insbesondere: Die Nottestamente	71
3.6	Anhang: Schutz des Verbrauchers	73

4 Soziale Sicherheit und Arbeitsrecht 77

4.1	Überblick zu den Sozialversicherungen	77
4.1.1	Die Rentenversicherung	78
4.1.2	Die Krankenversicherung	82
4.1.3	Die Unfallversicherung	86
4.1.4	Die Arbeitslosenversicherung	88

4.1.5	Die Pflegeversicherung	91
4.2	Grundzüge des Sozialhilferechts	93
4.2.1	Die Aufgaben der Sozialhilfe	93
4.2.2	Die Hilfe zum Lebensunterhalt	93
4.2.3	Die Hilfe in besonderen Lebenslagen	94
4.3	Überblick zu weiteren wichtigen Sozialgesetzen	95
4.3.1	Bundesausbildungsförderungsgesetz (BAföG)	95
4.3.2	Bundeserziehungsgeldgesetz	96
4.3.3	Bundeskindergeldgesetz	96
4.3.4	Bundesversorgungsgesetz	97
4.3.5	Kinder- und Jugendhilfegesetz	97
4.3.6	Opferentschädigungsgesetz	98
4.3.7	Wohngeldgesetz	99
4.4	Grundzüge des Arbeits- und Arbeitsschutzrechts	99
4.4.1	Der Arbeitsvertrag	99
4.4.2	Das kollektive Arbeitsrecht	105
4.4.3	Das Berufsausbildungsverhältnis	108
4.4.4	Soziale Absicherung des Arbeitnehmers	108

5 Berufsbezogene Gesetzeskunde — 113

	Geschichtliche Entwicklung der Krankenpflege	113
5.1	Das Gesundheitswesen: Aufbau und Aufgaben	117
5.1.1	Internationale Gesundheitsbehörden	118
5.1.2	Gesundheitsbehörden auf Bundesebene	119
5.1.3	Gesundheitsbehörden der Bundesländer	120
5.1.4	Rechtliche Grundlagen des Krankenhauswesens	122
5.2	Verschiedene Berufe im Gesundheitswesen	126
5.2.1	Berufe in der Krankenpflege	126
5.2.2.	Heilberufe	131
5.2.3	Weitere Berufe im Gesundheitswesen	135
5.3	Arznei- und Betäubungsmittelwesen sowie Lebensmittelrecht	141
5.3.1.	Arzneimittelgesetz	141
5.3.2	Betäubungsmittelgesetz (BtMG)	146
5.3.3.	Lebensmittelrecht	149
5.4	Gesetzliche Grundlagen im Bereich des Seuchenwesens	151
5.4.1.	Bundesseuchengesetz (BSeuchG)	151
5.4.2	Gesetz zur Bekämpfung der Geschlechtskrankheiten	154
5.5	Medizingeräte; Unfallverhütung	156
	Einleitung	156
5.5.1	Medizingeräteverordnung	156
5.5.2	Medizinproduktegesetz	158
5.5.3	Unfallverhütungsvorschrift "Gesundheitsdienst"	160
5.6	Gesetzlicher Strahlenschutz	162
5.6.1	Röntgenverordnung	163
5.6.2	Strahlenschutzverordnung	166

5.7		Geburt und Tod; Unterbringungsgesetz	167
5.7.1		Personenstandsgesetz	167
5.7.2		Bestattungsgesetz (BestG)	168
5.7.3		Leichenschau und Obduktion	169
5.7.4		Unterbringungsgesetz	171

Prüfungsfragen   173

Literaturverzeichnis   187

Register   189

Abbildungen:

Titelfoto: Blockade Mutlangen, Frauen mit Kindern; Bilderberg Archiv/Ellerbrock&Schafft

Abb. 01: Zeitachse Geschichte von 1871 bis 1989; Heidrun Kneer

Abb. 02: 16. November 1989: Schüler sichern sich ein Stück der Berliner Mauer; Foto: dpa/-Team, 17.11.89

Abb. 03: Die EG-Staaten; Martin Polzer

Abb. 04: Aufbau der Gerichtsbarkeit; Manfred Mürbe

Abb. 05: Versorgung alter Menschen durch soziale Dienste, hier Sozialdienst Frankfurt; Foto: dpa/Christine Pfund, 9.5.83

Abb. 06: Die gesetzliche Erbfolge; Heidrun Kneer

Abb. 07: Farbdruck aus Le petit Journal, Supplement illustre, 16. Jg., Paris, 23. April 1905: Versorgung Verletzter nach dem Einsturz eines Wasserreservoirs bei Madrid; Archiv für Kunst und Geschichte, Berlin

Abb. 08: 5. Juli 1990: Arbeitssuchende im Arbeitsamt Berlin-Pankow; Foto: dpa/Holger Busch, 5.7.1990

Abb. 09: 15. Mai 1989: Pflegestreik für die 5-Tage-Woche und gegen den Pflegenotstand; Foto: dpa/Wolfgang Weihs, 15.5.89

Abb. 10: Fresco von Domenico di Bartolo Ghezzi: Ein mittelalterliches Hospital, um 1440; Archiv für Kunst und Geschichte, Berlin

Abb. 11: Französische Buchmalerei, 1482/83: Darstellung aus dem Leben im „Hotel de Dieu" in Paris (die vier Tugenden lehren Nonnen verschiedene Pflegetätigkeiten); Archiv für Kunst und Geschichte, Berlin

Abb. 12: Pflegerin beim Haarewaschen; Foto: Klaus-Dieter Spangenberg, Wiesbaden

Abb. 13: Physiotherapeutin bei Ballgymnastik; Foto: Eva Konold, Berlin

1 Grundfragen der Staatsbürgerkunde

1.1 Grundlagen und Aufbau der Rechtsordnung

XXX

Wir alle haben schon einmal von Gesetzen, Verordnungen, Verwaltungsakten und vor allem natürlich vom Grundgesetz gehört. Was aber bedeuten diese Begriffe und in welchem Zusammenhang stehen sie?

Das *Grundgesetz* für die Bundesrepublik Deutschland vom 23. Mai 1949 ist eine der in der Bundesrepublik geltenden *Verfassungen*. Daneben gibt es noch die Verfassungen der Bundesländer.

Eine Verfassung ist nichts anderes als die Festlegung der rechtlichen Grundordnung eines Staates. In ihr werden hauptsächlich Aussagen über die staatlichen Organe, die Ausübung staatlicher Funktionen und über das Verhältnis zwischen Staat und Bürger getroffen. Das Grundgesetz weist freilich noch eine Besonderheit auf: Als Folge der deutschen Teilung war es – worauf sein besonderer Name hinweisen sollte – nur als vorläufige Verfassung bis zur Wiedervereinigung (☞ 1.2.2) in freier Selbstbestimmung gedacht. Das war auch in seiner Präambel – einer Art Vorwort – so beschrieben.

Das Nebeneinander von Verfassungen in Bund und Bundesländern zeigt uns noch etwas anderes: In einem *Bundesstaat* wie der Bundesrepublik Deutschland gibt es verschiedene staatliche Rechtsquellen. Das beruht darauf, daß der Bundesstaat ein Zusammenschluß verschiedener Staaten, nämlich der Bundesländer, zu einem neuen, übergeordneten Staat ist. Da sowohl die Bundesländer als auch die Bundesrepublik Staaten sind, können sie sich auch Verfassungen geben.

Das Nebeneinander der Verfassungen führt uns aber auch zu einer sehr wesentlichen Frage: Was geschieht, wenn Verfassungsbestimmungen im Bund und in einem Land sich widersprechen?

Hierauf hat das **Grundgesetz** (GG) eine allgemein geltende Aussage gefunden:

Nach Art. 31 GG *bricht Bundesrecht das Landesrecht*. Es geht also immer dem Landesrecht vor; nur gleichlautende Grundrechte der Landesverfassungen bleiben in Kraft (Art. 142 GG). Es ist im übrigen unerheblich, um welche Art von Recht (also Verfassungsrecht oder auch nur eine Verordnung) es sich handelt. Auch eine Bundesverordnung könnte eine Landesverfassung brechen.

Damit sind wir bei der nächsten Frage: In welcher Rangfolge stehen die einzelnen gesetzlichen Regelungen? Sie soll zusammen mit der Erklärung der jeweiligen Begriffe erörtert werden.

Im Rang *nach* der Verfassungsnorm steht das *formelle Gesetz*. Unter formellen Gesetzen versteht man *abstrakt-generelle Regelungen*, die das dafür zuständige Gesetzgebungsorgan (die *Legislative*) in einem entsprechend geregelten Verfahren erlassen hat. Diese Definition klingt schwerer, als sie ist:

- *Abstrakte* Regelung bedeutet, daß kein einzelner, bestimmter Fall geregelt werden darf, sondern daß ein Gesetz für eine (unbestimmte) Vielzahl von Fällen gelten muß.
- *Generelle* Regelung bedeutet, daß sich das Gesetz nicht auf eine einzelne, bestimmte Person beziehen darf, sondern daß der

Kreis der betroffenen Personen nur nach allgemeinen Merkmalen bestimmt werden darf.

Rangfolge der gesetzlichen Regelungen

Regelung	Form	Rechtsquelle
Verfassung	abstrakt-generell	„Verfassungsgebende Versammlung"
Gesetz		Legislative (Parlament)
Gewohnheitsrecht		Langdauernde Übung; allgemeine Überzeugung
Völkerrecht		Verträge zwischen Staaten
Rechtsverordnung		Exekutive (Verwaltung) auf der Grundlage gesetzlicher Ermächtigung
Satzung		Rechtsfähige öffentliche Körperschaften (z.B. Gemeinden) auf der Grundlage gesetzlicher Ermächtigung
Verwaltungsakt	konkret-individuell	Exekutive (Verwaltung) unter Einzelfallanwendung von Gesetz, Verordnung und Satzung

Beispiel: „Wer eine Ausbildung als Krankenpfleger beginnen will, muß mindestens das 17. Lebensjahr vollendet haben." Hier handelt es sich um eine gesetzliche Regelung, da für jeden Ausbildungsfall in der Krankenpflege jeder Person ein bestimmtes Mindestalter vorgeschrieben wird.

Gegensatz: „Wenn Michaela Maier, Leopoldstraße 100, 80802 München, eine Ausbildung in der Krankenpflege beginnen will, muß sie mindestens 20 Jahre alt sein." Hier wird für eine bestimmte Person eine Einzelfrage geregelt; es handelt sich nicht um ein Gesetz.

Schließlich kann ein Gesetz nur durch die Legislative erlassen werden. Denn die Legislativorgane, die *Parlamente*, sind als einzige dazu durch ihre Wahl legitimiert.

Dadurch unterscheidet sich das formelle Gesetz von der **Rechtsverordnung**, die auch eine abstrakt-generelle Regelung trifft. Sie wird aber von der *Exekutive*, also der Verwaltung, erlassen und bedarf keines förmlichen Verfahrens.

Die Exekutive ist allerdings für ihre Regelungen an enge Grenzen gebunden. Sie darf nämlich Rechtsverordnungen nur erlassen, wenn ihr dies ein Gesetz gestattet, das *Inhalt, Zweck und Ausmaß* dieser Regelungen eindeutig festlegt (Art. 80 GG). Daraus ergibt sich auch, daß die Rechtsverordnung im Rang *unter* dem Gesetz steht.

Eine gewisse Sonderstellung nimmt die **Satzung** ein. Sie enthält ebenfalls abstrakt-generelle Regelungen. Sie wird aber nicht von Staaten, sondern von den sonstigen rechtsfähigen öffentlichen Körperschaften (z.B. den Gemeinden) erlassen. Zum Satzungserlaß bedarf diese Körperschaft aber ebenfalls einer *gesetzlichen* Grundlage. Auch die Satzung steht daher rangmäßig *unter* dem Gesetz.

Weitere Rechtsquellen für abstrakt-generelle Regelungen ergeben sich aus Gewohnheitsrecht und Völkerrecht. Gewohnheitsrecht ist *ungeschriebenes* Recht, das seine Geltung aufgrund einer langdauernden, tatsächlichen Ausübung und allgemeiner Übereinstimmung über die Richtigkeit des betreffenden Verhaltens erlangt hat. Das Völkerrecht regelt die Beziehungen zwischen Staaten. Seine allgemeinen Regeln (z.B. Immunität der Diplomaten) gelten nach Art. 25 GG unmittelbar als innerstaatliches Recht.

Nun bleibt noch der Begriff des **Verwaltungsakts** zu erklären. Er ist im Gegensatz zum Gesetz die *konkret-individuelle* Regelung. Hier wird also ein bestimmter Fall für eine bestimmte Person (oder auch für mehrere, aber jeweils bestimmte Personen) geregelt. Verwaltungsakte erläßt, wie der Name schon sagt, nur die Verwaltung, also die Exekutive.

> **Beispiel:** „Herrn Peter Paulus, Am Alten Bahnhof 5, 22111 Hamburg, wird die Zulassung zur Ausbildung als Krankenpfleger versagt."

Soweit Verwaltungsakte, wie dieser hier, ihren Empfänger belasten, müssen sie auf einer gesetzlichen Grundlage ergehen. Eine solche Grundlage könnte etwa das Krankenpflegegesetz beinhalten, wenn es zum Beispiel Personen, die wegen eines Betäubungsmitteldelikts vorbestraft sind, von der Ausbildung zum Krankenpfleger ausschließen würde.

1.2 Die Bundesrepublik und ihr Staatsaufbau

1.2.1 Die historischen Wurzeln

Die Entstehung der „alten" Bundesrepublik, ihre Entwicklung und die Grundentscheidungen ihrer Verfassung sind nur aus der historischen Situation im Zusammenhang mit dem Zweiten Weltkrieg verständlich.

Innenpolitisch war die **Weimarer Republik** (1919–1933) in der meisten Zeit ihres Bestehens durch politische Zerrissenheit und wirtschaftlichen Niedergang (Inflation bis 1923 und Weltwirtschaftskrise 1929) gekennzeichnet. Fehler der Weimarer Verfassung begünstigten bei diesen Verhältnissen den Aufstieg Hitlers stark:

- Eine Sperrklausel für kleine Parteien (wie z.B. die 5 %-Klausel) kannte die Weimarer Verfassung nicht. Die Folge war eine starke Zersplitterung des Parlaments, weil viele Interessengruppen „ihre" Partei wählten. Die größeren Parteien erreichten deshalb keine regierungsfähigen Mehrheiten. So kam es zur Bildung umfassender Koalitionsregierungen oder zur Bildung von Minderheitsregierungen. Beide waren in ihrer Handlungsfähigkeit sehr eingeschränkt.
- Weiter erlaubte die Weimarer Verfassung ein *„negatives Mißtrauensvotum"* gegen den Reichskanzler und auch gegen einzelne Minister: Es genügte, wenn sich eine Mehrheit fand, die gegen etwas war. Zur Wahl eines neuen Kanzlers kam es dagegen oft nicht, weil hierfür keine Gemeinsamkeit mehr vorhanden war. Die Folge einer solchen Lage war dann regelmäßig ein Land ohne Regierung.
- Diese Schwäche der parlamentarisch kontrollierten Regierung stärkte auf unheilvolle Weise die ohnehin schon herausgehobene Stellung des Reichspräsidenten. Er konnte in derartigen Situationen mit Notverordnungen regieren.

Endgültig sicherte Hitler seine Macht dann am 24.3.1933 durch das sogenannte *Ermächtigungsgesetz* („Gesetz zur Behebung der Not von Volk und Reich"). Hierdurch wurde auf formell legale Weise die **Herrschaft der Nationalsozialisten** begründet.

Denn die Reichsregierung mit ihrem Kanzler Hitler an der Spitze war nun ermächtigt, als Regierung Gesetze zu erlassen.

Diese Schwächen sollten nach dem Ende des Nationalsozialismus durch die Abfassung des Grundgesetzes der Bundesrepublik vermieden werden. (Dies wird im einzelnen an den entsprechenden Stellen erörtert.) Die zweite Grundlage für die Wertentscheidungen des Grundgesetzes bildeten die Erfahrungen mit der Schreckensherrschaft des Nationalsozialismus und seiner menschenverachtenden Politik. Dem wollte das Grundgesetz begegnen, indem es Macht beschränkte und die Rechtsstellung des einzelnen Menschen stärkte.

Die **Teilung Deutschlands** nach dem 2. Weltkrieg ist durch den Ost-West-Konflikt und die geographische Lage zu erklären. Deutschland in der Mitte Europas stellte in der Einschätzung seiner Nachbarn als Machtfaktor immer eine gewisse Gefahr dar. Nachdem die ursprüngliche Übereinstimmung von Ost und West, diesen Staat insgesamt durch geeignete Maßnahmen kontrollierbar zu halten, an der sowjetischen Machtpolitik scheiterte, kam es zur Teilung. Denn ein ungeteiltes Deutschland in der Machtsphäre des jeweils anderen Blocks erschien beiden Seiten zu gefährlich. So sicherte jede Seite ihren Einflußbereich und nahm die Teilung in Kauf. In der Folge entstanden zwei deutsche Staaten, die Bundesrepublik Deutschland (BRD) und die Deutsche Demokratische Republik (DDR). Nur für die frühere Reichshauptstadt Berlin erhielt sich ein Sonderstatus, der aber im Ostsektor der Stadt immer stärker zurückgedrängt wurde, bis auch die Teilung Berlins durch den Mauerbau 1961 besiegelt war.

Beide deutschen Staaten mußten im Inneren nach dem Krieg große Probleme bewältigen: Wohnungen und Fabriken waren in erheblichem Umfang zerstört. Neben dem Wiederaufbau mußten noch Millionen derjenigen Deutschen integriert werden, die nach dem Ende des 2. Weltkriegs aus ihrer Heimat vertrieben wurden. In den sechziger Jahren begann der Wohlstand in der Bundesrepublik zu steigen, während in den osteuropäischen Staaten weiterhin schlechte Lebensbedingungen herrschten. Dies führte dazu, daß von dort viele Aussiedler deutscher Abstammung in die Bundesrepublik kamen. Durch eine günstige wirtschaftliche Lage und durch ihren eigenen Fleiß gliederten auch sie sich rasch ein.

Die Bundesrepublik sah sich jedoch immer nur als „vorläufiger" Staat, dessen Ziel es war, die Teilung Deutschlands zu überwinden. Deshalb war in der Präambel des Grundgesetzes das schon erwähnte Wiedervereinigungsgebot festgeschrieben.

1.2.2 Die deutsche Wiedervereinigung

Im Jahr 1985 wurde *Michail Gorbatschow* in der Sowjetunion zum Generalsekretär der *Kommunistischen Partei der Sowjetunion* (KPdSU) gewählt. Diese Entscheidung öffnete letztlich den Weg zur **deutschen Wiedervereinigung**. Denn Gorbatschow ermöglichte

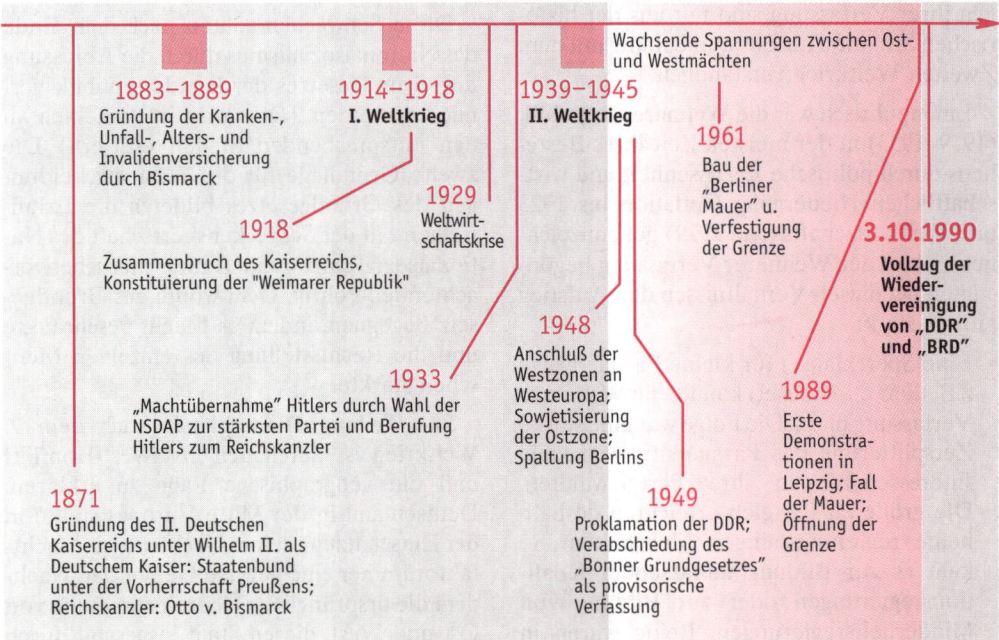

Abb. 1: Wichtige Ereignisse in der Entwicklung Deutschlands bis zur Wiedervereinigung

nicht nur den Entspannungsprozeß zwischen Ost und West, sondern leitete auch einen allmählichen Rückzug der Sowjetunion aus ihrem osteuropäischen Vorfeld ein. Damit ließ es die Sowjetunion im Gegensatz zu früher zu, daß sich in vielen dieser Länder – zuerst in Ungarn und Polen – reformerische und später auch demokratische Kräfte durchsetzten.

In der DDR herrschte freilich noch – scheinbar unangefochten – die *Sozialistische Einheitspartei Deutschlands* (SED). Mit dem „Reißen" des Eisernen Vorhangs verfiel ihre Macht jedoch rasch: Seit dem 2. Mai 1989 beseitigte Ungarn den Stacheldraht an der Grenze zu Österreich. Für die Bewohner der DDR, die nach Ungarn reisen durften, bot sich damit plötzlich eine günstige Gelegenheit zur Flucht in den Westen. Tausende nahmen sie den Sommer über wahr. Diese Entwicklung führte dazu, daß sich Ungarn schließlich nicht mehr an vertragliche Abmachungen mit der DDR hielt und ab 11. September 1989 die legale Ausreise erlaubte. Die DDR versuchte zwar noch, die Fluchtwelle zu stoppen und ließ ihre Bürger nicht mehr nach Ungarn reisen. Doch der Damm war gebrochen: Tausende anderer flüchteten in Botschaften der Bundesrepublik – hauptsächlich in Prag – und erzwangen so ihre Ausreise.

Auch innerhalb der DDR wurde jetzt der Widerstand immer deutlicher: Am 9. Oktober 1989 fand in Leipzig eine erste große Demonstration statt, mit der durchgreifende Reformen gefordert wurden. Weitere Demonstrationen, auch in anderen Städten, schlossen sich an. Vergeblich versuchte die SED, ihre Macht zu erhalten: Am 18. Oktober 1989 wurde Erich Honecker als Parteivorsitzender durch Egon Krenz abgelöst, der die „Wende" versprach. In der Folge wurde die Ausreise aus der DDR über das Gebiet der damaligen CSSR erlaubt.

Doch für die Fortführung der Herrschaft der SED war es zu spät: Die Menschen in der DDR wollten mehr als nur eine Fluchtmöglichkeit; sie wollten Änderungen *in* ihrem Land. Am 8. November 1989 trat unter dem Eindruck weiterer Demonstrationen die gesamte Führung der SED, das *Politbüro*, zurück. Am **9. November 1989** fielen dann Mauer und Stacheldraht: Die Reise von Deutschland nach Deutschland wurde – zunächst nur für die Bewohner der DDR – wieder ungehindert möglich.

In der Folge kam es in der DDR rasch zu demokratischen Entwicklungen: Der Führungsanspruch der SED wurde aus der Verfassung gestrichen; alle Parteien sollten sich frei entfalten können. Meinungs- und Pressefreiheit setzten sich durch, und der noch vor kurzem allmächtige Staatssicherheitsdienst („Stasi") wurde entmachtet. Freie Wahlen – im März 1990 zur Volkskammer und im Mai 1990 zu den Kommunalparlamenten – fanden statt und bestätigten überall den Machtverlust der SED.

Doch auch als demokratischer Staat blieb die DDR nicht bestehen: Schon im November 1989 wurde bei den *„Leipziger Montagsdemonstrationen"* der Ruf nach der Wiedervereinigung laut. Die Bundesregierung erkannte rasch die Chance, die sich bot. Verhandlungen mit der DDR, vor allem aber mit den Siegermächten des 2. Weltkriegs über die deutsche Wiedervereinigung begannen. Zuerst wurde sie auf wirtschaftlichem Gebiet erreicht: Am **1. Juli 1990** trat die Währungs-, Wirtschafts- und Sozialunion in Kraft. Durch sie wurde auch in der DDR die Deutsche Mark zur Währung.

Im Juli 1990 gab die Sowjetunion letzte Vorbehalte gegen die politische Wiedervereinigung auf. Sie stimmte einer weiteren Mitgliedschaft des vereinten Deutschland in der NATO – dem westlichen Verteidigungsbündnis – zu. Im August 1990 beschloß die Volkskammer der DDR den Beitritt zur Bundesrepublik mit Wirkung zum 3. Oktober 1990. Am 12. September 1990 gaben die Siegermächte des 2. Weltkriegs endgültig sämtliche Besatzungsrechte auf; Deutschland erkannte im Gegenzug die Oder-Neiße-Grenze zu Polen an.

Am **3. Oktober 1990** war die Wiedervereinigung Deutschlands vollzogen.

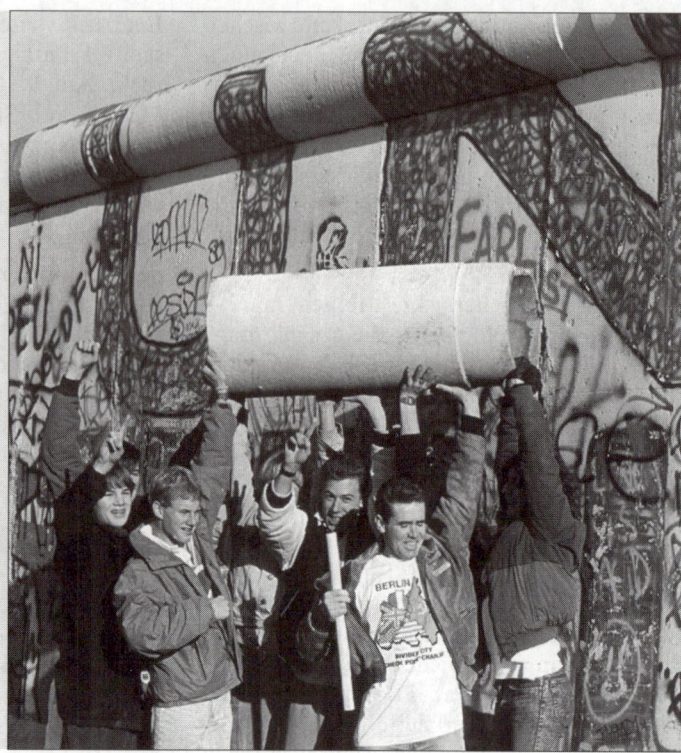

Abb. 2: November 1989: Schüler sichern sich ein Stück Mauerkrone aus der Berliner Mauer

Der von der DDR vorgenommene Beitritt führte zu einer fast vollständigen Übernahme der Rechtsordnung der Bundesrepublik im Gebiet der bisherigen DDR. Das Grundgesetz, das sich in der Bundesrepublik ausgezeichnet bewährt hatte, wurde als Verfassung des geeinten Deutschland beibehalten. In seiner Präambel freilich konnte das Wiedervereinigungsgebot gestrichen und statt dessen der Vollzug der Einheit aufgenommen werden. Auch ein anderes Provisorium – Bonn – wurde aufgegeben: Neue Bundeshauptstadt wird Berlin.

Der 3. Oktober wurde als *Tag der Deutschen Einheit* an Stelle des 17. Juni, der an den Volksaufstand des Jahres 1953 in der DDR erinnern sollte, gesetzlicher Feiertag.

Fünf Jahre nach der Wiedervereinigung wird jetzt immer deutlicher, daß die Einheit noch nicht erreicht ist: noch bezeichnet man sich als „Ossis" und „Wessis". Die Umgestaltung der Wirtschaft in der ehemaligen DDR ist schwierig und von hoher Arbeitslosigkeit begleitet; auch der Aufbau einer funktionierenden Verwaltung in den neuen Bundesländern benötigt viel Zeit. Politisch entwickeln sich dort teilweise andere Strukturen als in der „alten" Bundesrepublik. Trotz allem aber ist heute schon selbstverständlich, was vor Jahren noch Utopie war: Das Fehlen der innerdeutschen Grenze.

1.2.3 Deutschland in Europa

Die Wiedervereinigung Deutschlands führt aber nicht zurück zum isolierten Nationalstaat. Vielmehr setzt sich die Eingliederung Deutschlands in ein vereintes Europa fort. Was 1951 mit einem Vertrag zwischen 6 Staaten – der Bundesrepublik Deutschland, Frankreich, Italien, den Niederlanden, Belgien und Luxemburg – über die Gründung

Abb. 3: Die EG-Staaten

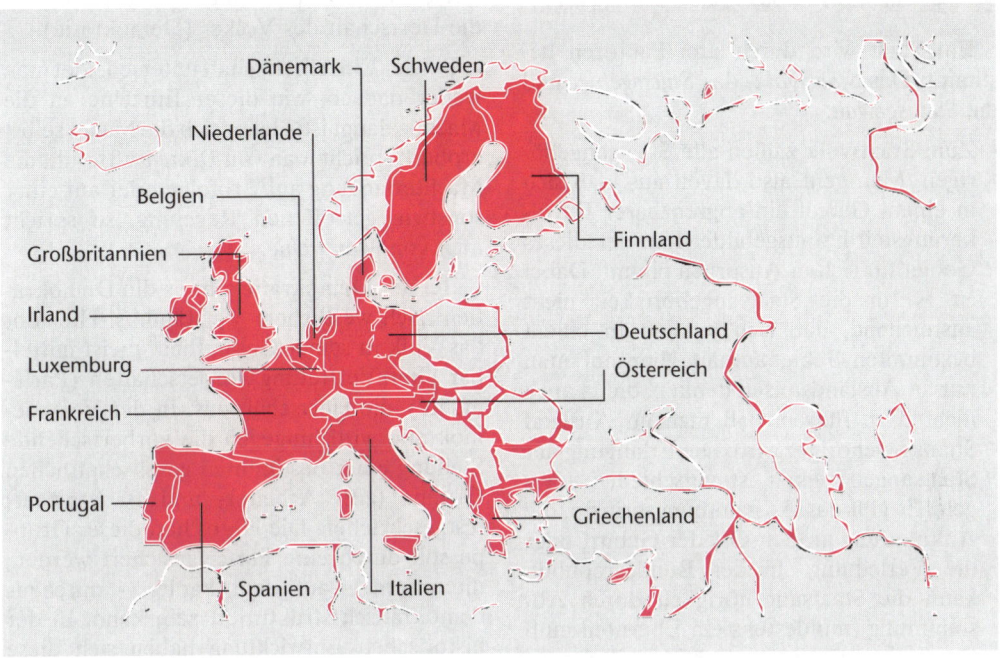

der *Europäischen Gemeinschaft für Kohle und Stahl* unter wirtschaftlichen Gesichtspunkten begonnen hatte, erreicht heute im Rahmen der **Europäischen Gemeinschaft (EG)** eine politische Einheit zwischen 15 Staaten Europas (vgl. Abb. 3): Inzwischen gibt es ein Europäisches Parlament (Tagungsort: Straßburg), einen Europäischen Gerichtshof und den Ministerrat der EG als „Gesetzgeber". Wirtschaftlich ist die Einheit in weiten Bereichen schon erreicht. Politisch und sozial setzt sie sich durch Richtlinien des Ministerrats, die das nationale Recht vereinheitlichen, immer stärker durch. Besonders gut erkennt man das an der gegenseitigen Anerkennung von Berufsausbildungen und dem Recht, diese Berufe in allen Staaten auszuüben. Diese Entwicklung soll in den nächsten Jahren verstärkt fortgesetzt werden und bis zum Ende des Jahrhunderts auch eine Währungsunion herbeiführen.

Der jetzt erfolgende Beitritt Finnlands, Österreichs und Schwedens zur EG zeigt, wie attraktiv sie für die Staaten Europas geworden ist.

1.2.4 Der Staatsbegriff

Wir haben bisher schon viel vom *Staat* gesprochen, ohne uns Gedanken darüber zu machen, was unter diesem Begriff zu verstehen ist. Der nachstehende Fall soll uns in die Problematik einführen.

✓ **Fall:** An einem trüben Wintertag beschließen 30 Krankenpflegeschüler, in die Südsee auszuwandern. Sie finden dort sogar eine Insel, die bislang auf keiner Karte verzeichnet ist und auf die kein Staat Anspruch erhebt. So gründen sie die „Republik Freie Südsee". Als sie nach einigen Jahren einen Botschafter zu den Vereinten Nationen entsenden wollen, meint man dort nur, die „Repu-

> blik Freie Südsee" sei ja wohl kein Staat. Ist das Ihrer Ansicht nach richtig?

Ein Staat wird durch drei Faktoren bestimmt: Das *Staatsvolk*, das *Staatsgebiet* und die *Staatsgewalt*.

- Zum **Staatsvolk** zählen alle Staatsangehörigen. Man geht also davon aus, daß sich in einem Gebiet ein abgrenzbarer Bevölkerungsteil herausgebildet hat, der dieses Gebiet für sich in Anspruch nimmt. Dabei ist es für die Staatsangehörigkeit nicht ausreichend, daß sich jemand in einem bestimmten Gebiet aufhält. Hier muß man nur an Auslandsreisen denken, die ja auch nicht dazu führen, daß man im Ausland Staatsangehöriger wird. Die Erlangung der Staatsangehörigkeit ist verschieden geregelt. Es gibt das Abstammungsprinzip, die Anknüpfung an den Ort der Geburt oder die Verleihung. In der Bundesrepublik kann die Staatsangehörigkeit durch Abstammung (mindestens ein Elternteil muß Deutscher sein) und durch Verleihung erlangt werden. Dagegen erhält man allein durch die Eheschließung mit einem Deutschen noch nicht die Staatsangehörigkeit.
- **Staatsgebiet** ist derjenige Teil der Erdoberfläche, der durch Anerkennung oder langdauernde tatsächliche Herrschaft einem Staatsvolk zugeordnet wird.
- Unter **Staatsgewalt** versteht man, daß innerhalb des Staatsgebiets eine organisierte Herrschaftsausübung möglich ist.

Für die „Republik Freie Südsee" führen diese Grundsätze dazu, daß sie keinen Staat darstellt. Selbst wenn man die Bewohner dieser Insel als Staatsvolk betrachten würde, würde es noch an einem Staatsgebiet und auch an einer Staatsgewalt fehlen.

Der Begriff *Republik* führt uns gleich zur nächsten Frage: Welche **Staatsformen** gibt es eigentlich? Dabei muß vorausgeschickt werden, daß Staatsformen kaum in der hier beschriebenen, reinen Typisierung auftreten, sondern fast immer gewisse Mischelemente aufweisen. Die Einteilung der Staatsformen erfolgt nach der Herrschaftsform. Dabei gibt es die Herrschaft des Einzelnen (Aristokratie), die Herrschaft Weniger (Oligarchie) und die Herrschaft des Volkes (Demokratie).

Bei der **Einzelherrschaft** unterscheidet man weiter danach, wie dieser Einzelne an die Macht gelangt ist: Hat er sich die Macht selbst erobert, spricht man von *Diktatur*. Beruht die Machterlangung auf Erbfolge oder auf einer sonstwie getroffenen Regelung, so spricht man von *Monarchie*.

Bei der **Demokratie** gibt es die Demokratien nach westlichem Verständnis. Hier übt das Volk in seiner Gesamtheit, meist mittelbar über Vertretungskörperschaften (Parlamente), die Herrschaft aus. In der Volksdemokratie wird hingegen die vorherrschende Stellung einer bestimmten gesellschaftlichen Gruppe (z.B. Arbeiter- und Bauernstaat) festgeschrieben. Die Herrschaft dieser Gruppe soll durch eine Partei gesichert werden, die intern – auf dem Papier – durchaus demokratisch strukturiert sein kann. In der historischen Entwicklung haben sich diese Staaten aufgrund ihrer Herrschaftsverhältnisse freilich zu Diktaturen oder Oligarchien umgestaltet.

Sozialismus ist dagegen keine der oben genannten Staatsformen. Dennoch taucht der Begriff häufig auf. Man versteht darunter, daß innerhalb einer Staatsform mehr oder minder stark auf den Abbau sozialer Schranken hingearbeitet wird.

Republik ist begrifflich eine Bezeichnung für einen demokratischen Staat. Daraus ergibt sich, daß die Bezeichnung „Demokratische Republik" eine eigentlich unnötige Doppelbenennung ist.

Unter der **Nation** ist im Gegensatz zur Republik die historisch bedingte Zusammengehörigkeit eines Volkes ohne Berücksichtigung der staatlichen Organisation zu verstehen. Ein Beispiel ist die staatliche Zersplitterung Deutschlands im Mittelalter.

1.2.5 Die Gewaltenteilung

Einer der wesentlichen Grundsätze westlicher Demokratien, den das Grundgesetz übernommen hat, ist die **Gewaltenteilung**. Ein kurzes Beispiel soll in die Problematik einführen:

> ✓ **Fall:** Der Bundestagsabgeordnete Dr. Schulze hat maßgeblich für niedrigere Alkoholgrenzen im Straßenverkehr gekämpft. Als er kurz darauf erfährt, daß ausgerechnet sein Nachbar Neu gegen dieses Gesetz verstoßen hat, weist er die Polizei an, Neu festzunehmen und verlangt von dem zuständigen Richter, gegen Neu 6 Monate Freiheitsstrafe zu verhängen. Durfte er dies Ihrer Meinung nach?

In diesem Fall wird eindeutig gegen die Grundsätze der Gewaltenteilung verstoßen. Denn die Gewaltenteilung sieht ein Aufteilung der staatlichen Macht in *Legislative*, *Exekutive* und *Judikative* vor.

- **Legislative** ist der Begriff für die *gesetzgebende* Gewalt. Von dieser Seite werden also die gesetzlichen Regelungen beschlossen.
- **Exekutive** ist der Begriff für die *ausführende* Gewalt. Die Verwaltung, an deren Spitze die Regierung steht, übernimmt die Durchführung der beschlossenen Gesetzesbestimmungen. Sie wacht dabei auch über deren Einhaltung.
- **Judikative** ist der Begriff für die *rechtsprechende* Gewalt, d.h. die Gerichte. Ihr obliegt die Entscheidung in Konfliktfällen.

Die Gewaltenteilung sieht nun vor, daß diese drei Teilbereiche staatlicher Macht voneinander abhängig sind und sich gegenseitig überwachen.

Die Macht der Legislative ist beschränkt, weil sie ihre Gesetze nicht selbst ausführen darf und weil sie die Entscheidung von Konfliktfällen den Angehörigen der *sachlich unabhängigen* Judikative überlassen muß. Der Abgeordnete Dr. Schulze durfte also weder die Polizei noch den Richter anweisen. Die Legislative darf ja gerade keine Einzelfälle entscheiden, wie auch das schon besprochene Verbot des Einzelfallgesetzes zeigt.

Die Macht der Exekutive ist beschränkt, weil ihre Spitze – die Regierung – durch die Legislative gewählt wird. Damit ist sie von dort natürlich auch kontrollierbar. Ferner ist die Exekutive für alle Eingriffe in Rechte des Bürgers auf eine gesetzliche Grundlage angewiesen. Dadurch sollen eigenmächtige Eingriffe ausgeschlossen werden. Schließlich unterliegt die Exekutive in ihrem gesamten Handeln auch der Kontrolle der Judikative. Denn die Bundesrepublik kennt einen umfassenden Rechtsschutz vor Gerichten gegen jede Art von Verwaltungstätigkeit.

Gerade der Ausbau der Judikative auf den Bereich der Verwaltungsgerichtsbarkeit ist ein wesentliches Merkmal echter Gewaltenteilung, denn in diesem Bereich trifft den Bürger die Macht eines Staates oft besonders stark. Könnte er hier das Verhalten der Exekutive nicht z.B. durch die Gerichte überprüfen lassen, so wäre er in vielen Bereichen weitgehend schutzlos gegenüber dem Staat. Man muß dabei nur daran denken, daß ein Führerschein nicht nur bei Straftaten, sondern bei gesundheitlichen Beeinträchtigungen auch durch die Verwaltungsbehörde entzogen werden kann.

Die Macht der Judikative schließlich ist beschränkt, weil sie an die vorhandenen Gesetze gebunden ist. Sie darf also nicht selbst Recht setzen.

Die Ausformung dieser Gewaltenteilung sieht auch vor, daß sie durch personelle Trennung ihrer Träger gesichert wird. So kann der Abgeordnete nicht Verwaltungsbeamter oder Richter sein (und umgekehrt). Auch Verwaltungs- und Richteramt sind streng voneinander getrennt.

Freilich funktioniert dieses Modell der Gewaltenteilung in der heutigen Demokratie nicht vollständig. Denn die Regierung wird ja von der Mehrheit der Abgeordneten, also der Legislative, getragen. Damit ist die gegenseitige Kontrolle nicht mehr in dem Umfang gegeben, den das Modell Gewaltenteilung idealerweise vorsieht. Die tatsächliche Entwicklung hat aber dazu geführt, daß trotzdem eine hinreichende Machtbalance besteht:

Einmal hat die Minderheit in der Legislative, die *Opposition*, starke Schutzrechte. Zum anderen hat sich über die heutigen Medien die Öffentlichkeit zu einem starken Kontrollfaktor entwickelt. Allein der Umstand, daß ein Vorgang bekannt werden könnte, gibt zu vorsichtigem Umgang mit der Macht Anlaß.

Ein letzter wichtiger Gesichtspunkt im Gefüge der Gewaltenteilung ist schließlich die *Verfassungsgerichtsbarkeit*.

Durch sie ist eine Stelle geschaffen worden, die verbindlich für alle Teile der Staatsgewalt über die Einhaltung der Verfassung wacht. Alle Beteiligten, also Gesetzgeber, Verwaltung, aber auch die Gerichte bei ihren täglichen Entscheidungen, müssen immer auf die Einhaltung der Verfassungsgrundsätze achten. Dadurch wird erreicht, daß die grundlegenden Entscheidungen unserer Rechtsordnung nicht einfach beiseite gelassen werden können.

Als Organ der Verfassungsgerichtbarkeit sieht die Öffentlichkeit vor allem das *Bundesverfassungsgericht*. Dabei wird aber übersehen, daß auch die Länder eigene Verfassungsgerichte haben.

1.2.6 Der bundesstaatliche Aufbau

Wie wir schon gesehen haben, greifen in der Bundesrepublik zwei staatliche Ebenen ineinander: **Bund und Länder**. Der bundesstaatliche Aufbau (*Föderalismus*) beruht auf einer Konstruktion, bei der die einzelnen Länder einen Teil ihrer Souveränität auf den Bund übertragen. Dies betrifft vor allem die Gesetzgebungsrechte, die nun in großen Teilen dem Bund zustehen. Diese Machtverteilung auf mehrere Ebenen ist ein Beitrag zur Gewaltenteilung, weil so das Entstehen einer zu großen Entscheidungsbefugnis an einer Stelle vermieden wird. Das verdeutlicht die Regelung der Gesetzgebungskompetenz mit drei wichtigen Bereichen: der alleinigen Gesetzgebungskompetenz des Bundes (z.B. Außenpolitik) oder der Länder (z.B. Kulturbereich) und der konkurrierenden Gesetzgebung. Hier steht den Ländern das Recht der Gesetzgebung zu, wenn nicht der Bund – etwa aus dem Bedürfnis einer bundeseinheitlichen Regelung – die Gesetzgebung an sich zieht. Dadurch wird erreicht, daß nicht von einer Stelle alle Lebensbereiche bestimmt werden können.

Diese Gewaltenteilung findet eine Erweiterung durch die Anerkennung des **kommunalen Selbstverwaltungsrechts.** Die Städte und Gemeinden dürfen ihre örtlichen Angelegenheiten selbst regeln.

Dagegen ist die Stellung der Länder im Bereich der Verwaltungstätigkeit weitaus stärker erhalten geblieben als in der Gesetzgebung: Die meisten Bundesgesetze werden in Landesverwaltung ausgeführt. Auch im Bereich der Judikative ist die Stellung des Bundes relativ schwach. Bundesgerichte sind meist nur in letzter Instanz zuständig. Dies ist darauf zurückzuführen, daß eine einheitliche Rechtsordnung nur gewahrt werden kann, wenn es für ihren gesamten Anwendungsbereich nur eine entscheidende Stelle gibt. Für die Probleme, die in den Anfangsinstanzen zu klären sind und die meistens tatsächlicher Art sind, wäre eine bundeseinheitliche Zuständigkeit dagegen viel zu schwerfällig.

Der Föderalismus verliert in der Bundesrepublik einerseits zwar dadurch an Bedeutung, daß der Bund von seinem Gesetzgebungsrecht zunehmend Gebrauch macht und daß die Länder durch finanzielle Lasten immer stärker in ihren Entscheidungen eingeengt werden. Auf der anderen Seite gewinnt er durch die neuen Bundesländer und durch den Gedanken des „Europas der Regionen" aber wiederum an Gewicht.

Abschließend sollen noch die Bundesländer genannt werden. Die Bundesrepublik besteht aus 16 Bundesländern: Baden-Württemberg, Bayern, Berlin, Brandenburg, Bremen, Hamburg, Hessen, Mecklenburg-Vorpommern, Niedersachsen, Nordrhein-Westfalen, Rheinland-Pfalz, Saarland, Sachsen, Sachsen-Anhalt, Schleswig-Holstein und Thüringen.

1.3 Wahlrecht und politische Meinungsbildung

1.3.1 Grundgedanken des geltenden Wahlrechts

XXX

In die Grundentscheidungen des geltenden Wahlrechts sollen uns die beiden nachstehenden Fälle einführen:

✓ **Fall 1:** Sie sollen die Grundlagen eines neuen Wahlrechts erarbeiten. Dabei tauchen Begriffe wie Mehrheitswahl, Verhältniswahl, Listenwahl und Persönlichkeitswahl auf. Was verstehen Sie darunter?

✓ **Fall 2:** Ein Wahlgesetz sieht vor, daß die Stimmen offen abgegeben werden müssen und daß pro angefangener 1000,– DM gezahlter Einkommenssteuer dem Wähler eine Stimme zusteht. Wäre dieses Gesetz Ihrer Ansicht nach mit dem Grundgesetz vereinbar?

Das in der Bundesrepublik im Bund und in den Ländern geltende Wahlrecht verfolgt zwei Hauptziele: Die Sicherung *entscheidungsfähiger Mehrheiten* und eine *angemessene Vertretung* aller maßgeblichen politischen Kräfte in den Parlamenten. Mit den im *Fall 1* genannten Begriffen können diese Ziele auf verschiedene Weise erreicht werden:

- **Mehrheitswahlrecht** bedeutet, daß in jedem Wahlbezirk derjenige Kandidat siegt, der die meisten Stimmen bekommt. Die Stimmen für die übrigen Bewerber finden bei der Zusammensetzung des Parlaments keine Berücksichtigung. Es gilt etwa in Frankreich und Großbritannien.

Das Mehrheitswahlrecht kann als *absolutes* und *relatives* Modell ausgestaltet werden. Bei der Notwendigkeit einer absoluten Mehrheit siegt nur derjenige Bewerber, der mehr als die Hälfte aller abgegebenen Stimmen bekommt. Bei einer relativen Mehrheit genügt für einen Wahlsieg, daß ein Kandidat mehr Stimmen als jeder der anderen hat.

Bei dem System eines absoluten Mehrheitswahlrechts werden in den Wahlkreisen, in denen beim ersten Wahlgang kein Bewerber mehr als die Hälfte der Stimmen bekommen hat, in einem zweiten Wahlgang Stichwahlen zwischen den beiden Bewerbern mit der höchsten Stimmenzahl abgehalten.

Der Vorteil des Mehrheitswahlrechts liegt darin, daß es klare Mehrheiten im Parlament ermöglicht. Sein Nachteil liegt darin, daß das Parlament auch nicht annähernd die wirklichen Stimmenverhältnisse wiedergibt. Denn auch relativ bedeutende Gruppen können oft nur in wenigen Wahlkreisen eine Mehrheit erreichen. Sie sind dann im Parlament stark unterrepräsentiert.

- **Verhältniswahlrecht** bedeutet, daß die Sitze im Parlament nach dem Verhältnis der Stimmen vergeben werden, die die einzelnen Gruppen bei der Wahl erhalten. Bekommt also die Partei A 45 %, die Partei B 40 % und die Partei C 15 % der Stimmen, so bekommen sie auch bei den vorhandenen Sitzen entsprechende Anteile. Dieses Prinzip gilt z.B. in Deutschland und Österreich.

Bei der Verhältniswahl ist gewährleistet,

daß die Zusammensetzung des Parlaments dem Kräfteverhältnis der Gruppen entspricht, die sich zur Wahl gestellt haben. Als Nachteil ist aber zu sehen, daß eine Gefahr der Zersplitterung des Parlaments droht.

Dem kann aber durch „Sperrklauseln" begegnet werden. Eine *Sperrklausel* bedeutet, daß zum Einzug in ein Parlament ein gewisser Mindestanteil an den abgegebenen Stimmen nötig ist. Üblich sind 5 %-Klauseln. Parteien, deren Stimmenanteil diesen Wert nicht erreicht, sind dann im Parlament auch nicht vertreten.

Ein weiterer Nachteil bei der Verhältniswahl kann darin liegen, daß wegen der Abwicklung über sogenannte Wahllisten (vgl. unten) wenig Kontakt zwischen Wählern und Kandidaten besteht.

- **Listenwahl** bedeutet, daß die Parteien ihre Kandidaten auf einer Wahlliste aufstellen. Der Wähler kann nur die Partei bestimmen, nicht aber auf ihrer Liste einen bestimmten Kandidaten aussuchen.
- **Persönlichkeitswahl** bedeutet dagegen, daß der Wähler einen ganz bestimmten Kandidaten wählen kann. Dies hat den Vorteil eines engeren Kontakts zwischen Wählern und Abgeordnetem.

Das im *Fall 2* genannte Wahlgesetz wäre mit Sicherheit verfassungswidrig. Art. 38 GG schreibt für die **Wahl zum Bundestag** – dieselben Grundsätze gelten aber auch für alle anderen Wahlen – folgendes vor: Die Wahl muß *allgemein*, *unmittelbar*, *frei*, *gleich* und *geheim* sein.

- *Allgemein* bedeutet, daß das Wahlrecht allen Staatsbürgern zusteht und daß ohne sachlichen Grund keine Gruppe ausgenommen werden darf. Ein sachlicher Grund ist zum Beispiel die Altersgrenze von 18 Jahren. Man geht davon aus, daß im Regelfall unterhalb dieser Grenze die Bedeutung einer Wahl noch nicht ausreichend erkannt wird.
- *Unmittelbar* bedeutet, daß der Wähler seine Stimme direkt abgeben darf. Der Gegensatz wäre die Bestimmung von Wahlmännern, die dann ihrerseits erst die Abgeordneten wählen wie z.B. in den USA.
- *Frei* bedeutet, daß der Wähler seine Stimme ohne jede Beeinflussung abgeben darf. Jede Einwirkung auf den Wahlvorgang, sei es durch Druck oder auch das Versprechen von Vorteilen, hat zu unterbleiben.
- *Gleich* bedeutet, daß jede Stimme dasselbe Gewicht haben muß.

Ein unterschiedliches Gewicht der Stimmen nach irgendwelchen Merkmalen ist generell verboten. Die Unterscheidung in *Fall 2* hat freilich ein geschichtliches Vorbild: Das preußische Dreiklassenwahlrecht, bei dem der Wähler je nach gezahlter Steuersumme eine, zwei oder drei Stimmen hatte.

- *Geheim* bedeutet, daß die Stimmabgabe nicht kontrolliert werden darf. So soll vermieden werden, daß ein Wähler aus Angst vor den Folgen seiner Entscheidung seine Stimme in eine bestimmte Richtung abgibt.

1.3.2 Die praktische Ausgestaltung des Wahlrechts

Als Beispiel für die praktische Umsetzung dieser Grundsätze soll das **Bundeswahlgesetz** behandelt werden, das die Wahl der Abgeordneten zum **Deutschen Bundestag** regelt. Der Bundestag besteht aus 656 Abgeordneten; hinzu kommen unter Umständen Überhangmandate (☞ 1.3.2 am Ende) und – in manchen Ländern – Ausgleichsmandate. Die Wahl eines Bundestagsabgeordneten erfolgt jeweils für eine Wahlperiode von 4 Jahren Dauer. Die Länder wählen ihre Abgeordneten für 4 oder 5 Jahre.

Das Bundeswahlgesetz verbindet Mehrheits- und Verhältniswahl ebenso wie Persönlichkeits- und Listenwahl.

Dazu wird das Bundesgebiet in 328 Wahlkreise eingeteilt. In jedem dieser Wahlkreise kandidieren **Direktbewerber**, die mit der sogenannten *Erststimme* gewählt werden. Einen

Wahlkreis gewinnt derjenige Bewerber, der dort die relative Mehrheit erhält. Durch die Direktbewerber werden also die Grundsätze der Mehrheits- und Persönlichkeitswahl berücksichtigt.

Daneben werden in jedem Bundesland **Wahllisten** erstellt. Danach werden die übrigen 328 Sitze vergeben. Hierfür gelten die Grundsätze der Verhältniswahl. Die Zuordnung der Sitze zu den abgegebenen Stimmen erfolgt nach dem System von HARE-NIE-MEYER.

Die Berechnung wird auf folgende Weise vorgenommen: Die Zahl der Sitze wird mit der Zahl der Stimmen der jeweiligen Landesliste multipliziert. Diese Summe wird durch die Gesamtstimmenzahl aller Landeslisten geteilt, deren Parteien den Einzug in das Parlament geschafft haben. Jede Landesliste erhält nun Sitze entsprechend der Zahl, die bei dieser Rechnung vor dem Komma steht. Restliche Sitze werden nach den höchsten Bruchteilen zugeordnet. Ein Beispiel soll dies verdeutlichen:

> Im Land X sind 10 Sitze zu vergeben. Die Partei A hat 10.000 Stimmen, Partei B 5.800 und Partei C 4.200.
> Die Rechnung sieht aus wie folgt:
>
> Für A: 10 x 10.000 = 100.000
> Für B: 10 x 5.800 = 58.000
> Für C: 10 x 4.200 = 42.000
>
> Gesamtstimmenzahl: 20.000
> Für A: 100.000 : 20.000 = 5,00
> Für B: 58.000 : 20.000 = 2,90
> Für C: 42.000 : 20.000 = 2,10
>
> Zunächst erhalten also: A 5 Sitze, B 2 Sitze und C 2 Sitze. Der letzte noch zu vergebende Sitz fällt B zu, weil diese Partei hinter dem Komma jetzt die höchste Zahl hat. Die endgültige Sitzverteilung lautet also: A 5 Sitze, B 3 Sitze und C 2 Sitze.

Die Funktionsfähigkeit des Bundestages wird schließlich über eine 5 %-Sperrklausel gesichert. Für Parteien, die mindestens 3 Direktmandate erringen, gibt es davon aber eine Ausnahme.

Nun sind noch die Begriffe **Überhangs- und Ausgleichsmandat** kurz zu erklären:

Gewinnt eine Partei in einem Land alle Direktmandate, so besitzt sie damit 50 % der für dieses Land zugeteilten Bundestagssitze. Hat sie nun aber nur einen Zweitstimmenanteil von 40 %, so sind ihr mehr Mandate zugefallen als ihr eigentlich zustehen. Diese Mandate nennt man Überhangmandate. Weil es jeweils einen direkt gewählten Bewerber gibt, nimmt man diese überzähligen Mandate auch nicht weg.

Damit aber die Zusammensetzung des Parlaments dem rechnerischen Wert der *Zweitstimmen* entspricht, erhalten in vielen Landtagen – nicht aber im Bundestag – die anderen Parteien ebenfalls zusätzliche Mandate. Diese Mandate werden als Ausgleichsmandate bezeichnet.

1.3.3 Weitere Formen der politischen Meinungsbildung

> ✓ **Fall:** Eine Bürgerinitiative will durch einen Volksentscheid erreichen, daß die Lehrpläne aller Volksschulen zukünftig in der gesamten Bundesrepublik einheitlich gestaltet werden. Hat dieses Vorhaben Ihrer Ansicht nach Aussicht auf Erfolg?

Die politische Meinungsbildung findet sicherlich nicht abschließend durch Wahlen statt. Eine direkte Einwirkung der Bürger auf die Gesetzgebung durch **Volksbegehren** und **Volksentscheid** ist aber in der Bundesrepublik weitgehend nicht vorgesehen. Auf Bundesebene ist ein Volksentscheid nur für eine Neugliederung des Bundesgebiets vorgesehen (Art. 29 GG). Unsere Bürgerinitiative würde mit ihren Plänen also keinen Erfolg haben.

Dagegen sieht etwa die Bayerische Verfassung Volksbegehren und Volksentscheid vor. Ein Volksbegehren ist der von einer bestimmten Mindestzahl von Wahlberechtigten vorgetragene Wunsch, ein bestimmtes Gesetz zu erlassen. In Bayern müssen dazu zunächst mindestens 25.000 Wahlberechtigte den Antrag auf Zulassung eines Volksbegehrens unterschreiben. Wird der Antrag zugelassen, so muß er innerhalb einer bestimmten Frist von einem Zehntel der Stimmberechtigten unterstützt werden. Gelingt dies, so muß über den Gesetzentwurf dann durch einen Volksentscheid abgestimmt werden.

Daneben gibt es politische Meinungsbildung vor allem durch die Öffentlichkeit und durch Organisationen außerhalb der Parlamente. Anliegen können durch Presse, Rundfunk oder Fernsehen vorgetragen werden. Daneben können sich Bürger zu Vereinen, Zweckgemeinschaften oder Bürgerinitiativen zusammenschließen und auf vielfältigen Wegen ihre Interessen vertreten.

Besondere Bedeutung kommt schließlich den Parteien zu, auf deren Stellung im nächsten Kapitel eingegangen werden soll.

Diese vielfältigen Wege der politischen Meinungsbildung sorgen für stete Diskussionen. Sie geben in weitem Umfang die Möglichkeit, Anliegen vorzubringen und sich Gehör zu verschaffen. Sie erschweren aber auch Entscheidungsprozesse, verschleiern Verantwortlichkeiten und geben dem Geschickteren große Vorteile.

1.3.4 Die Stellung der Parteien

Art. 21 GG hebt die Stellung der Parteien bei der politischen Meinungsbildung hervor. Gleichzeitig besagt er aber auch, daß Parteien in ihrer inneren Struktur und in ihrer Zielsetzung mit den demokratischen Grundsätzen in Einklang stehen müssen. Verfassungswidrige Parteien können verboten werden. Mit dieser herausgehobenen Stellung wollte das Grundgesetz vor allem zwei Ziele erreichen: Die politische Meinungsbildung und damit der Interessenausgleich sollten zusammengefaßt werden. Der einzelne Bürger sollte eine bessere Gelegenheit haben, bei der Meinungsbildung mitzuwirken. Dazu muß er sich allerdings innerhalb einer Partei engagieren.

1.4 Die Bedeutung der Grundrechte

✓ **Fall:** Ein türkischer Staatsbürger hat mit Erfolg die Prüfung für das Schreinerhandwerk abgelegt. Als er bei der zuständigen Behörde um eine entsprechende Arbeitserlaubnis nachsucht, wird sie ihm verweigert, weil kein Bedarf bestehe. Als sich der Türke auf seine Berufsfreiheit nach Art. 12 GG beruft, entgegnet ihm der Sachbearbeiter, diese Bestimmung gelte nur für Deutsche. Hat er Ihrer Meinung nach recht?

Die **Grundrechte** haben zentrale Bedeutung für die Stellung des einzelnen Menschen im Staat. In erster Linie sind die Grundrechte *Abwehrrechte*. Sie sollen Schutz vor staatlichen Eingriffen geben. Daneben haben sie aber auch Bedeutung als *Teilhaberechte*. Das bedeutet für den einzelnen, daß er einen Anspruch auf bestimmte staatliche Leistungen haben kann.

So sichert der Schutz der Menschenwürde (Art. 1 GG) letztlich den Anspruch auf Sozialhilfe. Die Berufsfreiheit aus Art. 12 GG gibt dem einzelnen einen Anspruch darauf, daß vorhandene Kapazitäten für eine Ausbildung (z.B. Medizinstudium) so weit als möglich nutzbar gemacht werden.

Die Grundrechte haben aber nicht nur Bedeutung im Verhältnis des einzelnen zum Staat. Auch auf anderen Rechtsgebieten (z.B. im Arbeitsrecht) sind ihre Grundentscheidungen zu beachten. So muß etwa ein Arbeitgeber gegenüber seinen Arbeitnehmern den Gleichheitssatz einhalten. Für gleiche Arbeit muß er zum Beispiel auch gleichen Lohn bezahlen.

Die Grundrechte teilen sich in *Bürger-* und *Menschenrechte* auf. **Bürgerrechte** stehen nur Deutschen zu.

Menschenrechte gelten dagegen für jeden Menschen, also auch für Ausländer.

In unserem Fall gilt der Schutz der Berufsfreiheit aus Art. 12 GG für einen türkischen Staatsbürger tatsächlich nicht. Denn Art. 12 GG ist als Bürgerrecht ausgestaltet. Das hat aber nicht zur Folge, daß ein Ausländer auf diesem Gebiet überhaupt keinen Grundrechtsschutz hätte. Für ihn kommt vielmehr als Auffangbestimmung die allgemeine *Handlungsfreiheit* zum Tragen. Art. 2 Abs. 1 GG gewährt hierbei das Recht, alles zu tun, was nicht ausdrücklich verboten ist.

Nun können Grundrechte wie andere Rechte auch nicht völlig uneingeschränkt gelten. Welche Grenzen bei ihrer Beschränkung zu beachten sind, soll der nachstehende Fall zeigen:

> ✓ **Fall:** Um wirksamer gegen Trunkenheitsfahrten im Straßenverkehr vorgehen zu können, will der Bundestag folgendes Gesetz beschließen: „Beim Verdacht einer Trunkenheitsfahrt dürfen Polizeibeamte dem Verdächtigen eine Blutprobe entnehmen."
> Der Autofahrer Alfons Alt meint, dieses Gesetz verstoße gegen sein Grundrecht auf körperliche Unversehrtheit (Art. 2 Abs. 2 GG). Gegen seinen Willen dürfe ihm niemand Blut abnehmen. Hat er Ihrer Meinung nach recht?

Bei vielen Grundrechten vermerkt das Grundgesetz ausdrücklich, daß sie durch ein einfaches Gesetz eingeschränkt oder in ihrem Geltungsbereich näher bestimmt werden dürfen. Wo dies nicht der Fall ist (z.B. bei der durch Art. 4 Abs. 1 GG gewährleisteten Religionsfreiheit), gibt es für die Grundrechte sogenannte *immanente Schranken*. Darunter versteht man, daß ein Grundrecht nicht zu Lasten der Rechte anderer Personen und nicht zu Lasten des Gemeinwohls ausgeübt werden darf. In unserem Fall steht das Recht auf körperliche Unversehrtheit unter einem Gesetzesvorbehalt. Man könnte also meinen, die Blutabnahme durch Polizeibeamte sei dadurch erlaubt. Bei dieser Auffassung würde man aber Art. 19 Abs. 2 GG übersehen. Diese Bestimmung verbietet in jedem Fall, den *Wesensgehalt* eines Grundrechts *anzutasten*. Ein Polizeibeamter hat nun einmal keine medizinische Ausbildung. Wenn er Blutproben abnehmen dürfte, wäre damit die Gefahr erheblicher gesundheitlicher Schäden verbunden. Der Kernbereich des Rechts auf körperliche Unversehrtheit wäre dadurch verletzt. Nimmt dagegen ein Arzt eine Blutprobe ab, so sind damit keine unverhältnismäßigen gesundheitlichen Gefahren verbunden. Die zur Zeit geltende Regelung, die dies erlaubt, steht also mit Art. 2 Abs. 2 GG in Einklang. Abschließend soll noch ein Überblick über die wichtigsten Grundrechte gegeben werden:

- Art. 2 Abs. 1 GG gibt die schon erwähnte „allgemeine Handlungsfreiheit".
- Art. 2 Abs. 2 GG gewährt den Schutz von Leben, körperlicher Unversehrtheit und Freiheit einer Person.
 Der Schutz der Freiheit wird durch Art. 104 GG ergänzt. Danach darf Freiheitsentzug nur aufgrund eines Gesetzes erfolgen. In aller Regel hat spätestens bis zum Ablauf des nachfolgenden Tages die Entscheidung eines Richters über die Zulässigkeit eines weiteren Freiheitsentzugs zu erfolgen.
- Art. 3 GG garantiert den Gleichheitssatz.
- Art. 5 GG gewährt das Recht der freien Meinungsäußerung und der freien Information, Pressefreiheit und Wissenschaftsfreiheit.
- Art. 6 GG gibt dem Staat die Aufgabe, Ehe und Familie besonders zu schützen.
- Art. 12 GG gibt das Recht auf Berufsfreiheit. Soweit die Voraussetzungen für die Aufnahme eines Berufes erfüllt sind, darf jeder Deutsche die Tätigkeit ausüben, die

er möchte. Die staatliche Bestimmung eines Berufes für den Einzelnen wäre unzulässig.
- Art. 14 GG gewährleistet Eigentum und Erbrecht.
- Art. 103 GG schließlich gibt einen umfassenden Anspruch auf rechtliches Gehör. Danach ist jeder Betroffene grundsätzlich vor einer gegen ihn ergehenden Entscheidung anzuhören. Wo dies ausnahmsweise nicht durchführbar ist (z.B. bei Erlaß eines Haftbefehls), besteht ein Anspruch auf nachträgliche Anhörung.

1.5 Die Verfassungsorgane und ihre Aufgaben

XXX

1.5.1 Der Bundestag

Der **Bundestag** ist im Rahmen der Gewaltenteilung das Organ der Legislative. Er beschließt die Gesetze des Bundes. Entscheidungen des Bundestages werden grundsätzlich mit einer einfachen Mehrheit der abgegebenen Stimmen, unabhängig von der Anzahl der anwesenden Mitglieder, getroffen. Bei verschiedenen Gesetzen ist jedoch eine absolute Mehrheit notwendig. Das bedeutet, daß die Anzahl der Zustimmenden 50 % der Mitgliederzahl des Bundestages überschreiten muß. Schließlich bedürfen eine Reihe von Entscheidungen, vor allem Verfassungsänderungen, einer 2/3-Mehrheit.

Die Abgeordneten des Bundestages schließen sich nach ihrer Parteizugehörigkeit zu Fraktionen zusammen. Eine Fraktion umfaßt mindestens 5 % der Mitgliederzahl des Bundestages. Sie ist durch die Geschäftsordnung des Bundestages gegenüber dem einzelnen Abgeordneten mit zusätzlichen Rechten ausgestattet.

Neben der Gesetzgebung sind weitere wichtige Aufgaben des Bundestages die Wahl des Bundeskanzlers (☞ 1.5.4) und die Bildung von Untersuchungsausschüssen. Gerade bei dem Antrag auf Einsetzung eines Untersuchungsausschusses zeigt sich die starke Stellung der Opposition: Einem solchen Antrag muß gefolgt werden, wenn ihn mindestens 1/4 der Mitglieder des Bundestages beantragen.

Die persönliche Stellung der **Abgeordneten** ist durch Indemnität, Immunität und ein umfassendes Zeugnisverweigerungsrecht abgesichert (Art. 46, 47 GG).

- **Indemnität** bedeutet, daß ein Abgeordneter wegen seiner Tätigkeit im Parlament nicht verfolgt werden darf.
- **Immunität** bedeutet, daß die Strafverfolgung eines Abgeordneten grundsätzlich der Genehmigung des Bundestages bedarf. Ordnungswidrigkeiten sind davon nicht erfaßt. Der Abgeordnete, der falsch parkt, zahlt sein Bußgeld wie jeder andere Bürger auch.
- Das **Zeugnisverweigerungsrecht** schützt die Informationstätigkeit des Abgeordneten. Er ist nicht gezwungen, Informanten anzugeben.

1.5.2 Der Bundesrat

✓ **Fall:** Ein Gesetzesbeschluß des Bundestages sieht vor, für die Ausbildung zur Arzthelferin ein Mindestalter von 18 Jahren zu verlangen. Das Bundesland Hessen erklärt, es werde diesem Entwurf seine Zustimmung verweigern. Was bedeutet das?

Durch den **Bundesrat** wirken die Bundesländer an der Gesetzgebung des Bundes mit. Das kann einmal in Form einer Gesetzesinitiative geschehen. Zum anderen erfolgt diese Mitwirkung während des laufenden Gesetzgebungsvorgangs und bei der Abstimmung (☞ 1.6). Dort ist die Mitwirkungsbefugnis des Bundesrates unterschiedlich stark ausgestaltet: Es gibt Einspruchs- und Zustimmungsgesetze.

- Bei einem *Einspruchsgesetz* kann eine Entscheidung des Bundesrates gegen ein Gesetz vom Bundestag überstimmt werden.
- Bei einem *Zustimmungsgesetz* bedeutet eine Entscheidung des Bundesrates gegen das Gesetz, daß dieses Gesetz endgültig nicht wirksam werden kann.

Als *Gesetzgebungsorgan der Länder* setzt sich der Bundesrat aus Vertretern aller Bundesländer zusammen. Insgesamt hat er 68 Stimmen und entscheidet im Regelfall mit Stimmenmehrheit. Jedes Land kann seine Stimme nur einheitlich abgeben. Die Vertreter im Bundesrat sind dabei an die Weisungen ihrer jeweiligen Regierung gebunden.

Jedes Bundesland hat mindestens 3 Stimmen. Länder mit mehr als 2 Millionen Einwohnern haben aber 4, Länder mit mehr als 6 Millionen Einwohnern 5 und Länder mit mehr als 7 Millionen Einwohnern 6 Stimmen. Dies ergibt folgende Aufteilung:

3 Stimmen: Bremen, Hamburg, Mecklenburg-Vorpommern und Saarland

4 Stimmen: Berlin, Brandenburg, Hessen, Rheinland-Pfalz, Sachsen, Sachsen-Anhalt, Schleswig-Holstein und Thüringen

5 Stimmen: z. Zt. kein Bundesland

6 Stimmen: Baden-Württemberg, Bayern, Niedersachsen und Nordrhein-Westfalen.

In unserem Beispiel wird es sich um ein Zustimmungsgesetz handeln. Das Land Hessen kündigt also an, daß es sich im Bundesrat gegen das Gesetz entscheiden wird. Ob es damit das Gesetz verhindern kann, hängt vom Abstimmungsverhalten der übrigen Länder und den sich daraus ergebenden Mehrheiten ab.

1.5.3 Der Bundespräsident

Der **Bundespräsident** hat nach dem Grundgesetz hauptsächlich *Repräsentationsaufgaben*. Er nimmt die völkerrechtliche Vertretung der Bundesrepublik wahr. Das bedeutet, daß er Staatsverträge abzuschließen und die Botschafter anderer Staaten in deren Funktion anzuerkennen hat.

Über die gesellschaftlichen Konflikte hinweg soll er weiter ausgleichend und vermittelnd wirken, ohne sich aber in die Tagespolitik einzuschalten.

Daneben hat er aber auch noch wichtige innenpolitische Funktionen:

Er überprüft Bundesgesetze auf ihr verfassungsmäßiges Zustandekommen (Art. 82 GG). Nur ordnungsgemäß zustande gekommene Gesetze unterzeichnet er und ermöglicht damit ihre Verkündung und ihr Inkrafttreten. Weiter wirkt er durch ein Vorschlagsrecht bei der Wahl des Bundeskanzlers mit (Art. 63 GG) und hat gewisse Entscheidungsbefugnisse bei einer vorzeitigen Auflösung des Bundestages.

Zum Bundespräsidenten kann für eine Amtszeit von 5 Jahren jeder mindestens 40 Jahre alte Deutsche gewählt werden. Eine erneute Wahl ist nur noch einmal zulässig.

Gewählt wird der Bundespräsident durch die Bundesversammlung (Art. 54 GG). Die Bundesversammlung setzt sich aus allen Bundestagsabgeordneten und einer gleichen Anzahl von Mitgliedern zusammen, die die Landesparlamente bestimmen. Gewählt ist, wer die absolute Mehrheit der Stimmen erhält. Findet sich eine solche Mehrheit in zwei Wahlgängen nicht, so genügt die relative Mehrheit.

1.5.4 Die Bundesregierung

✓ **Fall:** Die Amtsführung eines Bundesministers findet nicht nur das Mißfallen der Opposition, sondern zunehmend auch das seiner eigenen Parteifreunde. Schließlich stimmt eine Mehrheit von Abgeordneten dafür, daß dieser Minister zu entlassen sei. Muß der Bundeskanzler

> Ihrer Meinung nach diesem Antrag folgen?

Die **Bundesregierung** besteht aus dem *Bundeskanzler* und den *Bundesministern* (Art. 62 GG). Die Bundesregierung, die ja gleichzeitig die Spitze der Bundesverwaltung darstellt, ist das Organ der Exekutive.

Maßgeblich ist innerhalb der Bundesregierung der **Bundeskanzler**. Er bestimmt die Richtlinien der Politik und trägt die Verantwortung dafür (Art. 65 GG). Die **Bundesminister** werden nicht vom Bundestag bestimmt, sondern auf *bindenden* Vorschlag des Bundeskanzlers vom Bundespräsidenten ernannt und entlassen (Art. 64 GG). In unserem Fall muß der Bundeskanzler also dem Ansinnen des Bundestages nicht folgen. Aus eigener Kraft können die Abgeordneten den ungeliebten Minister nicht entlassen.

Der Bundeskanzler wird vom Bundestag gewählt (Art. 63 GG). Zunächst ist für eine Wahl zum Bundeskanzler die absolute Mehrheit notwendig. Führt dieser Weg im ersten Wahlgang und bei weiteren Wahlgängen in den folgenden 14 Tagen nicht zum Erfolg, so genügt die relative Mehrheit. Dies würde eine vom Grundgesetz nicht erwünschte Minderheitsregierung bedeuten. Der Bundespräsident muß deshalb – im Gegensatz zu einer Wahl mit absoluter Mehrheit – den mit relativer Mehrheit Gewählten nicht zum Bundeskanzler ernennen. Er kann den Bundestag auch auflösen, was zu Neuwahlen führt.

Um im Gegensatz zur Weimarer Verfassung eine handlungsfähige Regierung zu sichern, erlaubt es das Grundgesetz dem Bundestag auch nicht, einen Bundeskanzler nur abzuwählen. Erforderlich zum „Kanzlerwechsel" ist vielmehr das sogenannte *konstruktive Mißtrauensvotum*. Das bedeutet, daß der Bundestag mit Mehrheit einen neuen Bundeskanzler bestimmen muß. Erst dann muß der alte Kanzler vom Bundespräsidenten entlassen werden. Das einzige erfolgreiche konstruktive Mißtrauensvotum in der Geschichte der Bundesrepublik fand 1982 statt. Die F.D.P. wechselte damals den Koalitionspartner und ermöglichte so die Mehrheit für Helmut Kohl als neuen Bundeskanzler.

Abschließend soll noch kurz auf den Aufbau der **Verwaltung** in der Bundesrepublik eingegangen werden. Wie schon dargestellt wurde, gibt es für gewisse Bereiche eine Verwaltung des Bundes. Regelfall ist aber die Verwaltung durch die Länder. Soweit kommunalen Körperschaften wie Landkreisen und Gemeinden Aufgaben zur Selbstverwaltung überlassen worden sind, übernehmen sie auch die damit verbundene Verwaltungsarbeit. Darüber hinaus sind diese Selbstverwaltungskörperschaften teilweise auch mit der Durchführung von Verwaltungsaufgaben der Länder betraut.

Die Verwaltung ist nach einem strikten Prinzip von Über- und Unterordnung aufgebaut. Weisungen, die die vorgesetzte Behörde erteilt, sind zu befolgen (Ausnahme: Es würde strafbares Verhalten verlangt). Üblich ist ein Behördenaufbau in drei oder vier Stufen, der, am Beispiel einer Landesverwaltung dargestellt, wie folgt aussieht (Beispielsgebiet Meldewesen):

> Staatsministerium des Innern
> (Oberste Landesbehörde)
>
> Regierung (Mittelbehörde)
>
> Landratsamt (Untere Landesbehörde)
>
> Gemeinde (Träger kommunaler Selbstverwaltung, der hier im Auftrag des Staates Verwaltungsaufgaben übernimmt)

Ziel dieses Aufbaus ist einmal, eine einheitliche Verwaltungsausübung durch entsprechende Weisungen zu sichern. Zum anderen soll der Bürger für seine alltäglichen Angelegenheiten aber keine weiten Wege, sondern einen nahen Ansprechpartner haben.

1.6 Der Gang der Gesetzgebung im Bund

> **Fall:** In einem europäischen Nachbarstaat ist trotz eines anfälligen Stromnetzes in einem Krankenhaus ohne Notstromaggregat eine schwierige Operation durchgeführt worden. Nachdem mitten in der Operation der Strom für längere Zeit ausgefallen und eine Notstromversorgung nicht vorhanden war, verstarb der betreffende Patient. Angenommen, auch in der Bundesrepublik wäre eine entsprechende Ausstattung der Krankenhäuser nicht vorgeschrieben und der Bund hätte die Gesetzgebungskompetenz. Wie könnte dann das Bundesland X erreichen, daß ein entsprechendes Gesetz erlassen wird?

Eine **Gesetzgebung** wird durch eine sogenannte *Gesetzesvorlage* in Gang gesetzt. Zu Gesetzesvorlagen sind die *Bundesregierung*, der *Bundesrat* und *Abgeordnete* berechtigt. Wenn das Bundesland X also ein solches Gesetz erreichen will, muß es über die Ländervertretung (den Bundesrat) aktiv werden. Es muß sich darum bemühen, daß der Bundesrat mit Mehrheit die Einbringung eines entsprechenden **Gesetzentwurfs** beschließt. Nur dann kann sein Vorhaben Erfolg haben; allein kann es den Gesetzentwurf nicht beim Bundestag einbringen.

Bundesregierung und Bundesrat leiten sich ihre Entwürfe zunächst gegenseitig zu. Damit wird erreicht, daß im Gesetzgebungsverfahren des Bundestages von Anfang an die Stellungnahmen dieser beiden Organe vorliegen und mit verwertet werden können.

Danach berät der Bundestag die Gesetzentwürfe. Diese Beratung hat folgenden Ablauf: In einer ersten Lesung findet allenfalls eine allgemeine Aussprache über den Gesetzentwurf statt. Danach erfolgt eine Weiterbehandlung in den Ausschüssen, deren Fachgebiete betroffen sind. Hier soll die notwendige „Feinabstimmung" erfolgen. Nach der Behandlung in den Ausschüssen erfolgen die zweite und dritte Lesung im Bundestagsplenum. Während in der zweiten Lesung einzelne Änderungen möglich sind, kann in der dritten Lesung nur über den Entwurf insgesamt abgestimmt werden. Mit der dritten Lesung entscheidet der Bundestag über Annahme oder Ablehnung des Gesetzentwurfs.

Die Entscheidungen fallen grundsätzlich mit einfacher (= relativer) Mehrheit. Änderungen des Grundgesetzes sind dagegen nur mit einer Mehrheit von jeweils 2/3 der Mitglieder des Bundestages und der Stimmen des Bundesrates möglich (Art. 79 GG). Angesichts der politischen Mehrheitsverhältnisse bedeutet das praktisch, daß Verfassungsänderungen nur einvernehmlich zwischen Regierung und Opposition erreicht werden können.

Hat der Bundestag ein Gesetz beschlossen, so muß für den weiteren Gang des Gesetzgebungsverfahrens zwischen Einspruchs- und Zustimmungsgesetzen unterschieden werden. Um welche Art von Gesetz es sich handelt, ergibt sich jeweils aus dem Grundgesetz. Generell läßt sich sagen, daß umso eher ein **Zustimmungsgesetz** vorliegt, je mehr die Länderinteressen betroffen sind (Beispiel: Gesetze, die das von den Ländern durchzuführende Verwaltungsverfahren oder die Steuern betreffen, deren Aufkommen auch den Ländern zugute kommt, sind Zustimmungsgesetze; Art. 84, 105 GG).

Zunächst kann nun, wenn zwischen Bundestag und Bundesrat Meinungsverschiedenheiten bestehen, der *Vermittlungsausschuß* angerufen werden (Art. 77 GG). Der Vermittlungsausschuß hat 32 Mitglieder. 16 dieser Mitglieder stellt der Bundestag; die anderen 16 stellen die Länder.

Handelt es sich um ein **Einspruchsgesetz**, so kann *nur* der Bundesrat den Vermittlungsausschuß anrufen. Bei einem Zustimmungsgesetz können dies auch Bundestag und Bundesregierung.

Der Vermittlungsausschuß entscheidet mit Stimmenmehrheit. Schlägt er eine Änderung vor, so muß der Bundestag darüber abstimmen, ob er mit dieser Änderung einverstanden ist. Andernfalls wird der Bundestag mit dem betreffenden Entwurf zunächst nicht mehr befaßt.

Nun tritt der Bundesrat in Erscheinung: Handelt es sich um ein Zustimmungsgesetz, so muß der Bundesrat diesem Gesetz seine Zustimmung erteilen. Tut er dies nicht, ist der Gesetzentwurf gescheitert.

Bei einem Einspruchsgesetz kann der Bundesrat Einspruch erheben. Diesen Einspruch kann der Bundestag mit absoluter Mehrheit zurückweisen. Er steht dann dem weiteren Verlauf des Gesetzgebungsverfahrens nicht mehr im Wege.

Bei Zustimmung des Bundesrates oder bei ausdrücklichem Einverständnis des Bundesrates im Falle eines Einspruchsgesetzes wird der Entwurf Gesetz.

Schließlich prüft der Bundespräsident noch, ob das Gesetz verfassungsgemäß zustande gekommen ist. Ist dies der Fall, so fertigt er das Gesetz nach Gegenzeichnung durch den Bundeskanzler und die betroffenen Bundesminister aus. Danach wird das Gesetz im Bundesgesetzblatt verkündet. Jedes Gesetz soll den Zeitpunkt seines Inkrafttretens angeben. Fehlt eine solche Bestimmung, so tritt das Gesetz 14 Tage nach Ausgabe des Bundesgesetzblattes in Kraft.

1.7 Die Wirtschaftsordnung der Bundesrepublik

Im Grundgesetz wurde die Entscheidung für eine *soziale Marktwirtschaft* getroffen. In der früheren DDR herrschte dagegen die *Planwirtschaft*. Beide Begriffe versteht man am besten in ihrer Abgrenzung:

- Im Rahmen einer **sozialen Marktwirtschaft** enthält sich der Staat jeglicher Produktionsentscheidung. Wer welche Waren in welcher Menge und zu welchem Preis produziert, entscheidet der einzelne Unternehmer. Einzige Beschränkung sind die allgemeinen gesetzlichen Bestimmungen. Sie können Herstellung oder Handel einzelner Güter verbieten oder an Genehmigungen knüpfen. Auch kann für bestimmte Tätigkeiten der Nachweis einer bestimmten Ausbildung oder einer persönlichen Zuverlässigkeit gefordert werden.

Wer diese Voraussetzungen aber erfüllt, darf sich frei betätigen. Ob diese Betätigung Erfolg hat, entscheidet sich ausschließlich am Markt. Hat also jemand eine Gaststättenkonzession, so kann er ein Spezialitätenrestaurant eröffnen, auch wenn in unmittelbarer Nachbarschaft schon drei andere bestehen. Er kann besser oder preiswerter oder beides zusammen sein und damit Erfolg haben. Er wird dann seine Konkurrenten verdrängen. Oder er wird erfolglos bleiben und muß sein Lokal wieder schließen.

Dieses Beispiel zeigt Vor- und Nachteile der sozialen Marktwirtschaft recht deutlich:

Nachteilig ist, daß verfehlte Investitionen nicht vermieden werden können. Daraus entstehen volkswirtschaftliche Schäden.

Nachteilig ist auch, daß der einzelne Wettbewerber unter Umständen hohe persönliche Vermögenseinbußen haben wird. Auch das ist natürlich im Ergebnis volkswirtschaftlich schädlich.

Von Vorteil ist, daß regelmäßig ein starker Wettbewerb herrscht. Das dämpft einmal das allgemeine Preisniveau. Denn gerade dort, wo viel Gewinn lockt, werden sich viele neue Wettbewerber beteiligen. Weiter verhindert der Wettbewerb, daß bestehende Anbieter bequem werden oder ihre Qualität vernachlässigen. Schließlich muß jeder am Markt Tätige ständig über Verbesserungen nachdenken. Denn sein Konkurrent könnte morgen damit auf den Markt kommen.

Ein weiterer großer Vorteil ist, daß genau das produziert wird, was notwendig ist. Denn für andere Produkte bestehen kaum Absatzchancen. Wer dagegen eine Lücke und bestehenden Bedarf entdeckt, kann auf guten Gewinn hoffen. Entsteht unvorhergesehen Bedarf, so kann der freie Markt sich darauf meist relativ schnell einstellen. In reiner Form ist die Marktwirtschaft weder in Deutschland noch in der EG verwirklicht: Vielfach wird mit Subventionen oder Marktbeschränkungen in das freie Spiel der Kräfte eingegriffen. Beispiele sind etwa Kohle und Stahl, der Agrarbereich oder auch die Importbeschränkungen für Bananen. Mit solchen Regelungen verfolgt man Ziele, die bei freier Entfaltung des Marktes nicht erreicht würden: Die Erhaltung von Industriezweigen und Arbeitsplätzen, die Förderung einzelner, für wichtig gehaltener Branchen oder – wie bei den Bananen – der Schutz vor unliebsamer Konkurrenz.

- Bei der **Planwirtschaft** bestimmt hingegen staatliche Planung, wer was in welcher Menge und zu welchem Preis produziert. Als einziger Vorteil erscheint, daß persönliche Fehlinvestitionen ausgeschlossen sind. Dagegen kann man nicht annehmen, daß volkswirtschaftlich verfehlte Investitionen unterbleiben. Eine Industriegesellschaft ist ein derart kompliziertes Gebilde, daß eine ohnehin bürokratisch aufgeblähte und schwerfällige Planungsinstanz sie nicht zu überblicken vermag.

Weitere Nachteile der Planwirtschaft sind ihre Schwerfälligkeit und die langen Entscheidungszeiträume. Damit verbunden ist eine mangelnde Reaktionsfähigkeit auf aktuell auftretende Bedürfnisse. Das beste Beispiel hierfür ist die Unfähigkeit aller Planwirtschaften, alltägliche Bedürfnisse an handwerklichen Dienstleistungen zu befriedigen.

Letztlich beweist die Situation in der ehemaligen DDR das vollständige Scheitern dieses Wirtschaftsmodells: Planung, Subventionen und politische Rücksichtnahmen verfälschen die objektiv bestehende wirtschaftliche Situation immer mehr. Eines Tages ist der Zusammenbruch unausweichlich.

Mit dieser Unterscheidung ist allerdings erst die Marktwirtschaft, nicht aber die *soziale* Marktwirtschaft erklärt.

Sozial bedeutet dabei einmal eine gewisse Ordnungsfunktion des Staates. Sie zeigt sich vor allem in folgenden Bereichen:

- Der Wettbewerb muß die Grenzen des Gemeinwohls beachten. Daraus resultieren Bestimmungen, die durch Begrenzung von Zusammenschlüssen Marktmacht beschränken sollen. Auch gesetzliche Regelungen gegen unlauteren Wettbewerb gehören in diesen Bereich.
- Staatlicher Ausgleich ist weiterhin im Spannungsfeld von Ökonomie und Ökologie notwendig. Denn was für den einzelnen Unternehmer höchst vorteilhaft, weil billig, sein kann, das kann der Gesellschaft riesige Kosten verursachen. Zu denken ist hier nur an einen Produktionsvorgang, der das Wasser eines Flusses unbrauchbar machen würde. Im Gegensatz zu den Planwirtschaften, deren riesige Umweltsünden erst jetzt sichtbar werden, hat sich die soziale Marktwirtschaft aber diesen Fragen gestellt. Durch umfangreiche gesetzliche Regelungen versucht hier der Staat, die widerstreitenden Interessen in Einklang zu bringen. Ein gutes Beispiel hierfür bietet die in den letzten Jahren in Gang gekommene Diskussion über die Müllentsorgung.
- Ordnungsfunktion des Staates heißt schließlich, daß der sozial schwächere Teil der Gesellschaft in gewissem Umfang geschützt werden muß. „Eigentum verpflichtet" ist ein Schlagwort hierfür. Praktische Auswirkungen hat dies zum Beispiel im Bereich des Verbraucherschutzes gehabt (☞ 3.6).

Zum anderen ergibt sich aus dem Begriff der sozialen Marktwirtschaft die Aufgabe des Staates, in gewissem Umfang vorsorgend tätig zu werden:

- Das heißt zum einen, daß der Staat für den Bürger eine gewisse Grundvorsorge betreibt. Beispiele hierfür sind zahlreiche soziale Leistungsgesetze (☞ 4.1–4.3) und die Schaffung der gesetzlichen Sozialversicherungen. Die Funktionsfähigkeit einer Marktwirtschaft kann dabei aber nur dann aufrecht erhalten werden, wenn derartige Aufgaben finanzierbar bleiben. Daraus ergibt sich, daß unnötige Absicherungen – etwa die Zahlung von Arzneimitteln für Bagatellerkrankungen durch die Krankenkasse – vermieden werden müssen.
- Zum zweiten bedeutet dies, daß der Staat *vorausschauend* tätig sein soll. Ein Beispiel ist die Verhinderung von Arbeitslosigkeit durch Strukturpolitik, wenn die bisherigen Industrien veralten und neue Arbeitsplätze durch Betriebsansiedlungen geschaffen werden. Hier kann etwa an die Ersetzung von Arbeitsplätzen in Kohlezechen durch die Ansiedlung von Automobilindustrie im Ruhrgebiet erinnert werden. Ein zweites Beispiel vorausschauender Tätigkeit sind die langfristigen Überlegungen des Staates zur Finanzierbarkeit seiner Sozialpolitik: So zwingt die immer länger werdende Lebenserwartung dazu, das „Rentenalter" allmählich heraufzusetzen (☞ 4.1.1).

Soziale Marktwirtschaft ist also die Kombination aus weitgehend freier wirtschaftlicher Betätigung und einer Staatstätigkeit, die gleichzeitig die Grundbedürfnisse des einzelnen absichert. Im Vergleich zu anderen Wirtschaftsformen scheint dies die derzeit beste Mischung aus wirtschaftlicher Effektivität und Absicherung des einzelnen zu sein.

1.8 Die soziale Ordnung der Bundesrepublik

Neben der Rechts- und der Wirtschaftsordnung dürfen bei einer Einführung in die Staatsbürgerkunde grundlegende Fragen der sozialen Ordnung nicht unberücksichtigt bleiben. Dabei handelt es sich um keinen feststehenden Begriff. Vielmehr sind die soziale Ordnung sowie die Rechts- und Wirtschaftsordnung wechselseitig voneinander abhängig. Am besten läßt sich der Begriff der sozialen Ordnung dahingehend festlegen, daß man darunter Zustand und Entwicklung der Gesellschaft durch das Zusammenspiel ihrer einzelnen Gruppen versteht. Eine grundlegende Darstellung, wie die soziale Ordnung funktioniert, soll am Beispiel der *Krankenpflege* (☞ auch 4.1.2 und die Einführung zum 5. Kapitel) gegeben werden.

Mit der Entwicklung der Industriegesellschaft und der modernen Medizin haben sich auf dem Gebiet der Krankenpflege fünf große gesellschaftliche Gruppen herausgebildet: Die Versicherten, die Ärzte, das Pflegepersonal, die Krankenhausträger und die im Bereich der Arzneimittelversorgung Tätigen:

- Im Bereich der Versicherten mußte für einen großen Teil der Bevölkerung eine **Pflichtversicherung** geschaffen werden. Das hatte mehrere Gründe: Zum einen hatte sich die Einsicht in die Notwendigkeit einer Krankenversicherung zur Zeit ihrer Einführung (1883) noch nicht bei allen Betroffenen durchgesetzt. Zum anderen war und ist nur ein geringer, wohlhabender Teil der Bevölkerung in der Lage, das Krankheitsrisiko finanziell selbst abzusichern. Je weiter die medizinische Entwicklung voranschreitet – und damit immer schwerere Erkrankungen bei entsprechenden Kosten heilbar macht –, desto weniger besteht diese Möglichkeit. Schließlich kann nur eine Pflichtversicherung bei einer Beitragsbelastung, die für den einzelnen erträglich ist, den benötigten Gesamtbetrag an Mitteln erwirtschaften, um bei entsprechender Notwendigkeit auch hohe Kosten tragen zu können.

Die gesetzliche Krankenversicherung ist – wie die anderen Pflichtversicherungen auch – nach dem **Solidaritätsprinzip** aufgebaut. Dieses Prinzip besagt, daß die Gemeinschaft der Versicherten für das Risiko des Einzelnen einsteht: Jeder Bürger wird verpflichtet, einkommensabhängig seine

Beiträge zu zahlen. Unabhängig vom eigenen Beitrag und dem eingebrachten Risiko (etwa Vorerkrankungen) steht allen die gleiche medizinische Versorgung zu. So erhält auch der Lehrling, der vielleicht erst zwei- oder dreihundert Mark Beiträge bezahlt hat, eine medizinisch notwendige, aber sehr teure Operation. Außerdem muß man aber auch beachten, daß zur Erhaltung der Leistungsfähigkeit der Versicherung in erster Linie die großen Lebensrisiken – wie eine Krebserkrankung – abgesichert werden müssen und nicht lästige, aber ungefährliche Bagatellen wie ein Schnupfen.

Um die Interessen der Versicherten angemessen zu wahren, sind die Krankenkassen als „ihre" Organisation nach dem *Selbstverwaltungsprinzip* errichtet worden: Die Krankenkassen können und müssen mit ihrem eigenen Geld wirtschaften. Das verhindert, daß andere staatliche Stellen dieses Geld für sachfremde Aufgaben verwenden. Zudem wird dadurch eine eigenständige, unabhängige Interessenvertretung der Versicherten möglich.

- Die **Ärzte** können in unserem Gesundheitssystem ihre Leistung grundsätzlich auf zwei Arten anbieten: Erstens können sie als Angestellte in den Krankenhäusern arbeiten. Sie tragen dann kein unternehmerisches Risiko und keine Kosten, sind andererseits aber auch weisungsgebunden und haben nur eingeschränkte Verdienstmöglichkeiten. Die Durchsetzung ihrer Interessen erfolgt über Gewerkschaften und sonstige Arbeitnehmerorganisationen.

  Zweitens haben die Ärzte grundsätzlich Niederlassungsfreiheit. Sie können also eine eigene Praxis eröffnen und sind damit als Unternehmer am Gesundheitsmarkt tätig. Die damit entstehenden wirtschaftlichen Anreize und die damit verbundene Konkurrenzsituation sind marktwirtschaftlicher Natur. Ihre Auswirkungen sind im Vergleich zu den Leistungen eines staatlichen Gesundheitssystems in den ehemaligen Ostblockstaaten außerordentlich positiv. Denn erfolgreich wird nur sein, wer zufriedene Patienten hat. Eine rein bürokratische Berufsausübung – wie im früheren Ostblock vielfach zu finden – würde hingegen ein baldiges Scheitern bedeuten. Allerdings haben die letzten Jahre auch gezeigt, daß eine zu große Dichte niedergelassener Ärzte das Erbringen unnötiger Leistungen fördert. Dies führt zu überhöhten Kosten für die Versicherten. Daher hat der Gesetzgeber jetzt die Möglichkeiten einer Zulassung als *Kassenarzt* – also für eine ärztliche Tätigkeit, die von den gesetzlichen Krankenkassen bezahlt wird – von einem entsprechenden Bedarf abhängig gemacht und eine Altersgrenze von 68 Jahren eingeführt. Diese im Interesse vertretbarer Kosten sicherlich richtige Maßnahme hat aber wiederum Folgeentwicklungen: Eingeschränkte Berufschancen für junge Ärzte, ein Nachlassen des Konkurrenzdrucks und eine Entwertung vorhandener Arztpraxen durch das Erreichen der Altersgrenze sind nur einige.

- Das **Pflegepersonal** erbringt seine beruflichen Leistungen fast ausschließlich als Arbeitnehmer. Die Entwicklung der vergangenen Jahre war durch eine stetige Zunahme der Anforderungen gekennzeichnet: Die moderne Medizin erforderte zusätzliche Kenntnisse. Der steigende Rationalisierungsdruck in den Krankenhäusern brachte eine Verringerung der Stellen mit sich. Diese erhöhten Arbeitsanforderungen führten im Zusammenspiel mit einer unattraktiven Bezahlung bei einer guten gesamtwirtschaftlichen Lage schließlich dazu, daß immer weniger Arbeitskräfte zu einer derartigen Tätigkeit bereit waren. Es kam zum „Pflegenotstand". Dadurch erhöhte sich der Druck aller gesellschaftlichen Gruppen zu Reformen: Die Gewerkschaften setzten eine Verbesserung der Bezahlung durch, die Arbeitgeber waren teilweise zu zusätzlichen Leistungen bereit, und die Arbeitsbedingungen werden durch verschiedene Maßnahmen schrittweise verbessert. Damit dürften die größten Probleme in der Pflege vorläufig überwunden sein.

- Die **Krankenhäuser** (☞ 5.1.4) werden in der Bundesrepublik hauptsächlich von den Bundesländern, von kommunalen Gebietskörperschaften und von verschiedenen kirchlichen und gemeinnützigen Einrichtungen unterhalten. Diese Abgrenzung von den Versicherten und den dort Beschäftigten bewirkt wiederum eine eigenständige Interessenwahrung und einen Zwang zur Wirtschaftlichkeit: Das Krankenhaus bekommt nicht automatisch alle Ausgaben ersetzt, sondern erhält von den Krankenkassen pro Patient und Tag nur einen bestimmten *Pflegesatz*. Verbleibende Kosten müssen letztlich von staatlicher Seite aus Steuermitteln abgedeckt werden. Die Kosten sind in diesem Bereich in den letzten Jahren, besonders durch immer kompliziertere teure Maschinen, stark angestiegen. Deshalb denkt man derzeit darüber nach, die Krankenhäuser verstärkt selbständig wirtschaften zu lassen, die Verweildauer der Patienten dort zu kürzen oder durch ambulante Eingriffe ganz zu vermeiden.
- Die Produktion und Entwicklung der **Arzneimittel** (☞ 5.3.1) erfolgt durch private Unternehmen; auch die Verteilung ist über die Apotheken privatrechtlich organisiert. Dem Interesse dieses Personenkreises an möglichst hohen Gewinnen steht das Interesse der Kassen an einem möglichst geringen Aufwand für Medikamente gegenüber. Neben einem Wettbewerb, der sich unter den Arzneimittelherstellern selbst durch die sogenannten Nachahmungsprodukte entwickelt hat, haben sich folgende Instrumente zur Kostenbegrenzung herausgebildet:
  – Durch eine Selbstbeteiligung der Patienten versucht man, die unnötige oder zu umfangreiche Inanspruchnahme zu verhindern.
  – Durch preisliche Obergrenzen für die Übernahme der Medikamentenkosten durch die Krankenkassen sollen die Hersteller gezwungen werden, mit ihren Produkten bestimmte Preise nicht zu überschreiten.
– Die Ärzte schließlich werden bei einer allzu sorglosen Verschreibungspraxis von den Krankenkassen in Regreß genommen. Damit soll eine verschärfte Prüfung der medizinischen Notwendigkeit erreicht werden.

Aus dieser beispielhaften Darstellung des Zusammenspiels vieler Interessen können Sie ersehen, welche Regelungsmechanismen innerhalb der sozialen Ordnung bestehen und wie sie aufeinander wirken.

1.9 Gerichtsbarkeit und Grundsätze des Prozeßrechts

XXX

Zum Abschluß dieses Kapitels sollen der Aufbau der Gerichtsbarkeit und die Grundsätze der wichtigsten Verfahrensarten dargestellt werden. Der folgende Fall soll dabei zeigen, welche Zweige der Gerichtsbarkeit es gibt, warum diese Unterteilung vorgenommen worden ist und wie das Verfahren abläuft:

> ✓ Fall: Der beim Kreiskrankenhaus Altburg als Chirurg angestellte Oberarzt Dr. Fröhlich verachtete einen guten Tropfen auch im Dienst nicht. Als er zu seinem Leidwesen am Faschingsdienstag Bereitschaftsdienst hat, verkürzt er sich auf diese Weise das Warten und hat gegen 14.00 Uhr einen Blutalkoholgehalt von 1,3 Promille erreicht.
> Zu diesem Zeitpunkt wird der bei einem Verkehrsunfall erheblich verletzte Manfred Meier eingeliefert, der sofort operiert werden muß. Um seinen unerlaubten Alkoholgenuß zu verbergen, macht sich Dr. Fröhlich an die Arbeit. Infolge seiner Trunkenheit macht er aber einen schweren Fehler, der zu weiteren Verletzungen des Manfred Meier führt.
> Der Vorfall kommt auf und hat für Dr. Fröhlich schwerwiegende Konsequen-

zen: Die Staatsanwaltschaft erhebt Anklage wegen fahrlässiger Körperverletzung, Manfred Meier verklagt ihn auf 12 000,– DM Schmerzensgeld, das Kreiskrankenhaus Altburg entläßt ihn und die Straßenverkehrsbehörde will ihm wegen seiner Alkoholsucht den Führerschein entziehen.
Als sich Dr. Fröhlich zu einer Entziehungskur in ein privates Sanatorium begibt, will die gesetzliche Krankenkasse, bei der er noch versichert ist, die Kosten nicht übernehmen. Schließlich erkennt auch das Finanzamt bei der Steuererklärung für das betreffende Jahr entsprechende Ausgaben nicht als „außergewöhnliche Belastungen" an. Vor welchen Gerichten werden Ihrer Ansicht nach die entsprechenden Prozesse geführt werden?

In der Bundesrepublik werden fünf Gerichtsbarkeiten unterschieden: Die ordentliche Gerichtsbarkeit, die Arbeitsgerichtsbarkeit, die Verwaltungsgerichtsbarkeit, die Sozialgerichtsbarkeit und die Finanzgerichtsbarkeit.

Die Vorteile einer derartigen Aufteilung liegen auf der Hand: Angesichts des Umfangs und der Schwierigkeiten der Rechtsvorschriften wäre ein Richter überfordert, wenn er *alle* Rechtsfragen entscheiden müßte. Eine solche Praxis würde letztlich zu einer großen Zahl falscher Urteile führen. Ein Nachteil ist freilich mit dieser Aufteilung auch verbunden: Es kann im Einzelfall zu Streitigkeiten über den zuständigen (=gesetzlichen) Richter kommen.

Die folgende Übersicht soll zeigen, welche Hauptaufgaben die einzelnen Gerichtsbarkeiten haben und wie das Verfahren dort abläuft:

Ordentliche Gerichtsbarkeit: Sie unterteilt sich in die *Straf-* und die *Zivilgerichtsbarkeit:*

a) **Strafsachen** werden durch die Staatsanwaltschaft von Amts wegen ermittelt. Das bedeutet, daß sich nicht der einzelne Bürger um die Verfolgung einer strafbaren Handlung kümmern muß. Vielmehr nehmen staatliche, der Objektivität verpflichtete Stellen die notwendigen Untersuchungen vor. Dabei gilt das *Legalitätsprinzip*. Es besagt, daß die Staatsanwaltschaft jedem Verdacht einer strafbaren Handlung nachgehen **muß** und nicht nach Gutdünken über die Einleitung oder das Unterlassen von Ermittlungen entscheiden darf. Hält die Staatsanwaltschaft eine Straftat für nachweisbar, so stellt sie einen Antrag auf Erlaß eines Strafbefehls oder erhebt Anklage. Darüber entscheiden die **Strafgerichte.** Straftaten von geringerer Bedeutung werden oft ohne Hauptverhandlung mit dem *Strafbefehl* in einem schriftlichen Verfahren geahndet. Sonst kommt es zu einer mündlichen Hauptverhandlung, an deren Ende ein Strafurteil steht. Diesen Verfahrensgang kann im übrigen auch jeder von einem Strafbefehl Betroffene durch einen Einspruch erzwingen.
Neben den Strafsachen entscheiden die Strafgerichte auch noch über die *Ordnungswidrigkeiten* (☞ 2.1.1).

b) Die **Zivilgerichte** behandeln **bürgerliche Rechtsstreitigkeiten** (z.B. Schadensersatzansprüche, Ehescheidungen, Unterhaltsklagen) einschließlich der *Handelssachen* (Prozesse unter Kaufleuten, Wettbewerbsstreitigkeiten etc.) und der Angelegenheiten der *freiwilligen Gerichtsbarkeit* (z.B. Vormundschaftssachen, Nachlaßangelegenheiten).
Mit Ausnahme der freiwilligen Gerichtsbarkeit, in der ähnliche Verfahrensgrundsätze wie in Strafsachen gelten, ist der Zivilprozeß ganz anders aufgebaut: Der Staat stellt hier mit den Gerichten nur die Entscheidungsorgane zur Verfügung. Das Vorbringen der Angelegenheit, aber auch die Benennung der Beweise ist fast immer Sache der Parteien. Die Parteien bleiben auch „Herr des Verfahrens". Deshalb kann ein Kläger seinen Antrag zurückziehen, und deshalb können die Parteien sich vor Gericht auch durch einen Vergleich einvernehmlich einigen anstatt ein Urteil ergehen zu lassen.
Die Anzahl zivilrechtlicher Streitigkeiten hat in den letzten Jahren erheblich zugenommen und zu einer Überlastung der Gerichte geführt. Deshalb sollte man wissen, daß viele

bürgerliche Rechtsstreitigkeiten auch außerhalb eines regulären Gerichtsverfahrens durch sogenannte **Schlichtungsstellen** (auch Schiedsstellen genannt) entschieden werden können. Diese Verfahren sind oft schneller und billiger. Im medizinischen Bereich ist besonders auf die Schlichtungsstellen bei den Ärztekammern hinzuweisen. Sie behandeln vor allem Streitigkeiten zwischen Ärzten bzw. Krankenhäusern und Patienten wegen behaupteter Behandlungsfehler und schalten dabei auch die Haftpflichtversicherer gleich mit ein.

- **Arbeitsgerichtsbarkeit:** Die Arbeitsgerichte entscheiden Streitigkeiten aus *Arbeitsverhältnissen* (also den Arbeitsverträgen von Arbeitern und Angestellten, *nicht* aber Beamten, mit ihrem Dienstherrn) und Streitigkeiten zwischen den *Tarifvertragsparteien* (also der Gewerkschaft und dem Arbeitgeberverband). Dabei kann es sich etwa um die Rechtmäßigkeit einer Kündigung, um Ansprüche auf Arbeitslohn oder um die Berechtigung von Schadensersatzansprüchen gegen einen Arbeitnehmer handeln.
Das Verfahren entspricht weitgehend dem Zivilprozeß. Der wohl wichtigste Unterschied ist, daß in den Verfahren erster Instanz jede Partei auch bei einem Obsiegen ihren Rechtsanwalt selbst bezahlen muß.
- **Verwaltungsgerichtsbarkeit:** Die Verwaltungsgerichte entscheiden öffentlich-rechtliche Streitigkeiten, soweit keine besondere Gerichtsbarkeit zuständig ist oder der Streit verfassungsrechtlicher Art ist.
Öffentlich-rechtliche Streitigkeiten sind dadurch gekennzeichnet, daß mindestens ein Beteiligter ein *Hoheitsträger* ist, der in dieser Funktion auftritt. (Eine Gemeinde handelt daher im Bereich des Zivilrechts, wenn sie – wie jeder andere Bürger auch – Bleistifte kauft. Sie handelt dagegen hoheitlich – was ihr besondere Vorschriften gestatten – wenn sie den Anschluß an eine Kanalisation verlangt.).
Der Sachverhalt wird vor den Verwaltungsgerichten – wie auch vor den Sozial- und Finanzgerichten – von Amts wegen durch das Gericht ermittelt.
- **Sozialgerichtsbarkeit:** Die Sozialgerichte entscheiden die *öffentlich-rechtlichen Streitigkeiten* in weiten Bereichen des *Sozialwesens*, wie z.B. der gesetzlichen Krankenversicherung, der Rentenversicherung und der Arbeitslosenversicherung.
- **Finanzgerichtsbarkeit:** Die Finanzgerichte entscheiden über Streitigkeiten aus dem Bereich des *Steuerrechts*.

Für unseren Fall ergibt sich damit folgendes: Wegen der weiteren Verletzungen des Manfred Meier wird die Staatsanwaltschaft Ermittlungen aufnehmen. Voraussichtlich wird sie Anklage erheben, mit der sich ein Strafrichter oder vielleicht sogar das Schöffengericht bei dem zuständigen *Amtsgericht* befassen wird. Die Zuständigkeit dieser beiden „Spruchkörper" richtet sich nach der Bedeutung einer Strafsache. Der Strafrichter ist für die kleineren Delikte zuständig. Das Schöffengericht, dem außer einem Berufsrichter auch noch zwei Laienrichter – die sogenannten Schöffen – angehören, behandelt die mittelschweren Straftaten und Fälle von herausgehobener Bedeutung, wie z.B. die Anklage gegen einen Arzt wegen eines unter Alkohol begangenen Kunstfehlers.

Über das Schmerzensgeld muß ein *Zivilgericht* entscheiden. Wegen der Höhe der Forderung (über 10.000,– DM) ist nicht das *Amtsgericht*, sondern das *Landgericht* zuständig.

Über die Rechtmäßigkeit der Entlassung durch das Kreiskrankenhaus müßte das *Arbeitsgericht* entscheiden. Denn als angestellter Oberarzt ist Dr. Fröhlich Arbeitnehmer gewesen.

Der Entzug des Führerscheins kann hier *nicht* Gegenstand des Strafverfahrens sein. Denn Dr. Fröhlich wird ja keine Teilnahme am Straßenverkehr in angetrunkenem Zustand vorgeworfen. Wäre er allerdings alkoholabhängig, kann ihm sein Führerschein in einem Verwaltungsverfahren trotzdem wegen Unzuverlässigkeit entzogen werden. Das beabsichtigt die Strassenverkehrsbehörde.

Über diesen Prozeß muß das *Verwaltungsgericht* entscheiden. Denn hier tritt der Staat als Hoheitsträger durch diese Behörde mit Maßnahmen gegen seinen Bürger Dr. Fröhlich an.

Soweit Dr. Fröhlich mit der gesetzlichen Krankenkasse über deren Zahlungspflichten streitet, muß das *Sozialgericht* entscheiden. Die steuerlichen Fragen der „außergewöhnlichen Belastung" schließlich sind Sache des *Finanzgerichts*.

Diese Lösung hat uns schon einen weiteren Punkt beim Aufbau der Gerichtsbarkeiten gezeigt: Es gibt eine Rangordnung der Gerichte. Das hängt damit zusammen, daß, je nach Bedeutung der Sache, bei den ordentlichen Gerichten ein Verfahren entweder beim Amtsgericht, beim Landgericht oder in Strafsachen sogar beim Oberlandesgericht beginnt. Weiterhin ist gegen die meisten Entscheidungen zumindestens ein Rechtsmittel gegeben, so daß ein Instanzenzug benötigt wird.

Als **Rechtsmittel** gegen Urteile gibt es *Berufung* und *Revision*. *Berufung* bedeutet, daß eine Sache in *tatsächlicher* und *rechtlicher* Hinsicht neu geprüft wird. Die *Revision* führt nur zu einer Überprüfung auf richtige Rechtsanwendung.

Abbildung 4 soll einen Überblick über den Aufbau und den Rechtsmittelzug bei den einzelnen Gerichtsbarkeiten geben. Außer-

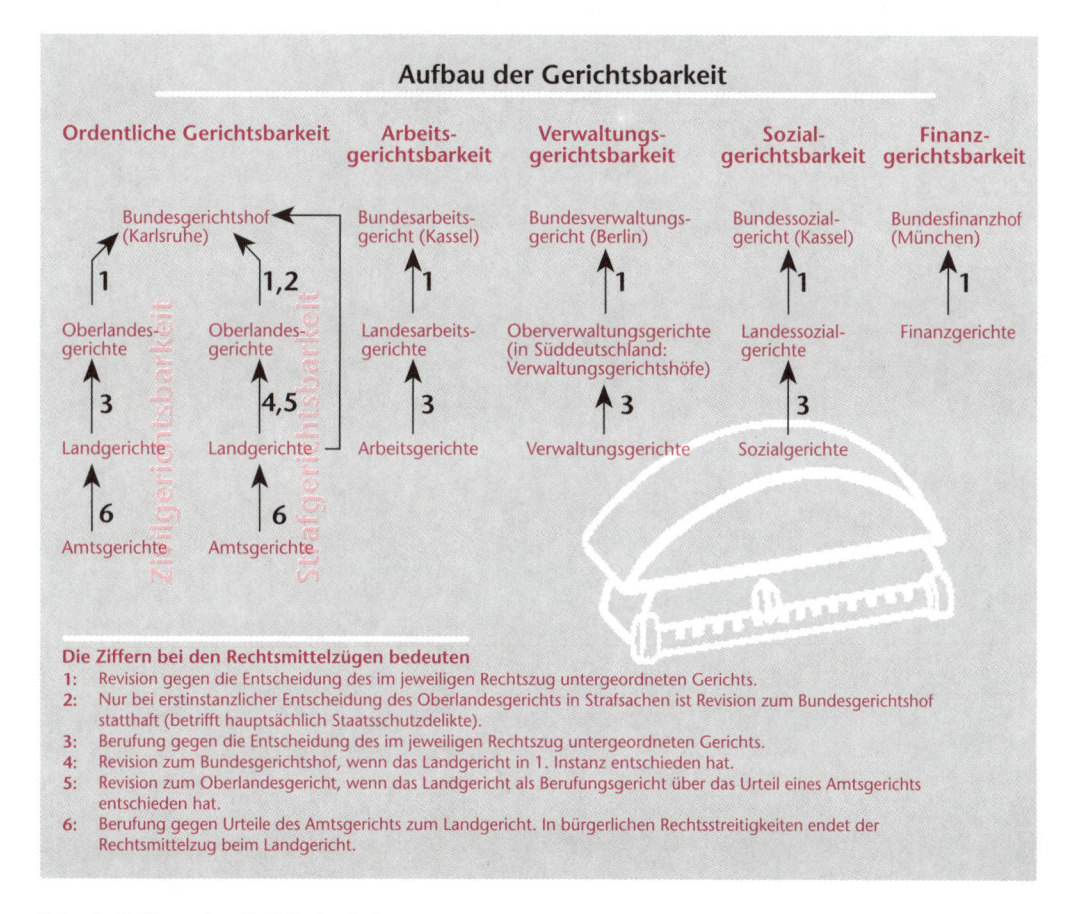

Aufbau der Gerichtsbarkeit

Ordentliche Gerichtsbarkeit		Arbeitsgerichtsbarkeit	Verwaltungsgerichtsbarkeit	Sozialgerichtsbarkeit	Finanzgerichtsbarkeit
Bundesgerichtshof (Karlsruhe)		Bundesarbeitsgericht (Kassel)	Bundesverwaltungsgericht (Berlin)	Bundessozialgericht (Kassel)	Bundesfinanzhof (München)
↑ 1	↑ 1,2	↑ 1	↑ 1	↑ 1	↑ 1
Oberlandesgerichte	Oberlandesgerichte	Landesarbeitsgerichte	Oberverwaltungsgerichte (in Süddeutschland: Verwaltungsgerichtshöfe)	Landessozialgerichte	Finanzgerichte
↑ 3	↑ 4,5	↑ 3	↑ 3	↑ 3	
Landgerichte	Landgerichte	Arbeitsgerichte	Verwaltungsgerichte	Sozialgerichte	
↑ 6	↑ 6				
Amtsgerichte	Amtsgerichte				

Die Ziffern bei den Rechtsmittelzügen bedeuten
1: Revision gegen die Entscheidung des im jeweiligen Rechtszug untergeordneten Gerichts.
2: Nur bei erstinstanzlicher Entscheidung des Oberlandesgerichts in Strafsachen ist Revision zum Bundesgerichtshof statthaft (betrifft hauptsächlich Staatsschutzdelikte).
3: Berufung gegen die Entscheidung des im jeweiligen Rechtszug untergeordneten Gerichts.
4: Revision zum Bundesgerichtshof, wenn das Landgericht in 1. Instanz entschieden hat.
5: Revision zum Oberlandesgericht, wenn das Landgericht als Berufungsgericht über das Urteil eines Amtsgerichts entschieden hat.
6: Berufung gegen Urteile des Amtsgerichts zum Landgericht. In bürgerlichen Rechtsstreitigkeiten endet der Rechtsmittelzug beim Landgericht.

Abb. 4: Aufbau der Gerichtsbarkeit

dem wird jeweils der Sitz des ranghöchsten Gerichts angegeben.

Ein letzter Absatz soll dem *Bundesverfassungsgericht* und den Verfassungsgerichten der Länder gelten: Sie wachen nur über die Einhaltung der Verfassung durch den *Gesetzgeber*, die *vollziehende* Gewalt und die jeweiligen *Fachgerichte*. Sie prüfen aber nicht, ob einfaches Recht zutreffend angewandt wird. Sie sind also keine „Superrevisionsinstanz".

2 Strafrecht

2.1 Aufgaben des Strafrechts

2.1.1 Sanktionen

Nehmen wir an, daß ein Staat auf Fehlverhalten nicht mehr reagiert. Diebstähle, Körperverletzungen, ja sogar Morde werden nicht mehr verfolgt und bestraft. In einer solchen Lage wird der Einzelne versuchen, sich selbst zu schützen und sich selbst sein vermeintliches Recht zu verschaffen. Der Staat zerfällt dabei mehr und mehr. Eine tatsächliche Herrschaft geht nach dem Recht des Stärkeren auf Einzelne und Gruppen über. Sie können schließlich tun, was sie wollen.

Ein Staat muß also zur Erfüllung seiner Schutzfunktion, aber auch zur Aufrechterhaltung seiner Wertordnung gewillt und in der Lage sein, auf Fehlverhalten zu reagieren. Dabei muß er sich aber nicht immer und ausschließlich auf die Mittel des Strafrechts beschränken, wie die folgenden Fallbeispiele zeigen sollen:

✓ **Fall 1:** Der Inhaber einer Kfz-Reparaturwerkstatt führt aus Nachlässigkeit Wartungsarbeiten am Wagen eines Handelsvertreters nicht fristgerecht aus. Dieser versäumt deshalb einen Termin und hat einen Verdienstausfall von 1000,– DM.

✓ **Fall 2:** Der Inhaber dieser Werkstatt hat zu viel Arbeit angenommen. Noch um 20.00 Uhr prüft er im Hof einen Motor, was zu einer beträchtlichen Lärmentwicklung führt. Die Nachbarschaft fühlt sich gestört und ruft die Polizei zu Hilfe, die auch schon früher wegen solcher Vorfälle einschreiten mußte.

✓ **Fall 3:** Wir wandeln Fall 1 ab: Der Inhaber dieser Werkstatt arbeitet diesmal zwar fristgerecht, aber so nachlässig, daß er einen leicht erkennbaren Fehler an den Bremsen des Fahrzeugs übersieht. Dadurch fallen die Bremsen einen Tag später aus. Es kommt zu einem Unfall, bei dem der Handelsvertreter und ein anderer Autofahrer erheblich verletzt werden.

Die Fallbeispiele zeigen uns auf den ersten Blick: Der Kreis der Personen, die durch ein Fehlverhalten betroffen sind, und der Grad, in dem ihre Interessen beeinträchtigt werden, unterscheiden sich stark.

Im **Fall 1** sind nur *zivilrechtliche Schadensersatzansprüche* sachgerecht. Denn es sind nur schutzwürdige Interessen des Handelsvertreters, nicht aber solche der Allgemeinheit verletzt. Die Verhängung einer staatlichen Kriminalstrafe, also einer Geld- oder Freiheitsstrafe, ist nicht erforderlich. Denn der Handelsvertreter wird damit zufrieden sein, daß sein Verdienstausfall ausgeglichen wird. Das kann der Staat durchsetzen, indem die Rechtsordnung entsprechende, zivilrechtliche Ansprüche vorsieht und für den Streitfall Gerichte einrichtet.

An einer Bestrafung des Werkstattinhabers wird der Handelsvertreter kein Interesse haben. Denn der Ausgleich des Verdienstausfalls stellt ihn ja so, als ob der Wagen rechtzeitig fertig gewesen wäre. Auch für die Interessen der Allgemeinheit ist eine Bestrafung nicht notwendig. Denn schon durch den Schadensersatz, den er leisten muß, und durch den Konkurrenzdruck wird dieser Werkstattinhaber zukünftig pünktlich arbeiten. Tut er das trotzdem nicht, so wird er eben seine Kunden verlieren.

Im **Fall 2** ist dagegen eine *staatliche Sanktion* geboten. Denn hier wird ein größerer Kreis von Personen nicht unbeträchtlich belästigt. Neben der Unterbindung weiterer Lärmbelästigung durch die Polizei ist es gerade wegen der Wiederholung der Vorfälle geboten, den Werkstattinhaber im *Allgemeininteresse* zur Rechenschaft zu ziehen. Andererseits führt aber das Verhalten noch nicht zu bleibenden Schäden bei den Betroffenen. Es wird deshalb ausreichen, dem Werkstattinhaber einen „Denkzettel" zu verpassen.

Der Gesetzgeber sieht deshalb derartige Fälle als *Ordnungswidrigkeiten* an, die mit einer *Geldbuße* geahndet werden. Auf diese Weise kann für lästige Verhaltensweisen eine spürbare Sanktion festgesetzt werden (Ordnungswidrigkeiten werden, wenn das Gesetz nichts anderes bestimmt, mit Geldbußen bis 1000,– DM geahndet), ohne daß durch die Verhängung einer Kriminalstrafe gleich eine Überreaktion erfolgen würde.

Im **Fall 3** ist schließlich eine Kriminalstrafe angebracht. Denn wenn wir uns im Vergleich zu den beiden anderen Fällen das verletzte Rechtsgut – die körperliche Unversehrtheit – betrachten, erkennen wir hier die weitaus größere Beeinträchtigung geschützter Interessen. Dies betrifft einmal die Geschädigten selbst: Sie haben nicht nur Geld verloren oder sind durch Lärm belästigt worden, sondern sie sind erheblich verletzt worden. Zum anderen ist auch die Allgemeinheit weitaus stärker beeinträchtigt: Denn es war nur eine Frage des Zufalls, wieviele Personen durch diesen Vorfall verletzt oder gar getötet wurden.

Angesichts dieser Folgen und Gefahren ist hier eine Kriminalstrafe gegen den Werkstattinhaber die berechtigte Reaktion des Staates. Konkret müßte er wegen seiner fahrlässig verursachten Körperverletzung mit Geldstrafe oder sogar mit Freiheitsstrafe zwischen einem Monat und drei Jahren rechnen.

Zusammenfassend läßt sich also sagen: Je nach Art und Schwere einer Rechtsgutbeeinträchtigung wird der Staat unterschiedlich reagieren können und müssen. Als typische Sanktionsmöglichkeiten kommen zivilrechtliche Ersatzansprüche, Geldbußen nach dem Ordnungswidrigkeitenrecht und Kriminalstrafen in Betracht.

2.1.2 Die Strafzwecke

Aus dem eben besprochenen Fall können wir schon sehen, daß Sanktionen ganz verschiedene Zwecke verfolgen können: Die Ahndung eines Fehlverhaltens, eine Einwirkung auf die Allgemeinheit und eine Einwirkung auf den einzelnen Betroffenen. Die folgenden Beispiele sollen zeigen, wie diese Ziele zusammenfallen oder sich auch gegenseitig behindern können:

✓ **Fall 1:** Immer wieder beleidigt Herr Huber seinen Nachbarn Schulze mit üblen Schimpfworten. Nach einiger Zeit hat sich bei Herrn Schulze eine solche Wut aufgestaut, daß er dem Huber auflauert und ihn von hinten mit einem Prügel niederschlägt. Herr Huber trägt bei diesem Vorfall eine Platzwunde am Kopf davon.
Als es nach einigen Monaten zu einer Gerichtsverhandlung kommt, erklärt Herr Huber, er sei aus Angst in eine andere Stadt gezogen. Herr Schulze meint daraufhin, eine Bestrafung seines Verhaltens sei nun nicht mehr nötig, da keine Wiederholungsgefahr bestehe. Stimmen Sie dieser Ansicht zu?

✓ **Fall 2:** Diebstähle in Selbstbedienungsläden nehmen immer mehr zu. Um dieser Entwicklung zu begegnen, setzt ein neues Gesetz als Mindeststrafe für Diebstahl ein Jahr Freiheitsstrafe fest. Halten Sie dies noch für angemessen?

✓ **Fall 3:** Frau Maier empfindet bei Ladendiebstählen den prickelnden Reiz des Verbotenen. Auf die gestohlenen Gegenstände, die immer nur geringen Wert haben, kommt es ihr nicht an. Obwohl sie bereits mehrfach ertappt und mit Geldstrafen belegt worden ist, setzt sie ihr Verhalten unverändert fort. In einer neuerlichen Verhandlung beantragt der Staatsanwalt dann plötzlich eine Freiheitsstrafe von sechs Monaten. Frau Maier ist der Ansicht, soviel sei der Lippenstift für 8,95 DM, um den es diesmal geht, keinesfalls wert. Hat Frau Maier recht?

Im **Fall 1** tritt ein Strafzweck deutlich in den Hintergrund: Die Einwirkung auf den Täter zur Vermeidung einer künftigen Wiederholung von Straftaten, die sogenannte **Spezialprävention.** Die Spezialprävention verfolgt also das Ziel, durch das „Übel" der Strafe beim Täter einen solchen Eindruck zu erreichen, daß er schon aus Angst vor neuer Strafe in Zukunft straffrei lebt.

Wäre die Spezialprävention der einzige Strafzweck, dann hätte Herr Schulze mit seiner Ansicht recht. Denn nachdem Herr Huber in eine andere Stadt gezogen ist, besteht die Gefahr künftiger Beleidigungen und entsprechender Gegenreaktionen nicht mehr. Eine Bestrafung des Herrn Schulze dient aber noch zwei anderen Zwecken: Der **Generalprävention** und dem **Schuldausgleich.** Generalprävention bedeutet, daß allein durch die Bestrafung des einen Täters die Allgemeinheit davon abgehalten werden kann und soll, gleichartige Taten zu begehen. Denn wer entsprechende Absichten hat, soll von vornherein wissen, daß auch er bestraft werden wird.

Schuldausgleich bedeutet, daß dem Täter für sein Verhalten gegenüber dem Opfer ebenfalls ein Nachteil zugefügt werden soll. Zur Erhaltung des Rechtsfriedens wird diese Aufgabe allein dem Staat übertragen.

Diese beiden Strafzwecke führen hier dazu, daß auf eine Bestrafung nicht verzichten kann. Denn Streitigkeiten zwischen Nachbarn sind häufig. Ihre gewaltsame Austragung wird auch dadurch verhindert, daß die Allgemeinheit die dafür drohende Strafe kennt. Und würde man Herrn Huber zumuten, die Schläge des Herrn Schulze einfach hinzunehmen, so könnte das Herrn Huber womöglich zu privaten Racheakten reizen. Allerdings muß bei der Höhe der Strafe berücksichtigt werden, daß ein Strafgrund (Spezialprävention) nicht gegeben ist und daß die Schuld durch die vorangegangenen Beleidigungen gemindert ist. Die Strafe für Herrn Schulze wird deshalb relativ mild ausfallen.

Im **Fall 2** rechtfertigt die Generalprävention für sich gesehen die vorgesehene Mindeststrafe durchaus. Denn ein Jahr Freiheitsstrafe als Mindeststrafe würde viele Täter von Diebstählen abhalten. Eine so hohe Strafe würde aber den Schuldgehalt vieler Taten weit übersteigen. Auch zur Einwirkung auf die einzelnen Täter wäre sie oft nicht notwendig. Das Zusammenwirken der verschiedenen Strafzwecke hat also auch die Aufgabe, die Strafhöhe nach oben hin zu begrenzen. Eine Mindeststrafe von einem Jahr für Diebstahl wäre deshalb unverhältnismäßig hoch.

Im **Fall 3** ist dagegen die beantragte Strafe von sechs Monaten angemessen. Hier sprechen alle drei Strafzwecke für eine höhere Strafe: Der Wert des gestohlenen Lippenstifts (8,95 DM) ist zwar nur geringwertig. Die Schuld der Tat erhöht sich aber dadurch, daß Frau Maier fortlaufend stiehlt und trotz der schon ausgesprochenen Geldstrafen unbeeindruckt bleibt. Im Rahmen der Spezialprävention bedeutet dies, daß gegen sie jetzt härtere Strafen festgesetzt werden müssen. Die Generalprävention schließlich erfordert in solchen Fällen, daß der Allgemeinheit ein entschlossenes Entgegentreten gegen wiederholte Straftaten signalisiert werden muß.

Als Ergebnis läßt sich für uns festhalten: Das Zusammenspiel der Strafzwecke erfordert Strafe schon dann, wenn nur einer der Strafzwecke erfüllt ist. Umgekehrt begrenzt es die Höhe der Strafe nach oben hin, weil es auch die für den Täter sprechenden Umstände angemessen zum Tragen kommen läßt.

2.1.3 Strafe und Maßregel – die sogenannte „Zweispurigkeit"

Neben den Strafen kennt das Strafrecht noch die **„Maßregeln der Besserung und Sicherung".** Als wichtigste sind die Unterbringung in einem psychiatrischen Krankenhaus, die Unterbringung in einer Entziehungsanstalt, die Sicherungsverwahrung und die Entziehung der Fahrerlaubnis zu nennen. Die folgenden Fälle sollen zeigen, warum Strafen und Maßregeln nebeneinander notwendig sind.

✓ **Fall 1:** Herr Gruber hat drei Bauernhöfe in Brand gesetzt. In der Hauptverhandlung wird festgestellt, daß er wegen Geisteskrankheit nicht schuldfähig war. Kann ihm das Gericht trotzdem die „Freiheit entziehen"?

✓ **Fall 2:** Der bereits 18 mal wegen Diebstahls vorbestrafte Klau, der schon etliche Jahre im Gefängnis verbracht hat, steht wieder vor Gericht: Diesmal hat er einem Juwelier mit Waffengewalt Edelsteine für 300 000,– DM geraubt. Unbeeindruckt von dem Verfahren kündigt er noch während der Verhandlung an, weiter in seinem „Beruf" tätig sein zu wollen. Was kann das Gericht tun?

✓ **Fall 3:** Herr Winter hat in angetrunkenem, aber noch voll schuldfähigem Zustand zwei Polizeibeamte beleidigt. Vor Gericht stellt sich heraus, daß er in erheblichen Maß alkoholgefährdet ist. Die Staatsanwaltschaft beantragt darauf die Unterbringung in einer Entziehungsanstalt. Hat der Antrag Aussicht auf Erfolg?

Im **Fall 1** kann Herr Gruber wegen seiner Brandstiftung nicht bestraft werden, denn er ist schuldunfähig (§ 20 StGB). Trotzdem muß man ihm zum Schutz der Allgemeinheit seine Freiheit entziehen können. Für solche Fälle sind Maßregeln vorgesehen. Denn sie erfordern im Gegensatz zur Strafe keine Schuld und ermöglichen auf diese Weise den Schutz der Allgemeinheit vor schuldunfähigen Straftätern. Herr Gruber wird in einem psychiatrischen Krankenhaus untergebracht werden.

Im **Fall 2** dagegen kann man Klau durchaus bestrafen. Wegen seines Raubes mit Waffen werden gegen ihn mindestens 5 Jahre Freiheitsstrafe verhängt werden. Dennoch ist die Allgemeinheit bei Straftätern wie Klau durch die Strafe allein nicht ausreichend geschützt. Klau wird ja nach seiner Strafverbüßung wie angekündigt weitere schwere Straftaten begehen. Um dem begegnen zu können, sieht das Gesetz die Maßregel der Sicherungsverwahrung vor. Sie ermöglicht bei Schwerkriminellen weiteren Freiheitsentzug auch nach der Strafverbüßung, um durch dieses „Wegsperren" weitere Straftaten zu verhindern.

Im **Fall 3** hat der Antrag keine Aussicht auf Erfolg. Zwar wäre es vielleicht sinnvoll, Herrn Winter in einer Entziehungsanstalt zu behandeln. Der Grundsatz der Verhältnismäßigkeit verbietet diese Anordnung aber, weil die Gefahr weiterer erheblicher Straftaten unter Alkohol nicht festgestellt ist. Eine Maßregel darf also nie verhängt werden, wenn sie nicht durch die Erwartung weiterer, erheblicher Straftaten notwendig ist. Gegen Herrn Winter kann hier nur, da er ja schuldfähig war, eine Geldstrafe wegen Beleidigung verhängt werden.

Zusammenfassend läßt sich festhalten: Maßregeln der Besserung und Sicherung sind als Ergänzung zu den Strafen dort notwendig, wo Täter nicht schuldfähig sind oder wo eine Strafe allein zu einem angemessenen Schutz der Allgemeinheit oder zur Einwirkung auf den Täter nicht ausreicht. Sie dürfen aber nicht als reine staatliche Vorsorgemaßnahme verwendet werden, wenn eine Gefahr für die Allgemeinheit durch den Betroffenen nicht festgestellt werden kann.

2.2 Strafbarkeit

Im vorangegangenen Kapitel haben wir uns mit den Zielen des Strafrechts befaßt. Jetzt soll die Frage beantwortet werden, unter welchen Voraussetzungen ein Verhalten strafbar ist.

2.2.1 Tatbestandsmäßigkeit, Rechtswidrigkeit und Schuld

XX

✓ **Fall 1:** Der bei einem Krankenhaus angestellte Programmierer Paul wird im September 1985 wegen Streitigkeiten mit seinem Vorgesetzten entlassen. Bevor er seinen Arbeitsplatz zum letzten Mal verläßt, löscht er aus Rache die Daten eines von ihm betreuten Abrechnungsprogramms. Darauf wird gegen ihn Strafantrag wegen Sachbeschädigung gestellt. Muß Paul nach Ihrer Ansicht bestraft werden?

✓ **Fall 2:** Ein Kunde des Juweliers Gold entpuppt sich plötzlich als Räuber, der eine Pistole zieht. Anstatt jedoch seinen Schmuck herauszugeben, greift Gold seinerseits zur Waffe und schießt dem Räuber in die Hand. Kann Gold wegen Körperverletzung bestraft werden?

Im **Fall 1** kann Paul nicht bestraft werden. Der Straftatbestand der Sachbeschädigung (§ 303 StGB) ist nicht erfüllt. Denn er setzt die Beschädigung oder Zerstörung einer *Sache* voraus. Sachen sind aber nur körperliche Gegenstände; diese Voraussetzung erfüllen Daten nicht. Damit ist keine **Tatbestandsmäßigkeit** des Verhaltens gegeben.

Allein aus dem Umstand heraus, daß das Verhalten des Paul sicher ebenso verwerflich ist wie zum Beispiel das Einwerfen eines Fensters, kann man ihn nicht bestrafen. Denn die Strafbarkeit eines Tuns muß festgelegt sein, *bevor* die Tat begangen wird. Sonst wäre nämlich nicht abzusehen, was bestraft werden kann. Jegliche Rechtssicherheit wäre dann genommen und es wäre die Gefahr gegeben, daß gerade derjenige für irgendein Verhalten bestraft wird, der aus irgendwelchen Gründen unliebsam ist. Dieser Grundsatz – keine Strafe ohne Gesetz – ist so wichtig, daß er sogar Verfassungsrang erhalten hat (Art. 103 II GG).

Inzwischen hat der Gesetzgeber im Falle des Paul die bestehende Strafbarkeitslücke geschlossen. Durch den neuen § 303a StGB (Datenveränderung) ist ein derartiges Verhalten seit 1.8.1986 strafbar. Da Paul seine Tat aber zuvor begangen hat und da damals noch kein Straftatbestand erfüllt war, kann er *nicht* bestraft werden.

Im **Fall 2** hat der Juwelier Gold durch den Schuß in die Hand des Räubers zwar den Tatbestand der gefährlichen Körperverletzung (§ 223a StGB) erfüllt. Dennoch wird auch er nicht bestraft werden.

Zweite Voraussetzung für eine Strafbarkeit ist nämlich nach der Tatbestandsmäßigkeit die *Rechtswidrigkeit* eines Verhaltens. Hier durfte sich Juwelier Gold aber gegen den Überfall zur Wehr setzen. Sein Verhalten ist durch *Notwehr* (§ 32 StGB) gerechtfertigt. Neben der Notwehr gibt es noch eine Reihe weiterer Rechtfertigungsgründe wie den *rechtfertigenden Notstand*, die *Wahrnehmung berechtigter Interessen* und die *Einwilligung*. Sie werden im Zusammenhang mit einzelnen Straftatbeständen noch besprochen.

Dritte Voraussetzung der Strafbarkeit ist schließlich die *Schuld*. Nicht schuldfähig sind etwa Kinder oder Personen mit tiefgreifenden Bewußtseinsstörungen wie etwa Geisteskranke oder Volltrunkene. (§§ 19, 20 StGB).

Als Ergebnis können wir also festhalten: Die Strafbarkeit hat drei Voraussetzungen: Tatbestandsmäßigkeit, Rechtswidrigkeit und Schuld.

2.2.2 Vorsatz und Fahrlässigkeit

Betrachten wir die bisher dargestellten Fälle, so fällt uns auf, daß teilweise von *Vorsatz*, teilweise aber auch von *Fahrlässigkeit* des Täters gesprochen wird. Das Gesetz sieht eine Strafbarkeit grundsätzlich nur für vorsätzliches Verhalten vor und verlangt für die Strafbarkeit der Fahrlässigkeit eine ausdrückliche Anordnung. Die Bedeutung beider Begriffe sollen die beiden folgenden Fälle zeigen:

✓ **Fall 1:** Der 23jährige Ludwig Leichtsinn findet Spaß daran, mit einem Luftgewehr Flaschen von einer Mauer zu schießen. Er weiß freilich auch, daß hinter dieser Mauer ein Fußweg verläuft und daß Passanten womöglich durch Glassplitter verletzt werden könnten. Obwohl er damit rechnet, daß es zu einem solchen Vorfall kommen könnte, setzt er seine Zielübungen fort. Eines Tages treffen Glassplitter eine vorbeigehende Frau und verletzen sie im Gesicht. Wird Leichtsinn Ihrer Meinung nach wegen vorsätzlicher oder nur wegen fahrlässiger Körperverletzung bestraft werden?

✓ **Fall 2:** Der Krankenpfleger Ernst Emsig arbeitet auf einer Station mit bettlägerigen Patienten. Obwohl der verantwortliche Stationsarzt eine auch Ernst Emsig bekannte Anweisung erlassen hat, aus Sicherheitsgründen Patienten nur zu zweit umzubetten, will er eine Patientin allein umbetten. Er ist sich sicher, daß „schon nichts passieren" wird. Eine plötzliche Bewegung der Patientin führt aber dazu, daß sie ihm entgleitet und zu Boden stürzt. Dabei bricht sie sich den Arm. Hat Ernst Emsig durch sein Verhalten eine vorsätzliche oder fahrlässige Körperverletzung begangen?

Im **Fall 1** wird es zu einer Bestrafung wegen vorsätzlicher Körperverletzung kommen. **Vorsatz** bedeutet, daß ein Täter mit *Wissen* und *Wollen* einen Tatbestand verwirklicht. Dabei muß diese Verwirklichung aber nicht sein endgültiges Ziel sein; es genügt schon, wenn er einen entsprechenden Erfolg nur bewußt hinnimmt. Ludwig Leichtsinn hat hier gewußt, daß durch seine Schüsse einmal Passanten von Glassplittern verletzt werden könnten. Mit diesem „Erfolg" war er auch einverstanden, wie die Weiterführung seiner „Zielübungen" gezeigt hat.

Im **Fall 2** wird Ernst Emsig wegen fahrlässiger Körperverletzung belangt werden. **Fahrlässigkeit** bedeutet, daß der Täter an die Folgen seines Verhaltens entweder gar nicht gedacht hat oder daß er jedenfalls davon ausgegangen ist, daß sie nicht eintreten würden. Es muß ihm aber bei seinen Fähigkeiten erkennbar gewesen sein, welche Folgen sein Verhalten mit sich bringen konnte.

Ernst Emsig hat hier die Möglichkeit eines Unfalls zwar bedacht. Er wollte aber – das ist der Unterschied zu Fall 1 – auf keinen Fall, daß die Patientin verletzt würde. Er war sich nach seiner Einschätzung sicher, daß das Umbetten ohne Schaden erfolgen könnte. Deshalb hat er *keine vorsätzliche Körperverletzung* begangen.

Ihm ist aber vorzuwerfen, daß die Möglichkeit eines Unfalls für ihn erkennbar war und daß dieser Unfall bei Beachtung der Sicherheitsbestimmungen vermeidbar war. Das begründet den Vorwurf fahrlässigen Verhaltens.

Gerade im medizinischen Bereich drohen bei der Pflege und beim Umgang mit Geräten vielfältige Gefahren. Sie sollen und können durch die Beachtung von Unfallverhütungsvorschriften und Bedienungsanleitungen vermieden werden. Passiert doch etwas, so kann sich in der Regel nur derjenige Bedienstete erfolgreich gegen den Vorwurf fahrlässigen Verhaltens zur Wehr setzen, der diese Bestimmungen beachtet hat. Schon deshalb sollten Sie in Ihrem eigenen Interesse auf diesem Gebiet nicht nachlässig sein.

2.2.3 Täterschaft und Teilnahme

Das Strafrecht kennt verschiedene Formen der Beteiligung an einer Straftat. Sie untergliedern sich in *Täterschaft*, *Anstiftung* und *Beihilfe*. **Täter** ist, wer selbst einen Tatbestand erfüllt. Handeln zwei oder mehrere Personen gemeinsam, so sind sie **Mittäter,** wenn von jedem von ihnen das Gelingen der Tat abhängt und wenn sie diese Tat auch alle wollen.

Beihilfe ist hingegen gegeben, wenn ein Beteiligter in untergeordneter Weise zum Gelingen der Tat eines anderen beiträgt.

Beispiel: Während Klau in ein Geschäft einbricht, paßt sein Freund Franz auf der Straße auf, daß sich keine Passanten nähern. Falls doch jemand kommt, muß er Klau durch einen Pfiff warnen. Hier leistet Franz nur Hilfe zum Diebstahl des Klau.

Anstiftung schließlich bedeutet, daß eine bisher noch nicht zu einer Tat entschlossene Person durch eine andere zur Tatbegehung veranlaßt wird.

Beispiel: Herr Müller vermutet, daß Herr Schmidt seiner Freundin ebenfalls nachstellt. Aus Eifersucht will er Herrn Schmidt eine „Abreibung" verpassen, fühlt sich aber selbst zu schwach dazu. Deshalb bringt er durch das Versprechen, 200,– DM zu zahlen, seinen Bekannten Bernd dazu, Herrn Schmidt zu verprügeln.

Hier hat Herr Müller seinen Bekannten Bernd zur vorsätzlichen Körperverletzung angestiftet.

2.2.4 Tatverwirklichung durch Handeln und Unterlassen

In unseren bisherigen Fällen hat der Täter den „Erfolg" seines Verhaltens immer durch eine Handlung herbeigeführt. Wie das folgende Beispiel zeigt, kann ein strafbarer Erfolg aber auch dadurch herbeigeführt werden, daß jemand gar nichts tut:

✓ **Fall 1:** Ein Arzt ist gegen Abend mit seinem Auto auf dem Weg nach Hause und freut sich auf das Abendessen mit seiner Frau. Dabei kommt er als erster Fahrer zum Ort eines schweren Verkehrsunfalls, bei dem zwei Personen erheblich verletzt worden sind. Obwohl er sogar die Mittel für Erste Hilfe bei sich hat, fährt er weiter. Einer der Verletzten stirbt später. Hätte der Arzt ihm gleich geholfen, hätte er überlebt. Ein Bekannter sagt dem Arzt daraufhin, er müsse mit einem Verfahren wegen Totschlags rechnen. Sein Rechtsanwalt meint, er könne nur wegen unterlassener Hilfeleistung bestraft werden. Wer hat Ihrer Meinung nach recht?

✓ **Fall 2:** Eine Krankenschwester hat die Betreuung einer Frau übernommen, die auf die regelmäßige Versorgung mit bestimmten Medikamenten angewiesen ist. Eines Tages erbricht diese Frau die eben eingenommenen Medikamente. Obwohl die Krankenschwester weiß, daß die erneute Verabreichung für ihre Patientin lebensnotwendig ist, gibt sie ihr die Medikamente nicht nochmals. Sie ekelt sich vor dem Erbrochenen, das sie erst noch entfernen müßte. Durch das Fehlen der Medikamente stirbt die Frau kurz darauf. Wie ist Ihrer Ansicht nach die Krankenschwester zu bestrafen?

Im **Fall 1** hat der Arzt nichts *getan*, was irgendwie zum Tod des Verletzten beigetragen hätte. Er hat aber durch sein **Unterlassen** die entscheidende Todesursache gesetzt. Denn hätte er dem Verletzten geholfen, wäre dieser ja nicht gestorben. Grundsätzlich gibt es beim Unterlassen eines gebotenen Verhaltens nur eine spezielle Strafnorm: Die unterlassene Hilfeleistung (§ 323c StGB), deren Einzelheiten wir später noch behandeln.

In Ausnahmefällen wird aber derjenige, der unterläßt, so gestellt, als ob er seinen

"Erfolg" durch eine Handlung herbeigeführt hätte. Dann hat er eine sogenannte **Garantenstellung** und wird so bestraft, als ob er gehandelt hätte.

Die Annahme einer Garantenstellung ist aber an enge Voraussetzungen gebunden. Dafür genügt zum Beispiel nicht, daß jemand von Beruf Arzt oder Krankenschwester ist. Auch für Angehörige dieser Berufe gilt *außerhalb* ihrer Tätigkeiten nur die allgemeine Verpflichtung zur Hilfeleistung. Im *Fall 1* kann der Arzt daher tatsächlich nur wegen unterlassener Hilfeleistung bestraft werden.

Anders ist die Situation im **Fall 2**. Hier hatte die Krankenschwester eine Betreuungspflicht gerade aus ihrem Beruf heraus. Das begründet für sie gegenüber ihrer Patientin eine Garantenstellung. Das Unterlassen dieser Krankenschwester wird also so angesehen, als hätte sie die Patientin getötet. Eine Bestrafung wird hier also wegen Totschlags durch Unterlassen erfolgen.

2.2.5 Vorbereitung, Versuch und Vollendung

In unseren bisherigen Fällen war der Erfolg, den das Strafrecht verhindern will, immer eingetreten. Wie aber sieht es mit der Strafbarkeit aus, wenn eine Tat nicht gelingt oder wenn sie nur bis zur Vorbereitung gelangt?

✓ **Fall 1:** Alt und Neu verabreden in einer Gaststätte, in der nächsten Woche eine Bank am Ort auszurauben. Alt soll zwei Pistolen besorgen und Neu einen Fluchtwagen. Ihr Gespräch ist aber von einem anderen Gast belauscht worden, der sie anzeigt. Können Alt und Neu, die die Pistolen und den Fluchtwagen noch nicht besorgt haben, nur für ihren Plan bestraft werden?

✓ **Fall 2:** Sebastian Schwach ist eifersüchtig auf den kräftigen Klaus Kraft, der ihm die Freundin abspenstig gemacht hat. Er lauert Kraft deswegen auf und will ihm mit der Faust ins Gesicht schlagen. Kraft erkennt jedoch die Absicht des Schwach und hält dessen Arm fest, ehe Schwach, der gerade zum Schlag ausgeholt hat, ihn treffen kann. Kann Schwach wegen versuchter Körperverletzung bestraft werden?

Im **Fall 1** machen sich Alt und Neu allein wegen ihrer Verabredung strafbar. Zwar ist diese Verabredung nur die *Vorbereitung* des Banküberfalls. Unter **Vorbereitung** versteht man nämlich alle Handlungen, die zum späteren Taterfolg beitragen sollen, ohne daß durch die Ausführung allein aber schon unmittelbar mit der Tat begonnen würde.

Für die Strafbarkeit ist in diesem Fall die Unterteilung der Straftaten in *Verbrechen* und *Vergehen* ausschlaggebend. **Ver**brechen sind danach alle Straftaten, die im Regelfall mit einer Freiheitsstrafe von mindestens einem Jahr geahndet werden. Alle anderen Taten sind **Vergehen.**

Die Verabredung zur Tat, wie sie zwischen Alt und Neu für den Banküberfall erfolgt ist, ist nur bei Verbrechen unter Strafe gestellt. Im **Fall 2** hat sich dagegen Schwach wegen seiner versuchten Körperverletzung noch nicht strafbar gemacht. Ein **Versuch** liegt vor, wenn ein Täter unmittelbar zur Herbeiführung eines Taterfolges ansetzt oder wenn er einzelne Tatteile sogar schon verwirklicht hat (§ 22 StGB). Auch hier spielt die Unterscheidung zwischen Verbrechen und Vergehen wieder eine Rolle: Der Versuch eines Verbrechens ist stets strafbar; der Versuch eines Vergehens nur bei einer ausdrücklichen gesetzlichen Anordnung (§ 23 StGB). Im Fall der vorsätzlichen Körperverletzung, die Schwach begehen wollte, fehlt im Gesetz eine solche Anordnung.

Wir können also folgendes festhalten: Der Gesetzgeber behandelt die Straftaten nach ihrer Schwere verschieden. Je schwerer eine Tat ist, desto früher beginnt die Strafbarkeit.

2.3 Strafrechtliche Bestimmungen in der Krankenpflege

2.3.1 Die Körperverletzung

Die Körperverletzung ist vorsätzlich (§ 223 StGB) und fahrlässig (§ 230 StGB) strafbar. Schreitet die Staatsanwaltschaft zu ihrer Verfolgung nicht ohnehin von Amts wegen ein, so kann der Geschädigte eine Strafverfolgung selbst durch die Stellung eines Strafantrags einleiten.

Eine **Körperverletzung** begeht, wer einen anderen körperlich mißhandelt oder gesundheitlich schädigt. Darunter fallen alle Handlungen, die die körperliche Unversehrtheit beeinträchtigen oder durch die Krankheiten herbeigeführt werden.

2.3.2 Ärztlicher Eingriff und Aufklärungspflicht

Seine große Bedeutung für den Bereich der Medizin gewinnt der Tatbestand der Körperverletzung durch den ärztlichen Eingriff. Die folgenden Fälle sollen dazu einen Überblick geben:

✓ **Fall 1**: Ein Patient wird mit einem drohenden Blinddarmdurchbruch in ein Krankenhaus eingeliefert. Obwohl er noch bei klarem Bewußtsein ist, wird er ohne weiteres Gespräch operiert. Ist das Verhalten der Ärzte strafbar?

✓ **Fall 2:** Ein Patient befindet sich wegen einer drohenden Versteifung seines Kniegelenks in ärztlicher Behandlung. Der Arzt rät schließlich zu einer Operation. Er informiert seinen Patienten zuvor über die Art der Durchführung sowie die Risiken. Um den etwas schmerzempfindlichen Patienten nicht zu „verunsichern", verschweigt ihm der Arzt jedoch, daß er auch nach einer erfolgreichen Operation etwa drei Monate beim Gehen noch starke, stechende Schmerzen empfinden wird. Der Patient meint nun, sein Einverständnis sei unwirksam und der Arzt habe sich strafbar gemacht. Ist das zutreffend?

✓ **Fall 3:** Ein Patient wird bewußtlos in ein Krankenhaus eingeliefert. Nach kunstgerechter Durchführung einer Notoperation erstattet er gegen die Ärzte Anzeige wegen Körperverletzung. Haben sich die Ärzte strafbar gemacht?

Im **Fall 1** haben sich die Ärzte nach Auffassung der Rechtsprechung auch dann strafbar gemacht, wenn die Operation kunstgerecht durchgeführt worden ist. Denn die Rechtsprechung sieht im Gegensatz zu Auffassungen in der Wissenschaft *jeden*, auch den *kunstgerechten*, ärztlichen Eingriff als Körperverletzung an. Dasselbe gilt für die Verabreichung von Medikamenten jedenfalls dann, wenn diese gesundheitsbeeinträchtigende Nebenwirkungen haben. Nach der Definition der **„körperlichen Mißhandlung"** kommt es dabei auch nicht darauf an, wie intensiv die Beeinträchtigung der körperlichen Unversehrtheit ist. Schon die einfache Blutentnahme erfüllt den Tatbestand der Körperverletzung.

Die Strafbarkeit des kunstgerechten ärztlichen Eingriffs entfällt nur dann, wenn er **gerechtfertigt** oder **entschuldigt** ist. Der wichtigste Rechtfertigungsgrund ist die **ausdrückliche Einwilligung** des Patienten. Dabei sollte stets auf die folgenden Punkte geachtet werden:

- Eine *wirksame* Einwilligung setzt grundsätzlich *Geschäftsfähigkeit* voraus. Bei einem Kind müssen also die Eltern die entsprechende Erklärung abgeben. Ausnahmen von diesem Grundsatz gibt es aber bei Jugendlichen im Alter von etwa 16 bis 18 Jahren. Sie sollen trotz ihrer noch

beschränkten Geschäftsfähigkeit wirksam einwilligen können, wenn sie eine genügende Einsichtsfähigkeit in die Bedeutung des Eingriffs haben.
- Aus *Beweisgründen* sollte die Einwilligung stets *schriftlich* festgehalten und vom Patienten *unterschrieben* werden.
- Verweigern Eltern mißbräuchlich ihre Einwilligung, so kann ihnen insoweit das *Sorgerecht entzogen* werden. Bei einer lebensbedrohlichen Situation kann unter dem Gesichtspunkt des *rechtfertigenden Notstandes* mit dem Eingriff auch schon begonnen werden, ehe der Sorgerechtsentzug wirksam wird.
- Die Einwilligung setzt immer eine *ausreichende Aufklärung* voraus. Auf die näheren Einzelheiten wird bei der Besprechung des *Falles 2* eingegangen.

Neben der ausdrücklichen Einwilligung gibt es noch die *mutmaßliche Einwilligung*, die im Rahmen von *Fall 3* näher besprochen wird.

Im Fall 1 liegt die Strafbarkeit auf der Hand: Die Ärzte hätten den Patienten auf jeden Fall fragen müssen, ob er überhaupt operiert werden will. Da sie dies nicht getan haben, fehlt eine Einwilligung, die ihre Strafbarkeit aufheben könnte.

Fall 2 behandelt die **Aufklärungspflicht** des Arztes. Sie beinhaltet im Grundsatz, daß ein Patient zumindestens in groben Zügen über eine geplante Behandlung oder Untersuchung unterrichtet werden muß und daß ihm auch die wesentlichen Risiken mitgeteilt werden müssen. Wie weit die Aufklärung im einzelnen geht, hängt von vielen Umständen wie etwa der Belastbarkeit des Patienten, seinen Fragen und auch der Dringlichkeit der geplanten Maßnahme ab.

Fehlt es an einer Aufklärung, so ist eine dennoch erteilte Einwilligung des Patienten ohne Bedeutung. Sie vermag dann die Strafbarkeit des Eingriffs nicht aufzuheben. Aus Gründen der Beweisbarkeit sollte auch der Inhalt der Aufklärung schriftlich festgehalten werden.

Im konkreten Fall hat sich der Arzt tatsächlich strafbar gemacht. Die Operation war nicht dringlich, so daß er ausführlich hätte aufklären müssen. Er durfte sich auch nicht darüber hinwegsetzen, daß sein Patient wegen seiner Schmerzempfindlichkeit womöglich die trotzdem sinnvolle Operation verweigert hätte. Denn auch eine unvernünftig erscheinende Entscheidung wird vom Selbstbestimmungsrecht eines Patienten geschützt.

Im **Fall 3** haben sich die Ärzte hingegen trotz fehlender Einwilligung nicht strafbar gemacht. Sie sind hier durch **mutmaßliche Einwilligung** gerechtfertigt. Denn bei einem nicht mehr ansprechbaren Patienten darf die Behandlung durchgeführt werden, die ein solcher Patient bei vernünftiger Betrachtung vermutlich wünschen würde.

Entschuldigungsgründe, wie etwa der Irrtum, spielen beim ärztlichen Eingriff für die Frage der Strafbarkeit dagegen keine wichtige Rolle.

Zusammenfassend können wir festhalten: Der ärztliche Eingriff ist nach Ansicht der Rechtsprechung auch bei kunstgerechter Durchführung Körperverletzung. Eine Strafbarkeit wird vor allem durch eine ausdrückliche Einwilligung des Patienten ausgeschlossen, die eine ausreichende Aufklärung durch den Arzt voraussetzt.

Eine abschließende Anmerkung sei noch zum Verhalten der medizinischen Hilfspersonen gemacht: Ihnen droht eine Strafbarkeit regelmäßig nur bei *eigenmächtigem Verhalten*. Handeln sie hingegen auf Anweisung eines Arztes, so wird man ihnen ein strafbares Verhalten nicht vorwerfen können, wenn sie davon ausgegangen sind, daß der Arzt aufgrund einer bestehenden, wirksamen Einwilligung handelt. Nur dann, wenn sie wissen, daß diese Einwilligung nicht besteht, machen auch sie sich strafbar.

2.3.3 Die rechtliche Problematik von AIDS

✓ **Fall 1:** Eine Schwangere ist an AIDS erkrankt und weiß dies auch. Sie möchte eine Hausgeburt durchführen und findet eine Hebamme, die dazu bereit ist. Diese Hebamme, die keine weiteren Schutzmaßnahmen für sich ergreift, informiert sie nicht über ihre Erkrankung. Nach der Geburt erfährt die Hebamme diesen Sachverhalt. Obwohl sie nicht angesteckt worden ist, erstattet sie Anzeige gegen diese Frau. Besteht tatsächlich eine Strafbarkeit?

✓ **Fall 2:** In einem Krankenhaus wird nach einem Unfall ein dort bislang unbekannter, aber ansprechbarer Patient eingeliefert. Er ist damit einverstanden, daß ihm zur Bestimmung seiner Blutgruppe vor der Operation Blut abgenommen wird. Ohne weitere Rückfrage wird diese Blutprobe auch auf AIDS hin untersucht. Ist dieses Verhalten der Ärzte strafbar?

Strafrechtliche Fragen werfen die AIDS-Erkrankungen in zweierlei Richtung auf: Macht sich derjenige strafbar, der durch sein Verhalten diese Krankheit überträgt? Des weiteren ist zu klären, welche Schutzmaßnahmen von *ärztlicher* Seite gegen eine Infektion durch die Patienten getroffen werden dürfen.

Die erste Frage stellte sich, als an AIDS Erkrankte, die von ihrem Zustand wußten, mit einem *nicht aufgeklärten* Partner ungeschützt Geschlechtsverkehr ausübten. Hier hat die Rechtsprechung bereits die Infektion des Partners – ohne dabei auf den Ausbruch der Krankheit Rücksicht zu nehmen – als gefährliche Körperverletzung gewertet. Kommt es zu keiner Übertragung, so wird wegen *versuchter* gefährlicher Körperverletzung bestraft. Diese Rechtsprechung beruht darauf, daß beim ungeschützten Geschlechtsverkehr regelmäßig die Gefahr einer Ansteckung besteht. Das Verhalten gegenüber der Hebamme (**Fall 1**) wird man ähnlich bewerten müssen: Die Erkrankte hat durch den fehlenden Hinweis Schutzmaßnahmen verhindert, wodurch die Gefährdung der Hebamme erheblich gestiegen ist.

Im **Fall 2** wird von der zwischenzeitlich herrschenden Meinung eine Strafbarkeit der Ärzte abgelehnt. Zwar wurde dem Patienten nicht mitgeteilt, daß sein Blut auf AIDS untersucht wird. Das Selbstbestimmungsrecht des Patienten bezieht sich aber in erster Linie auf die Entscheidung, ob er einen Eingriff überhaupt vornehmen läßt. Die zur Erlangung einer Diagnose notwendigen Maßnahmen sind Sache des Arztes. Das spricht für ein eigenständiges Entscheidungsrecht des Arztes, worauf er Blut untersucht, jedenfalls dann, wenn die Untersuchung aus medizinischen Gründen vertretbar ist. Dies wird man stets bei Patienten aus sogenannten „Risikogruppen" (Prostituierte, Homosexuelle und Drogenabhängige) bejahen können. Aber auch dann, wenn bei einem Eingriff das Risiko von Blutkontakt besteht, ist Vorsorge bei einer Person angebracht, die der Arzt nicht kennt. Schließlich darf man nicht vergessen, daß ein Arzt für seine eigene und die Gesundheit seiner Helfer Verantwortung trägt. Würde man ihm eine Überprüfung verweigern, so können leicht Konflikte mit der Gesundheitsvorsorge entstehen. Denn bei Operationen ist ein erhebliches Infektionsrisiko gegeben, das der Arzt nur dann sachgerecht beherrschen kann, wenn er um eine mögliche Infektion des Patienten mit AIDS weiß. Man wird es deshalb auch als richtig ansehen müssen, wenn Ärzte die Durchführung nicht lebensnotwendiger Operationen verweigern, falls ein Patient nicht in einen vorherigen AIDS-Test einwilligt.

Zusammengefaßt gilt: Die Entnahme einer Blutprobe – und erst recht die Auswertung einer ohnehin zu anderen Zwecken entnommenen Blutprobe – ist ein kleiner, ungefährlicher Eingriff. Es ist statthaft, sie in medizinisch gebotenen Fällen auf AIDS zu untersuchen, weil bei einer Infektion diesem klei-

2.3.4 Die Freiheitsberaubung

Auf den ersten Blick scheint der Tatbestand der **Freiheitsberaubung** (§ 239 StGB) wenig mit dem beruflichen Alltag in der Krankenpflege zu tun zu haben. Es gibt aber einen Bereich, in dem er immer wieder Bedeutung erlangt: Die **Fixierung von Patienten**. Deshalb ist es notwendig, kurz auf die hier bestehenden Rechtsfragen einzugehen.

§ 239 StGB schützt die persönliche *Fortbewegungsfreiheit*. Deshalb gibt es dort keine Probleme, wo diese Fortbewegungsfreiheit aus gesundheitlichen Gründen nicht besteht: Wenn sich ein Patient nicht selbständig fortbewegen kann, wird es vielleicht notwendig, ihn durch Gitter am Bett oder durch Anbinden vor einem Sturz aus dem Bett zu bewahren. Dies ist rechtlich ohne weiteres erlaubt und – unter dem Gesichtspunkt ärztlicher Fürsorgepflicht – häufig sogar geboten.

Problematisch werden Fixierung und Unterbringung in einer geschlossenen Abteilung, wenn sie gegen den Willen eines Patienten erfolgen. Für die Notwendigkeit, den Willen des Patienten zu beachten, kommt es dabei nicht auf die Geschäftsfähigkeit an, so daß sich diese Fälle hauptsächlich auf Geisteskranke und ältere Menschen mit Verwirrungszuständen beziehen. Die damit verbundenen Rechtsfragen sind noch nicht vollständig geklärt: Einigkeit besteht zwar darüber, daß eine Unterbringung in einer geschlossenen Abteilung stets richterlicher Genehmigung bedarf. Einig ist man sich auch, daß eine kurzfristige, medizinisch gebotene Fixierung durch den zuständigen Arzt ohne weitere Genehmigung angeordnet werden darf. Noch nicht geklärt ist aber, ob längere – etwa ganztägige – oder wiederholte kürzere Fixierungen einer gerichtlichen Genehmigung bedürfen. Die Tendenz geht jedoch dahin, die gerichtliche Kontrolle möglichst umfassend auszugestalten.

Für die medizinischen Hilfspersonen gilt auch hier, daß die Gefahr eigener Strafbarkeit nur bei eigenmächtigem Handeln oder bei der Befolgung offensichtlich rechtswidriger Weisungen gilt. In sonstigen Fällen trifft sie keine eigene Verantwortung.

2.3.5 Tötungsdelikte, Selbstmord und Sterbehilfe

XX

Neben Mord, Totschlag und fahrlässiger Tötung stellt das Strafrecht auch die Tötung auf Verlangen (§216 StGB) unter Strafe. Dagegen sind in Deutschland der Selbstmord und die Hilfe hierzu straffrei. Das führt gerade bei der **Sterbehilfe** zu schwierigen Fragen:

✓ **Fall 1:** Ein 90jähriger, rüstiger Rentner will sterben. Er bittet deshalb seinen Sohn, ihm eine große Menge Schlafmittel zu besorgen und nennt auch den Zweck. Mit Hilfe dieser selbst eingenommenen Mittel begeht er Selbstmord. Macht sich der Sohn strafbar?

✓ **Fall 2:** Eine 85jährige Frau liegt seit Anfang 1994 mit schwersten Hirnschädigungen im Koma. Zwei Jahre vorher hatte sie in einem Gespräch mit ihrem Sohn – noch bei klarem Bewußtsein – geäußert, sie wolle in einem solchen Fall unbedingt sterben. Darf der behandelnde Arzt – wenn jede Möglichkeit zur Besserung aus medizinischer Sicht ausgeschlossen ist – die weitere künstliche Ernährung dieser Patientin einstellen?

✓ **Fall 3:** Nach einem Autounfall ist eine junge Frau zwar noch bei klarem Bewußtsein, kann aber außer ihrem Kopf keinen Körperteil mehr bewegen. Nachdem sie mehrere Jahre als Pflegefall gelebt hat, bittet sie einen guten Bekannten, ihr ein tödliches Gift einzuflößen. Dieser erfüllt ihre Bitte; die Frau kann sterben. Hat sich der Bekannte Ihrer Meinung nach strafbar gemacht?

Die Rechtsprechung grenzt **Selbstmord** und **Tötung auf Verlangen** danach ab, ob der Getötete seinen Tod selbst herbeigeführt hat (Selbstmord) oder ob die entscheidende Todesursache durch einen anderen gesetzt worden ist (Tötung auf Verlangen).

Im **Fall 1** ist der Sohn also nicht strafbar. Er hat seinem Vater nur die Schlafmittel besorgt. Eingenommen – das war der entscheidende Schritt zum Tod – hat sie der Vater selbst. Der Vater hätte sich auch, hätte ihm sein Sohn die Schlafmittel nicht besorgt, mit Hilfe anderer Personen das Notwendige verschaffen können.

Fall 2 zeigt uns die aktuellen Grenzen zur erlaubten Sterbehilfe: Im September 1994 hat der Bundesgerichtshof entschieden, daß bei Patienten, die unheilbar im Koma liegen, ein zum Tode führender Behandlungsabbruch erlaubt sein kann. Voraussetzung dafür sei allerdings eine mutmaßliche Einwilligung des Patienten. Dafür müsse unter Anlegung strenger Maßstäbe insbesondere festgestellt werden, welche Entscheidung er zu einer Zeit gewünscht hätte, in der er noch bei klarem Verstand gewesen sei. Das kann hier dazu führen, daß die weitere Ernährung eingestellt werden darf.

Im **Fall 3** konnte sich die junge Frau das Gift nicht selbst beibringen. Sie war auf die Handlungen ihres Bekannten angewiesen. Deshalb liegt eine Tötung auf Verlangen vor, die strafbar ist.

Diese Rechtslage führt dazu, daß eine aktive Hilfe zum Sterben gerade bei Personen in einem hilflosen Zustand nicht durchgeführt werden kann, ohne sich dadurch selbst strafbar zu machen. Die Gründe für diese Handhabung sind vielfältiger Natur:

Sie sind einmal auf die Erfahrungen mit der Tötung „unwerten Lebens" im Nationalsozialismus zurückzuführen. Derartige Mißbräuche sollen auch durch ein entsprechendes Rechtsbewußtsein über den Wert des Lebens verhindert werden. Zum anderen wird die Gefahr eines Mißbrauchs umso größer, je leichter Sterbehilfen zugelassen werden.

Andererseits kann es aber auch nicht Aufgabe eines Arztes sein, in einer medizinisch ausweglosen Situation mit Hilfe einer modernen Apparatemedizin gewisse körperliche Funktionen und damit das Leben zu erhalten. Dem trägt man dadurch Rechnung, daß in einer solchen Lage das Unterlassen lebensverlängernder Maßnahmen und jetzt gegebenenfalls auch der Abbruch einer weiteren Behandlung als zulässig erachtet werden.

Um dem einzelnen Arzt in dieser rechtlich und ethisch schwierigen Lage wenigstens einige zuverlässige Anhaltspunkte zu geben, hat die Bundesärztekammer Richtlinien für die Sterbehilfe erlassen. Sie sind am Ende dieses Kapitels abgedruckt (☞ 2.5).

2.3.6 Der Schwangerschaftsabbruch

XXX

Die deutsche Wiedervereinigung hat beim **Schwangerschaftsabbruch** für eine Übergangszeit zur Geltung zweierlei Rechts geführt: Im Gebiet der „Neuen Bundesländer" fand für den Schwangerschaftsabbruch das Recht der früheren DDR weiterhin Anwendung. Danach war eine Abtreibung in der ersten Zeit der Schwangerschaft grundsätzlich straflos. Im Gebiet der „alten Bundesrepublik" war sie dagegen sowohl für den beteiligten Arzt als auch für die Schwangere grundsätzlich strafbar. Neben den allgemeinen Rechtfertigungs- und Schuldausschließungsgründen gab es dort freilich noch weitere Ausnahmen durch die sogenannten **Indikationslagen.** Diese waren:

- die Gefahr einer schwerwiegenden Gesundheitsbeeinträchtigung bei der Schwangeren durch eine Fortsetzung der Schwangerschaft, die nur durch den Abbruch abgewendet werden konnte

- eine Schwangerschaft, die durch eine Sexualstraftat (z.B. Vergewaltigung) gegen die Schwangere hervorgerufen wurde oder
- die Verhinderung einer sonstigen Notlage für die Schwangere, die nur durch den Abbruch der Schwangerschaft erreicht werden konnte.

Zusätzlich mußten für eine Straflosigkeit in diesen Fällen aber noch folgende Voraussetzungen erfüllt sein:

- Die Schwangere mußte einwilligen
- Der Abbruch durfte nur durch einen Arzt ausgeführt werden
- Die Schwangere mußte grundsätzlich mindestens drei Tage vor dem Abbruch über soziale Hilfsmöglichkeiten und ärztlich bedeutsame Gesichtspunkte beraten worden sein
- Dem durchführenden Arzt mußte die schriftliche Bestätigung eines anderen Arztes über die Indikationsvoraussetzungen vorliegen.

Diese Rechtslage wurde zunehmend als unbefriedigend angesehen. Der Gesetzgeber hat daher im Jahr 1992 eine Neuregelung getroffen. Wie auch schon früher wurde dabei genau zwischen Empfängnisverhütung und Schwangerschaftsabbruch unterschieden:

Eine *Schwangerschaft* ist der Zeitraum von der Nidation (Einnistung des befruchteten Eies in die Gebärmutter) bis zum Beginn der Preßwehen. Dann beginnt nach den Regeln des Strafrechts das Leben. Alles, was zur Vermeidung einer Schwangerschaft vor der Nidation vorgenommen wird, stellt eine erlaubte Empfängnisverhütung dar.

Hinsichtlich des Schwangerschaftsabbruchs hatte der Gesetzgeber eine Fristenregelung mit Beratungspflicht und gleichzeitig begleitende soziale Komponenten – wie etwa das Recht auf einen Kindergartenplatz – vorgesehen: Danach wäre ein Schwangerschaftsabbruch *nicht rechtswidrig* gewesen, wenn er auf Verlangen der Schwangeren durch einen Arzt innerhalb von 12 Wochen nach der Empfängnis vorgenommen worden wäre und mindestens drei Tage zuvor eine Beratung erfolgt wäre.

In seiner Entscheidung vom 28. Mai 1993 hat das Bundesverfassungsgericht weite Teile dieses Gesetzes für *verfassungswidrig* erklärt. Insbesondere hat es den Schutz des ungeborenen Lebens dadurch als verletzt angesehen,

- daß der Schwangerschaftsabbruch als nicht rechtswidrig bezeichnet wurde,
- daß er von der gesetzlichen Krankenversicherung zu tragen gewesen wäre und
- daß die vorgeschriebene Beratung nicht genügend auf den Lebensschutz angelegt sein mußte.

Hierfür hat es eine strikte Kontrolle gefordert. Allerdings ist es nach dieser Entscheidung nicht notwendig, daß der Gesetzgeber den Schwangerschaftsabbruch unter Strafe stellt.

Mit dem **Schwangeren- und Familienhilfeänderungsgesetz** vom 21.8.1995 hat der Gesetzgeber – nunmehr für ganz Deutschland geltend – eine Regelung erlassen, die den Vorgaben des Bundesverfassungsgerichts folgt:

Zentraler Punkt der Neufassung ist natürlich die strafrechtliche Regelung des Schwangerschaftsabbruchs. Dieser bleibt grundsätzlich ein Straftatbestand, der allerdings in seiner praktischen Anwendung vor allem den Abbruch ohne Beratung und den eigenmächtig handelnden Arzt betrifft.

Für diejenigen Fälle, in denen Arzt und Schwangere nicht bestraft werden, unterscheidet der Gesetzgeber nunmehr zwischen einem "nicht rechtswidrigen" Schwangerschaftsabbruch und denjenigen Situationen, in denen kraft gesetzlicher Regelung der Tatbestand eines unerlaubten Schwangerschaftsabbruchs nicht verwirklicht ist.

Im einzelnen sind folgende Regelungen getroffen worden:

- Nicht rechtswidrig ist einmal ein mit dem Willen der Schwangeren erfolgender Abbruch, wenn durch eine Fortsetzung der Schwangerschaft für sie Lebensgefahr oder

die Gefahr einer schwerwiegenden Beeinträchtigung des körperlichen oder seelischen Gesundheitszustandes besteht und diese Gefahr zumutbar nicht anders abgewendet werden kann. Die Einhaltung einer bestimmten Frist sieht das Gesetz hier nicht vor.
- Desweiteren ist ein Abbruch nicht rechtswidrig, wenn die Schwangere – was durch einen Arzt bestätigt sein muß – Opfer eines Sexualdelikts geworden ist und die Schwangerschaft mit hoher Wahrscheinlichkeit von dieser Tat herrührt. Hier ist aber eine Frist von höchstens 12 Wochen seit der Empfängnis einzuhalten.
- Im übrigen bleibt ein Schwangerschaftsabbruch *rechtswidrig*. Straffrei bleiben Schwangere und Arzt aber – das Gesetz spricht wie gesagt von einem "nicht verwirklichten" Tatbestand –, wenn
  - die Schwangere den Abbruch verlangt,
  - der Abbruch durch einen Arzt vorgenommen wird,
  - die Schwangere sich mindestens drei Tage vor dem Eingriff beraten läßt sowie dies dem Arzt durch eine Bescheinigung nachweist und
  - seit der Empfängnis nicht mehr als 12 Wochen vergangen sind.

Daneben hat der Gesetzgeber aber auch noch zahlreiche andere Regelungen getroffen, um den Schutz des ungeborenen Lebens so weit als möglich zu gewährleisten:

- Sie beginnen mit strafrechtlichen Regelungen, die verhindern sollen, daß eine Schwangerschaft durch Druck von außen abgebrochen wird: Wer eine Schwangere durch empfindliche Drohungen oder Gewaltanwendung zum Abbruch zwingt, begeht in der Regel einen besonders schweren Fall der *Nötigung* (§ 240 StGB) und wird dafür mit Freiheitsstrafe von mindestens 6 Monaten bestraft. Ebenso macht sich – wegen *Verletzung der Unterhaltspflicht* (§ 170b StGB) – strafbar, wer seine Unterhaltspflicht gegenüber einer Schwangeren in verwerflicher Weise verletzt und dadurch einen Schwangerschaftsabbruch bewirkt.
- Die Beratung einer Schwangeren über die Frage des Abbruchs muß "ergebnisoffen" geführt werden. Die Schwangere soll also weder in Richtung auf einen Abbruch noch gegen ihn beeinflußt werden. Allerdings ist die Schwangere – und insoweit wird vielfach Unkenntnis bestehen – über die ihr zustehenden Hilfen bei einem Austragen des Kindes zu informieren sowie bei der Geltendmachung von Ansprüchen zu unterstützen. Besonders bedeutsam ist, daß auch die unverheiratete Mutter – soweit von ihr im Hinblick auf die Pflege und Erziehung des Kindes eine Erwerbstätigkeit nicht erwartet werden kann – gegen den Kindesvater für die Dauer von 3 Jahren einen Unterhaltsanspruch hat (§ 1615 l BGB).
- Die Durchführung des Schwangerschaftsabbruchs selbst darf **nicht** von der Krankenkasse bezahlt werden. Die Schwangere erhält die Mittel zur Bezahlung des Schwangerschaftsabbruchs jedoch nach einem besonderen Gesetz, wenn ihr persönliches Monatseinkommen 1.700,- DM nicht übersteigt.
- Schließlich werden Frauen, die ihr Kind zur Welt bringen, bei der Vergabe öffentlich geförderter Wohnungen bevorzugt.

2.3.7 Aussetzung und unterlassene Hilfeleistung

✓ **Fall 1:** Hier erinnern wir uns nochmals an den Fall 1 aus dem Kapitel „Tatverwirklichung durch Handeln und Unterlassen" (☞ 2.2.4).

✓ **Fall 2:** Wir nehmen an, der Arzt sei im Fall 1 nicht auf dem Weg nach Hause, sondern zu einem lebensgefährlich erkrankten Patienten, dessen Versorgung dringlich ist. Durfte er dann Ihrer Ansicht nach weiterfahren, ohne sich strafbar zu machen?

✓ **Fall 3:** Der Krankenpfleger Klein hat Dienst auf der Intensivstation, wo er einen nach einem Unfall lebensgefährlich verletzten Patienten laut der Anweisung des verantwortlichen Arztes ständig zu überwachen hat. Klein, der ein begeisterter Fußballanhänger ist, will jedoch das Endspiel der Europameisterschaft nicht versäumen. Deshalb begibt er sich für rund 2 Stunden in einen Fernsehraum und läßt den Patienten allein. Der Patient erleidet aber keine zusätzlichen Schäden. Hat Klein sich trotzdem strafbar gemacht?

Im **Fall 1** hat sich der Arzt, wie wir schon gesehen haben, „nur" wegen unterlassener Hilfeleistung (§ 323c StGB) strafbar gemacht. Aber auch diese Vorschrift hat eine Reihe von einschränkenden Tatbestandsmerkmalen, die nun näher dargestellt werden sollen:

- Das Gebot, Hilfe zu leisten, greift zunächst nur bei bestimmten Gefahrenlagen ein. Dabei handelt es sich um
  - **Unglücksfälle:** Darunter versteht man *plötzlich* eintretende Ereignisse, die eine Person oder Sache zumindest in erhebliche Gefahr bringen oder die schon zu einem Schadenseintritt geführt haben müssen. Hieran knüpfen wichtige Abgrenzungen an: Eine bereits bestehende Krankheit ist *kein* Unglücksfall. Der Arzt, der einen Kranken nicht behandelt, macht sich dadurch also grundsätzlich auch noch nicht strafbar. Der *plötzliche* Beginn einer Krankheit, z.B. die Verletzung durch einen Unfall wie im *Fall 1*, ist aber ein Unglücksfall. Dasselbe gilt für eine plötzlich auftretende, akute Verschlechterung eines Krankheitsbildes. Weiter muß die drohende oder eingetretene Schädigung erheblich sein. Endet ein Unfall also mit einer harmlosen Verstauchung etwa eines Handgelenks, wodurch die Handlungsfähigkeit des Betroffenen nicht eingeschränkt wird, so muß ihm aus strafrechtlicher Sicht niemand helfen.
  - **„gemeine Gefahr oder Not":** Darunter versteht man, daß Interessen der Allgemeinheit erhebliche Gefahren oder Beeinträchtigungen drohen müssen. Als Beispiel kann etwa die drohende Überschwemmung einer Stadt durch Hochwasser genannt werden.
- Weiter muß die Hilfeleistung *erforderlich* und ohne eigene Gefährdung oder Verletzung wichtiger Pflichten *zumutbar* sein.
  - Das Merkmal der **Erforderlichkeit** ist einfach zu verstehen: Hilfe muß überhaupt noch möglich und außerdem notwendig sein. Sowohl in *Fall 1* als auch in *Fall 2* ist diese Voraussetzung erfüllt.
  - Letztes Merkmal ist die **Zumutbarkeit:** Hier wird eine Abwägung der betroffenen Interessen vorgenommen. Niemand muß eine erhebliche eigene Gefährdung auf sich nehmen. Man muß also weder riskante Rettungsversuche wagen noch sich in unnötige Gefahren begeben. Ist z.B. auf einer nächtlichen Landstraße unklar, ob wirklich ein Unfall vorliegt oder ob er nur vorgetäuscht ist, so muß man an dieser Stelle nicht anhalten. Es genügt, wenn man die nächste Möglichkeit zur Verständigung von Polizei oder Rettungsdienst nutzt.

    Weiter muß niemand wichtige eigene Pflichten zurückstellen. Während im *Fall 1* das Abendessen unwichtig ist, entfällt für *Fall 2* an dieser Stelle die Strafbarkeit des Arztes. Denn die Versorgung seines eigenen Patienten, die er übernommen hat, ist genau so wichtig wie die der Unfallopfer.

Im **Fall 3** führt ein anderer Tatbestand zur Strafbarkeit des Klein. Klein war dafür verantwortlich, daß durch ständige Überwachung die Gefahren für den lebensgefährlich Verletzten so gering wie möglich gehalten wurden. Wer dann eine solche wegen Krankheit hilflose Person verläßt, wird allein deswegen nach § 221 StGB (**Aussetzung**) bestraft. Der Begriff der Krankheit wird von der Rechtsprechung weit ausgelegt. Als krank gilt auch eine Person, die wegen Volltrunkenheit hilflos ist. Daneben ist durch diese Bestimmung auch noch geschützt, wer wegen seines geringen Alters oder wegen Gebrechlichkeit hilflos ist.

Als Ergebnis können wir festhalten: Bei Unglücksfällen besteht – im Unterschied zur Krankheit – für jedermann die Pflicht, nach besten Kräften die zumutbare Hilfe zu erbringen.

Durch den Tatbestand der Aussetzung tritt eine weitergehende Strafbarkeit für solche Ärzte und Hilfspersonen ein, die einen Kranken in *hilfloser* Lage verlassen.

2.3.8 Schweigepflicht, Melderecht und Meldepflicht

Sie wissen alle im Grundsatz, daß für Ärzte und ihre Hilfspersonen eine Schweigepflicht besteht. Das Gesetz ordnet diese Pflicht zusammen mit den Verschwiegenheitspflichten anderer Berufsgruppen dem Tatbestand der *Verletzung von Privatgeheimnissen* (§ 203 StGB) zu.

Die **Verschwiegenheitspflicht** (Schweigepflicht) verfolgt zwei Ziele: Einmal soll sich der einzelne Patient anvertrauen können, ohne befürchten zu müssen, daß diese Dinge anderen Personen bekannt werden.

Zum anderen hat auch der Staat Interesse an dieser Verschwiegenheit: Denn häufig ist nur durch vollständige Information des Arztes eine zutreffende Diagnose und Behandlung möglich. Würde der einzelne Patient aus Angst, gewisse Dinge könnten weiterverbreitet werden, den Arzt nur unvollständig informieren, so würden vielfach Heilungschancen vertan. Als Folge würden erhebliche volkswirtschaftliche Schäden entstehen.

Die wichtigsten Einzelprobleme der Schweigepflicht sollen die folgenden Fallbeispiele aufzeigen:

✓ **Fall 1:** In einem kleinen Ort wird eine Arzthelferin von ihrer Nachbarin angesprochen: „Heute habe ich den Herrn Schmitz mit seinem Gipsbein aus der Praxis kommen sehen. Hat er sich das Bein gebrochen?" Die Arzthelferin erzählt daraufhin ihrer Nachbarin, daß Herr Schmitz einen sehr schwierigen Schienbeinbruch habe und womöglich nie mehr richtig laufen könne. Hat sie dadurch gegen ihre Schweigepflicht verstoßen?

✓ **Fall 2:** Roland Rausch hat in angetrunkenem Zustand einen anderen Wagen angefahren und schwer beschädigt. Sein eigenes, nicht mehr fahrbereites Auto hat er an der Unfallstelle zurückgelassen. Er selbst begibt sich in ein nahegelegenes Krankenhaus, um seine Verletzungen behandeln zu lassen. Die Polizei vermutet, daß sich Rausch im Krankenhaus befindet und ruft dort an. Ein um Rat gefragter Arzt entscheidet schließlich, daß der Polizei keine Auskunft gegeben werde. Zu recht?

✓ **Fall 3:** Rausch befindet sich alsbald in einem nicht mehr ansprechbaren Zustand. Nun ruft eine Frau an, die sich als seine Mutter ausgibt. Was darf Ihrer Meinung nach der Anruferin mitgeteilt werden?

✓ **Fall 4:** Dr. Schulz ruft seinen Studienkollegen Dr. Maier an, der in einem anderen Krankenhaus beschäftigt ist. Im Rahmen eines Fachgesprächs erzählt er ihm, daß er zur Zeit auch Frau Gruber, eine frühere Mitschülerin, behandle. Sie sei medizinisch ein hochinteressanter Fall. Durfte Dr. Schulz diese Angaben seinem Studienkollegen gegenüber machen?

✓ **Fall 5:** Ein Privatpatient zahlt seinem Arzt das in Rechnung gestellte Honorar nicht. Nach mehreren Mahnungen erhebt der Arzt schließlich Klage. In der Klagebegründung legt er die durchgeführte Behandlung im einzelnen dar. Verstößt dies nicht gegen seine Schweigepflicht?

✓ **Fall 6:** Bei der Morgenlektüre seiner Zeitung stockt Prof. Gründlich der Atem: Ein Patient beschuldigt ihn in einem Leserbrief völlig zu Unrecht eines schweren Behandlungsfehlers. Darf Prof. Gründlich sich dagegen seinerseits mit einem Leserbrief zur Wehr setzen?

✓ **Fall 7:** Ein Kinderarzt stellt bei einem kleinen Buben mehrfach Blutergüsse am ganzen Körper fest. Die Eltern erzählen nur, ihr Kind sei gestürzt. Dies erklärt nach Ansicht des Arztes aber nicht das Verletzungsbild. Er hat vielmehr den Verdacht, daß der Bub schwer mißhandelt wird. Darf der Arzt die Polizei oder das Jugendamt informieren?

Im **Fall 1** hat die Arzthelferin ihre Schweigepflicht verletzt. Denn ein **Geheimnis** im Sinne des Gesetzes ist nicht nur die genaue Diagnose. Vielmehr fällt darunter alles, was nicht bereits bekannt ist und was bei vernünftiger Betrachtung auch nicht anderen bekannt werden soll. Dadurch ist schon die Tatsache ärztlicher Behandlung an sich ein Geheimnis.

In unserem Fall wußte nun die Nachbarin zwar von sich aus von der Behandlung des Herrn Schmitz. Das war also kein Geheimnis mehr. Die genaue Diagnose kannte sie aber nicht. Durch deren Mitteilung hat die Helferin ein Geheimnis gebrochen.

Weiteres Merkmal einer Verletzung der Schweigepflicht ist das **Offenbaren.** Dies bedeutet, daß ein Geheimnis – wie in unserem Fall – der anderen Person mitgeteilt oder sonst zugänglich gemacht wird. Dazu genügt es schon, wenn Vorgänge, die der Schweigepflicht unterfallen, offen herumliegen und von Unberechtigten eingesehen werden können.

In den *Fällen 2 und 3* geht es darum, wann bestimmte Tatsachen nicht mehr als Geheimnis betrachtet werden müssen.

Im **Fall 2** sehen wir, daß die Polizei den Rausch möglichst bald fassen muß. Denn nur dann kann sie die Abnahme einer Blutprobe anordnen, die noch einen Nachweis der Trunkenheit zum Unfallzeitpunkt ermöglicht. Man kann dem Rausch auch nicht zubilligen, im Krankenhaus vor dem Zugriff der Polizei sicher zu sein. Denn sonst könnte jeder Straftäter unter dem Vorwand, sich behandeln lassen zu müssen, zu einem Arzt flüchten. Deshalb wird allein die Mitteilung, daß Rausch sich in jenem Krankenhaus *aufhält*, keine Verletzung der Schweigepflicht sein. Es darf aber nicht mitgeteilt werden, daß Rausch dort behandelt wird und weswegen dies geschieht.

Im **Fall 3** kann der Gesprächspartner im Krankenhaus nicht wissen, ob wirklich die Mutter des Rausch anruft. Andererseits kann Rausch selbst nicht mehr angeben, wer verständigt werden soll. Seinen Angehörigen ist nicht dadurch gedient, daß sie überhaupt nicht erfahren können, ob und wo er in einem Krankenhaus liegt. Deshalb wird man auch in derartigen Situationen eine einfache Mitteilung an einen Anrufer, ob sich die gesuchte Person im Krankenhaus befindet, als zulässig ansehen müssen.

Fall 4 beschäftigt sich mit Mitteilungen, die sich schweigepflichtige Personen untereinander machen. Dr. Schulz durfte seine Mitteilungen über Frau Gruber nicht machen. Denn die Schweigepflicht gilt auch gegenüber anderen Ärzten.

Sie darf nur dort durchbrochen werden, wo dies die Behandlung erfordert. Das ist zum Beispiel bei Anweisungen an das Pflegepersonal oder bei Überweisungen der Fall. Werden aber Erfahrungen mit Kollegen ausgetauscht oder wissenschaftliche Veröffentlichungen vorgenommen, so ist dies nur in anonymer Form erlaubt.

Die *Fälle 5, 6 und 7* beschäftigen sich mit *berechtigten Durchbrechungen* der Schweigepflicht. Denn eine Strafbarkeit nach § 203 StGB besteht ja nur, wenn eine Offenbarung des Geheimnisses *unbefugt* erfolgt.

Bevor sie besprochen werden, muß aber noch auf die Entbindung von der Schweigepflicht eingegangen werden:
Die ärztliche Schweigepflicht besteht ja, wie wir gesehen haben, im Interesse des Patienten und nicht im Interesse des Arztes. Deshalb kann der Patient diese Schweigepflicht auch aufheben. Das hat in der Praxis erhebliche Bedeutung.

Einmal ist an Gerichtsverfahren zu denken, in denen die Aussage des Arztes zum Nachweis von Verletzungen notwendig wird. Hier wird die entsprechende Erklärung oft erst in der Verhandlung zu Protokoll des Gerichts erklärt.

Zum anderen ist der Gesundheitszustand eines Menschen für den Abschluß eines Arbeitsvertrages oder einer Versicherung oft von so großer Bedeutung, daß die andere Seite Einsicht in ärztliche Unterlagen haben will. In diesen Fällen kann die Entbindung von der Schweigepflicht an sich auch mündlich erfolgen. Um sich selbst gegen den Vorwurf einer unbefugten Äußerung zu schützen, sollte der Arzt aber stets auf einer schriftlichen Erklärung bestehen. Ein entsprechendes Muster folgt im Anschluß an dieses Kapitel (☞ 2.3.9).

Nun aber sollen diejenigen Gründe dargestellt werden, die eine Durchbrechung der Schweigepflicht erlauben:

Im **Fall 5** ist es die Wahrnehmung berechtigter *zivilrechtlicher* Interessen des Arztes. Denn zwangsweise kann er sein Honorar nur beitreiben, wenn er ein Zivilverfahren gegen seinen Patienten gewinnt. Das kann er aber nach den dafür geltenden Vorschriften nur, wenn er die durchgeführte Behandlung im Prozeß genau darstellt.

Im **Fall 6** macht sich der Patient durch die Lügen, die er öffentlich über Prof. Gründlich verbreitet, strafbar. Sein Verhalten stellt eine üble Nachrede dar. Dagegen darf sich Prof. Gründlich zur Wahrung berechtigter Interessen zur Wehr setzen. Sein Leserbrief ist ein geeignetes Mittel.

Im **Fall 7** schließlich handelt der Arzt bei einer Information gegenüber Polizei oder Jugendamt rechtmäßig, weil er ein höherwertiges Rechtsgut schützt. Denn ein hilfloses Kind kann nur dann vor sicheren Mißhandlungen bewahrt werden, wenn das Fehlverhalten der Eltern den zuständigen Stellen von anderen mitgeteilt wird.

Insgesamt lassen sich folgende Gruppen zusammenfassen, bei denen die ärztliche Schweigepflicht befugt durchbrochen werden darf:

- Der Arzt ist von der Schweigepflicht entbunden.
- Gesetzliche Bestimmungen erfordern oder erlauben die Meldung an bestimmte Stellen (hierzu folgen noch weitere Ausführungen).
- Eine Mitteilung ist durch Erfordernisse der Behandlung geboten.
- Eine Mitteilung ist zur Wahrung berechtigter eigener Interessen notwendig (Einklagen von Honoraren, Abrechnung gegenüber gesetzlichen Krankenkassen, Verteidigung gegenüber zu Unrecht erhobenen Vorwürfen).
- Eine Mitteilung ist zur Wahrung höherwertiger Rechtsgüter nötig. Höherwertig als die Schweigepflicht ist etwa der Anspruch eines Kindes auf Schutz vor Mißhandlungen.

Die Schweigepflicht endet *nicht* mit dem Tod eines Patienten. Sie ist vielmehr ein höchstpersönliches Rechtsgut. Das bedeutet, daß nach dem Tod nicht einmal die Erben eine wirksame Entbindung von ihr aussprechen können. Vielmehr dauert sie über den Tod hinaus fort.

Verstöße gegen die Schweigepflicht werden aber nur auf Strafantrag (§ 205 StGB) verfolgt. Strafantrag darf derjenige stellen, zu dessen Lasten der Verstoß gegen die Schweigepflicht gegangen ist. Im Gerichtsverfahren wird die ärztliche Schweigepflicht durch ein entsprechendes *Zeugnisverweigerungsrecht* abgesichert. Es gilt aber nur dann, wenn die Schweigepflicht des Arztes nicht durch Entbindung aufgehoben ist.

Trotz einer bestehenden Schweigepflicht kann ein Arzt übrigens aussagen. Diese Aussage muß im Prozeß auch verwertet werden. Der Arzt riskiert dann allerdings, wegen Verletzung der Schweigepflicht bestraft zu werden.

Schließlich soll noch kurz dargestellt werden, wann **Meldepflichten** Mitteilungen des Arztes erfordern. Hier ist vor allem an folgende Gesetze zu denken:
- Nach dem Bundesseuchengesetz sind bestimmte *übertragbare* Krankheiten der zuständigen Gesundheitsbehörde mitzuteilen, wobei je nach dem Grad der Gefährlichkeit die Meldepflicht bei Krankheitsverdacht, tatsächlicher Erkrankung oder erst bei Todesfällen einsetzt.
- Nach dem Gesetz zur Bekämpfung der Geschlechtskrankheiten ist das Auftreten gewisser Geschlechtskrankheiten mitzuteilen; die Person des Erkrankten allerdings nur bei Verweigerung der Behandlung.
- Geburt und Tod sind nach dem Personenstandsgesetz mitzuteilen.
- Nach den §§ 124, 125 des Bundessozialhilfegesetzes müssen Ärzte und Hilfspersonen dem Gesundheitsamt bestimmte Behinderungen melden.

Zusammenfassend merken wir uns zur ärztlichen Schweigepflicht folgendes:
- Ärzte und ihre Hilfspersonen unterliegen einer Schweigepflicht.

2.3.9 Mustererklärung zur Entbindung von der ärztlichen Schweigepflicht

Entbindung von der ärztlichen Schweigepflicht

Hiermit entbinde ich, *Hans Heiter,*
geboren am 23. April 1962 in Stuttgart, wohnhaft Enzianstraße 4, 70186 Stuttgart,
meinen behandelnden Arzt,
Herrn *Dr. med. Karl Krause,* Wilhelmstraße 22, 70182 Stuttgart,
gegenüber der *Wallonia Versicherungs AG,* Kaiserstraße 16, 40479 Düsseldorf, von seiner ärztlichen Schweigepflicht.

Diese Entbindung bezieht sich auf die gesamte von Herrn Dr. Krause mir gegenüber durchgeführte Behandlung.

Stuttgart, den 19.3.1994

Hans Heiter

Sie sollten immer darauf achten, daß in einer Entbindungserklärung folgende Punkte enthalten sind:

- Die vollständigen Personalien
- Name und Anschrift des Arztes
- Person oder Institution, der gegenüber die Auskunft erteilt wird
- Der Umfang der Entbindung

- Sie umfaßt alles, was diesem Personenkreis im Rahmen seiner beruflichen Tätigkeit bekannt wird und was für den Patienten nicht erkennbar völlig belanglos ist.
- Eine Offenbarung ist jede Mitteilung an Dritte – auch wenn diese schweigepflichtig sind –, die die betreffende Tatsache bislang noch nicht kennen.
- Die Verletzung der Schweigepflicht ist nur dann strafbar, wenn sie unbefugt erfolgt.
- Im Prozeß ist die Schweigepflicht durch entsprechende Zeugnisverweigerungsrechte abgesichert.

2.4 Jugendschutz im Strafrecht

Jugendliche sind während ihrer Entwicklung vielfachen Gefährdungen ausgesetzt. Diese sind vor allem durch die „Abnabelung" vom Elternhaus, durch eine noch mangelnde Festigung der Persönlichkeit und durch fehlende Erfahrung bedingt. Deshalb versucht der Gesetzgeber, sie durch verschiedene Strafbestimmungen besonders zu schützen. Diese Regelungen betreffen im wesentlichen drei Bereiche: 1. die geltenden Arbeitsschutzbestimmungen (☞ 4.4.4), 2. eine angemessene Fürsorge und Erziehung und 3. die sexuelle Selbstbestimmung. Im einzelnen ist auf folgende Vorschriften hinzuweisen:

- Vorsätzliche Verstöße gegen Bestimmungen des Jugendarbeitsschutzgesetzes, die die Gesundheit oder Arbeitskraft des Jugendlichen gefährden, sind strafbar.
- Eine nachhaltige Verletzung der Fürsorge- und Erziehungspflicht, die die weitere Entwicklung des Jugendlichen gefährdet, führt ebenso zur Strafbarkeit wie die Mißhandlung Schutzbefohlener.
- Am umfassendsten ist die sexuelle Entwicklung Jugendlicher geschützt: Einmal stellt der kürzlich neu gefaßte § 182 StGB generell bei bis zu 16jährigen Jugendlichen die Ausnutzung von Zwangslagen oder der Unerfahrenheit unter Strafe, wenn sie durch Erwachsene erfolgt. Vor sexuellen Handlungen durch Eltern und Erzieher schützt § 174 StGB (Sexueller Mißbrauch von Schutzbefohlenen). Weiterhin gibt es Bestimmungen, die eine Förderung sexueller Handlungen Minderjähriger oder der Prostitution unter Strafe stellen.

2.5 Richtlinien für die Sterbehilfe

XX

Einleitung

Zu den Pflichten des Arztes, das Leben zu erhalten, die Gesundheit zu schützen und wiederherzustellen sowie Leiden zu lindern, gehört auch, dem Sterbenden bis zu seinem Tode zu helfen. Die Hilfe besteht in Behandlung, Beistand und Pflege. Ihr Ziel ist es, dem Sterbenden so beizustehen, daß er in Würde zu sterben vermag.
Ein Sterbender ist ein Kranker oder Verletzter mit irreversiblem Versagen einer oder mehrerer vitaler Funktionen, bei dem der Eintritt des Todes in kurzer Zeit zu erwarten ist.
Die folgenden Hinweise zur ärztlichen Tätigkeit im Grenzbereich zwischen Leben und Tod, die medizinisch, ethisch und juristisch Probleme in sich birgt, können dem Arzt die eigene Verantwortung in der konkreten Situation zwar nicht abnehmen, sie sollen ihm jedoch Entscheidungshilfe sein.

Behandlung

1. Grundsätzlich setzt der Arzt bei der Behandlung von Kranken und Verletzten die Maßnahmen ein, die der Lebenserhaltung und/oder Leidensminderung dienen. Bei urteilsfähigen Patienten hat er dabei den Willen des angemessen aufgeklärten Patienten zu respektieren, auch wenn dieser Wille sich nicht mit den von dem Arzt für geboten angesehenen Diagnose- und Therapiemaßnahmen deckt. Das gilt auch für die Beendigung schon eingeleiteter lebenserhaltender technischer Maßnahmen. Der Arzt soll Kranken, die eine notwendige Behand-

lung ablehnen, helfen, ihre Einstellung zu überwinden.

Beim bewußtlosen oder sonst entscheidungsunfähigen Patienten sind die dem in der konkreten Situation ermittelten mußmaßlichen Willen des Kranken entsprechenden erforderlichen Behandlungsmaßnahmen durchzuführen. Bei der Ermittlung des mutmaßlichen Willens sind frühere schriftliche Äußerungen oder Erklärungen gegenüber nahestehenden Personen lediglich ebenso Anhaltspunkte wie religiöse Einstellung, Schmerzen und Lebenserwartung. Hat der Patient zu einem früheren Zeitpunkt einen Dritten legitimiert, für ihn zu entscheiden, so muß der Arzt bei der Ermittlung des mutmaßlichen Patientenwillens den Dritten mit einbeziehen.

Ist der Patient minderjährig und noch nicht entscheidungsfähig, so ist die Entscheidung der gesetzlichen Vertreter einzuholen und zu beachten, sofern die Entscheidung nicht gegen das Interesse des Patienten oder trotz der Einschränkung der Einsichts- und Willensfähigkeit gegen dessen erkennbaren Lebenswillen gerichtet ist. Ist für einen nicht entscheidungsfähigen Patienten ein Betreuer bestellt, so gilt das gleiche.

2. Bei Patienten mit irreversibel verlaufenden Erkrankungen oder Verletzungen mit infauster Prognose kann, insbesondere im terminalen Stadium, die Linderung des Leidens so im Vordergrund stehen, daß eine daraus möglicherweise folgende Lebensverkürzung hingenommen werden darf. Dasselbe gilt für Neugeborene mit schweren, mit dem Leben nicht zu vereinbarenden Mißbildungen.

Maßnahmen zur Verlängerung des Lebens dürfen abgebrochen werden, wenn eine Verzögerung des Todeseintritts für den Sterbenden eine nicht zumutbare Verlängerung des Leidens bedeutet und das Grundleiden mit seinem irreversiblen Verlauf nicht mehr beeinflußt werden kann.

Eine gezielte Lebensverkürzung durch Eingriffe, die den Tod herbeiführen oder beschleunigen sollen, ist unzulässig und mit Strafe bedroht, auch dann, wenn sie auf Verlangen des Patienten geschieht. Die Mitwirkung des Arztes bei der Selbsttötung ist unärztlich.

Beistand

Der Arzt steht einem dem Tode nahen Kranken, Verletzten oder sterbenden Patienten auch menschlich bei. Dieser Patient hat Anspruch auf menschenwürdige Unterbringung, bestmögliche Pflege und intensive menschliche Zuwendung. Gegenüber einem Patienten im terminalen Stadium ist der Arzt berechtigt, die Aufklärung über seinen Zustand auf ein unbedingt notwendiges Mindestmaß zu beschränken, um ihm Angst zu ersparen. Der Arzt kann dem Patienten nahestehende Personen unterrichten, wenn der mutmaßliche Wille des Patienten dem nicht entgegensteht und wenn es tunlich und geboten ist.

3 Zivilrecht

3.1 Grundlagen des Zivilrechts

3.1.1 Vertragsfreiheit

✗

Sie alle haben sicher schon einmal den Begriff **Vertragsfreiheit** gehört. Welche Vorstellungen haben Sie damit verbunden? Einige werden dabei an den Abschluß von Verträgen denken, andere an deren Inhalt. Wie die beiden Fallbeispiele zeigen sollen, umfaßt der Begriff beide Komponenten.

✓ **Fall 1:** Im Anzeigenteil einer Zeitung wird eine hübsche, kleinere Wohnung zu einem günstigen Mietpreis angeboten. Die Schwesternschülerin Sabine, deren Einkommen zur Zahlung der Miete ausreichend ist, sucht den Vermieter auf. Dieser weigert sich jedoch, ihr die Wohnung zu vermieten und führt zur Begründung nur an, er möge junge Leute nicht. Durfte er mit dieser Begründung den Abschluß des Mietvertrags verweigern?

✓ **Fall 2:** Herr Huber bietet einen 2 Jahre alten Gebrauchtwagen mit einer Laufleistung von 25 000 km an. Herr Streng, der den Wagen für einen normalen Preis kauft, hat dabei unterschrieben, daß jegliche Gewährleistung ausgeschlossen sei. Als er gerade 200 km gefahren ist, hat er einen schweren Motorschaden. Dieser war auf einen Materialfehler zurückzuführen, den Herr Huber nicht kannte und auch als Laie nicht erkennen konnte. Dennoch meint Herr Streng, Herr Huber müsse den Wagen zurücknehmen. Der Materialfehler habe nämlich schon beim Kauf vorgelegen. Und für diesen Fall bestimme das BGB eine Rücknahmepflicht des Verkäufers. Hat Herr Streng recht?

Im deutschen Zivilrecht gilt der Grundsatz umfassender Vertragsfreiheit. Er besagt, daß jedem der Abschluß von Verträgen freigestellt ist. Weiter gilt, daß die Vertragspartner auch selbst regeln können, wozu sie sich verpflichten. Nur soweit sie dies nicht tun, gelten ergänzend die gesetzlichen Bestimmungen. Diese Grundsätze werden aber von zahlreichen Ausnahmen durchbrochen, wie bei der Besprechung der beiden Fälle gezeigt werden soll:

Im **Fall 1** durfte der Vermieter tatsächlich den Abschluß des Mietvertrags verweigern. Unerheblich ist, daß Sabine in der Lage gewesen wäre, die Miete zu bezahlen. Der Vermieter darf sich nämlich – auch als Folge seines Eigentumsrechts – frei heraussuchen, an wen er vermieten will.

Ausnahmen von dieser **Abschlußfreiheit** bestehen vor allem dort, wo es um lebenswichtige Leistungen oder um beherrschende Marktpositionen von Anbietern geht. So hat der Mieter einer Wohnung, der seinen Strom bezahlt, einen Anspruch darauf, daß das Elektrizitätswerk ihn auch beliefert.

Im **Fall 2** irrt sich Herr Streng. Zwar gibt das Bürgerliche Gesetzbuch (BGB) dem Käufer einer fehlerhaften Sache einen Anspruch darauf, daß der Vertrag rückgängig gemacht wird. Der Gebrauchtwagen war tatsächlich bei Abschluß des Kaufvertrags fehlerhaft, weil sein Motor schon damals den

Materialfehler hatte, der dann kurz darauf zu dem vorzeitigen Motorschaden geführt hat.

Trotzdem kann Herr Streng das Fahrzeug nicht zurückgeben. Denn er hat ja mit Herrn Huber vereinbart, daß keine Gewährleistung besteht. Eine solche Vereinbarung in einem einzelnen Vertrag geht vor und schließt die Anwendbarkeit der gesetzlichen Regelungen aus. **Inhaltsfreiheit** bedeutet also, vereinfacht ausgedrückt, daß jeder Vertragspartner selbst bestimmt, welche Rechte er dem anderen einräumt und wozu er sich selbst verpflichtet.

Allerdings sind der *Inhaltsfreiheit* weitaus engere Grenzen gesetzt als der *Abschlußfreiheit*. Hätte Herr Huber im Fall 2 nämlich von dem Materialfehler schon gewußt, ihn aber Herrn Streng trotzdem verschwiegen, so müßte er sein Fahrzeug zurücknehmen. Denn Herr Huber hätte dann arglistig gehandelt. In einem solchen Fall ist ein Haftungsausschluß unbeachtlich (§ 476 BGB), weil es der Gesetzgeber nicht zuläßt, einen Käufer bewußt zu täuschen.

Insgesamt gesehen will der Gesetzgeber durch die Einschränkung der Inhaltsfreiheit von Verträgen erreichen, daß eine Seite nicht unangemessen benachteiligt wird und daß die Rechtsordnung nicht für gesetzeswidrige Zwecke mißbraucht werden kann. Deshalb hat er zahlreiche Bestimmungen zum Schutz von Verbrauchern geschaffen.

Als Beispiele, die später noch näher besprochen werden, seien genannt:

- Das Verbraucherkreditgesetz, das sich mit Krediten an Endverbraucher, mit Existenzgründungsdarlehen und mit Abzahlungsgeschäften befaßt. Das wesentliche Ziel des Gesetzes ist erstens eine umfassende Information des Verbrauchers und zweitens die Möglichkeit, durch ein Widerrufsrecht unüberlegte Entschlüsse rückgängig zu machen.
- Das Gesetz über die Allgemeinen Geschäftsbedingungen, durch das zahlreiche Regelungen im „Kleingedruckten" für unwirksam erklärt werden.
- Das Gesetz über den Widerruf von Haustür- und ähnlichen Geschäften, das seit 1986 unter bestimmten Voraussetzungen einen Widerruf des Geschäfts erlaubt.

Zum anderen sind alle Vereinbarungen nichtig, die gegen gesetzliche Verbote oder die guten Sitten verstoßen (§§ 134, 138 BGB). So hätte zum Beispiel ein Vertrag keine Geltung, in dem sich die eine Seite verpflichtet, der anderen gestohlene Waren zu verkaufen.

3.1.2 Rechts- und Geschäftsfähigkeit; natürliche/juristische Personen

✗✗✗

Wie uns die folgenden Beispiele zeigen sollen, billigt die Rechtsordnung nicht uneingeschränkt Handlungsfähigkeit zu.

✓ **Fall 1**: Eine alte, vermögende Frau errichtet formwirksam folgendes Testament: „Meine gierigen Nichten und Neffen, die meine nächsten Verwandten sind, bekommen nichts. Alleiniger Erbe meines Vermögens wird mein Papagei Paul." Nach ihrem Tod meint eine Nichte, der dumme Vogel könne gar nicht erben; deshalb werde sie schon etwas bekommen. Hat sie recht

✓ **Fall 2:** Der 8jährige Schüler Klaus ist äußerst lerneifrig. Um endlich auch über Computer Bescheid zu wissen, schließt er ohne Kenntnis seiner Eltern einen Vertrag mit einer privaten Computerschule ab, der ihn für mindestens 1 Jahr zu monatlichen Zahlungen von 150,– DM verpflichtet. Sein Taschengeld beträgt pro Monat gerade 20,– DM. Ist dieser Vertrag wirksam?

✓ **Fall 3:** Zwei Bauunternehmer, die bislang sogenannte Einzelfirmen besitzen, für deren Verpflichtungen sie mit ihrem ganzen privaten Vermögen haften, wol-

> len dieses Haftungsrisiko in Zukunft ausschließen. Was können sie tun?

Einer der wichtigsten Grundbegriffe der Rechtsordnung ist die **Rechtsfähigkeit.** Sie bedeutet, daß jemand Träger von Rechten und Pflichten sein kann. Sie beginnt beim Menschen mit der *Vollendung* der Geburt und endet mit seinem Tod (§ 1 BGB). Aber nicht nur Menschen können rechtsfähig sein, sondern auch sogenannte **„juristische Personen".** Darunter versteht man etwa eingetragene Vereine oder Aktiengesellschaften.

Im **Fall 1** ist die Ansicht der Nichte, Papagei Paul könne nicht erben, richtig. Denn das Gesetz behandelt Tiere als Sachen. Sachen aber sind nicht rechtsfähig. Dennoch wird die Nichte nicht Erbin. Sie ist nämlich durch das Testament der alten Frau ausdrücklich enterbt worden.

Allein das Bestehen der Rechtsfähigkeit genügt aber noch nicht, um im Rechtsleben selbständig handlungsfähig zu sein. Hinzukommen muß noch die **Geschäftsfähigkeit.** Darunter versteht man die Fähigkeit, seine rechtlichen Angelegenheiten selbst und wirksam vollziehen zu können.

Bei der Geschäftsfähigkeit unterscheidet man drei Stufen:
- *Geschäftsunfähig*, also nicht zu selbständigen Handlungen im Rechtsleben fähig, sind:
  – Kinder, die das siebte Lebensjahr noch nicht vollendet haben,
  – Personen, deren freie Willensbestimmung nicht nur vorübergehend durch krankhafte Störung ihrer Geistestätigkeit ausgeschlossen ist.
- *Beschränkt geschäftsfähig*, also nur zu Handlungen befugt, die für sie rechtlich ausschließlich günstig sind oder denen der jeweilige Vertretungsberechtigte zustimmt, sind Minderjährige zwischen sieben und achtzehn Jahren.
- *Geschäftsfähig* sind alle übrigen *volljährigen* Personen. Volljährigkeit tritt mit Vollendung des 18. Lebensjahres ein (§ 2 BGB).

Im **Fall 2** ist der Vertrag, den der Schüler Klaus abgeschlossen hat, zunächst *schwebend unwirksam.* Denn als Angehöriger der Altersgruppe zwischen 7 und 18 Jahren ist Klaus nur beschränkt geschäftsfähig. Er kann sich deshalb nicht wirksam dazu verpflichten, einem anderen Leistungen zu erbringen. Anders wäre es nur, wenn seine Eltern (beide!) vorher zugestimmt hätten oder wenn er seine Verpflichtungen bereits mit seinem Taschengeld bezahlt hätte (§ 110 BGB). Diese Bestimmung, der sogenannte *Taschengeldparagraph,* will es ermöglichen, daß Minderjährige allmählich den Umgang mit Geld in eigener Verantwortung lernen. Deshalb sind solche Verträge, die der Minderjährige aus Mitteln seines Taschengeldes erfüllt, wirksam.

Die oben angesprochene *schwebende Unwirksamkeit* bedeutet aber auch, daß der von Klaus abgeschlossene Vertrag nicht grundsätzlich ohne Wirkung bleiben muß. Denn der Inhaber der Computerschule kann von den Eltern eine nachträgliche Erklärung darüber fordern, ob sie das Geschäft ihres Sohnes billigen oder nicht. Halten die Eltern den Vertrag für sinnvoll, so können sie ihn genehmigen. Dadurch wird er wirksam.

Die beschränkte Geschäftsfähigkeit eines Minderjährigen kann in Teilbereichen zu einer unbeschränkten gemacht werden. Der wichtigste Fall ist die Billigung eines Dienst- oder Arbeitsverhältnisses durch seinen *gesetzlichen Vertreter.* Dann ist der Minderjährige für die damit verbundenen Rechtsgeschäfte (z.B. Einrichtung eines Bankkontos) unbeschränkt geschäftsfähig (§ 113 BGB).

Personen, die nicht oder nur beschränkt geschäftsfähig sind, können im Rechtsverkehr nur durch ihre gesetzlichen Vertreter wirksam handeln. Bei Kindern sind dies im Normalfall beide Elternteile; nach einer Scheidung ist aber nur noch derjenige Elternteil vertretungsberechtigt, dem das Sorgerecht übertragen ist.

Im **Fall 3** kommt schließlich das Wesen der *juristischen Personen* deutlich zum Ausdruck. Es handelt sich letztlich um Kunstgebilde, denen der Gesetzgeber im Rechtsverkehr Handlungsfähigkeit einräumen will, um vielfältige Ziele verwirklichen zu können.

In unserem Fall werden die beiden Bauunternehmer ihre Firmen in eine „Gesellschaft mit beschränkter Haftung" (GmbH) einbringen. Nur diese GmbH wird dann nach außen die Geschäfte abschließen. Da nur noch sie Vertragspartner ist, haftet auch nur noch sie (von bestimmten Ausnahmefällen eines Haftungsdurchgriffs auf die Inhaber abgesehen). Das Privatvermögen der beiden Bauunternehmer wird damit geschützt.

Auf den ersten Blick erscheint diese Gestaltungsmöglichkeit ungerecht. Aber man darf nicht vergessen, daß vielfach riskante und am Ende auch nützliche Geschäfte nur deshalb eingegangen werden, weil man diese Möglichkeiten der Haftungsbeschränkung hat. Ohne sie wäre das heutige, moderne Wirtschaftsleben nicht mehr vorstellbar. Insgesamt können wir uns folgendes merken: Am Rechtsverkehr kann nur teilnehmen, wer rechtsfähig ist. Das sind vor allem natürliche und juristische Personen, daneben in eingeschränktem Umfang auch noch bestimmte Handelsgesellschaften und das **ungeborene Kind.** Ein selbständiges Auftreten setzt Geschäftsfähigkeit voraus, die bestimmten Personen jedoch fehlt oder nur eingeschränkt eingeräumt ist.

3.1.3 Betreuung und Unterbringung

XX

Zum 1.1.1992 ist das neue Betreuungsrecht in Kraft getreten. Vor diesem Zeitpunkt war dieses Kapitel noch mit Pflegschaft und Entmündigung überschrieben. Eine **Entmündigung** konnte etwa wegen Trunksucht ausgesprochen werden. Sie hatte zur Folge, daß der Betroffene nur noch beschränkt geschäftsfähig oder gar – bei einer Entmündigung wegen Geisteskrankheit – geschäftsunfähig (☞ 3.1.2) war. Er unterstand einem Vormund, der neben seinen Vermögensangelegenheiten auch weitgehend persönliche Angelegenheiten wie etwa die Bestimmung des Aufenthaltsorts regelte. Neben der Entmündigung kannte das alte Recht die Gebrechlichkeitspflegschaft. Sie war zwar vom Wortlaut her auf die Betreuung in einzelnen Lebenskreisen abgestellt, wirkte faktisch aber meist auch wie eine Entmündigung.

Das frühere Recht wurde aus vielerlei Gründen kritisiert:

- Eine Entmündigung wirke diskriminierend.
- Die Interessen des Betroffenen würden oft über Gebühr eingeschränkt.
- Eine regelmäßige Überprüfung der einmal getroffenen Anordnungen fehle.
- Das Verfahren sei unpersönlich und in seinen Wirkungen zu sehr auf die Vermögensbetreuung bezogen.

Die beiden nachstehenden Fälle sollen die wesentlichen Regelungen des **neuen Betreuungsrechts** darstellen und zeigen, ob die oben aufgezählten Schwächen beseitigt werden konnten:

✓ **Fall 1:** Nachbarn fällt auf, daß der völlig alleinstehende, 80jährige Rentner Hans Huber mehr und mehr verwahrlost. Er wirkt unterernährt, seine Kleidung ist äußerst nachlässig und in seiner Wohnung türmt sich der Abfall. Dennoch lehnt er es standhaft ab, in ein Altersheim zu gehen. Die Nachbarn machen dem zuständigen Vormundschaftsgericht Mitteilung und verlangen, daß Herr Huber zwangsweise in einem Altersheim untergebracht wird. Werden sie mit dieser Forderung Erfolg haben?

✓ **Fall 2:** Herr Schulz, ein recht wohlhabender Geschäftsmann, bekämpft seinen Streß mehr und mehr mit Alkohol. Schließlich ist er völlig davon abhängig. In diesem Zustand geht er dazu über, seinen „Freunden" günstige Geschäfte anzubieten, die diese auch gerne abschließen. Sein eigenes Vermögen vermindert sich durch diese Geschäfte allerdings zusehends. Die Familie von Herrn Schulz fragt sich, was sie gegen diese Entwicklung tun kann.

Die Anordnung einer **Betreuung** kommt in Betracht, wenn ein Volljähriger seine Angelegenheiten ganz oder teilweise nicht mehr besorgen kann (§ 1896 BGB). Das Vormundschaftsgericht wird in solchen Fällen *von Amts wegen* tätig. Es ist also nicht notwendig, daß jemand einen Antrag stellt oder entsprechende Mitteilungen macht. Dies wird jedoch in der Praxis der häufigste Weg sein, auf dem das Vormundschaftsgericht von derartigen Angelegenheiten erfährt.

Allerdings wird nun Herr Huber (**Fall 1**) keinesfalls direkt vom Gericht in ein Altersheim eingewiesen. Zunächst muß der zuständige Richter vielmehr durch eine *persönliche Anhörung* des Betroffenen feststellen, ob und in welchem Umfang eine Betreuung erforderlich ist. Dabei gilt der Grundsatz der **Subsidiarität:** Reichen andere Hilfen, etwa von Familienmitgliedern oder caritativen Stellen, aus, so wird keine Betreuung angeordnet. Der Staat will sich mit dieser Entscheidung bewußt aus dem Bereich funktionierender sozialer Betreuung heraushalten.

Weiterhin besagt die Subsidiarität, daß ein Betroffener zu Zeiten voller Handlungsfähigkeit auch eigene Regelungen treffen kann. So kann er auch außerhalb der Familie bestimmten Personen seines Vertrauens Vollmachten einräumen. Reichen diese aus, so wird ebenfalls von der Anordnung einer Betreuung abgesehen. Für diese Regelungen hat sich der Begriff **Alterstestament** eingebürgert.

Bei der Lage des alleinstehenden Herrn Huber wird aber eine Betreuung notwendig sein, weil die Gefahr einer Verwahrlosung und schwerer gesundheitlicher Folgen nicht anders abgewendet werden kann. Im Gegensatz zum früheren Recht ist aber damit nicht notwendig eine Beschränkung der Geschäftsfähigkeit verbunden. Herr Huber könnte also zum Beispiel weiterhin seine Briefmarkensammlung verkaufen. Des weiteren wird die Anordnung der Betreuung auf diejenigen

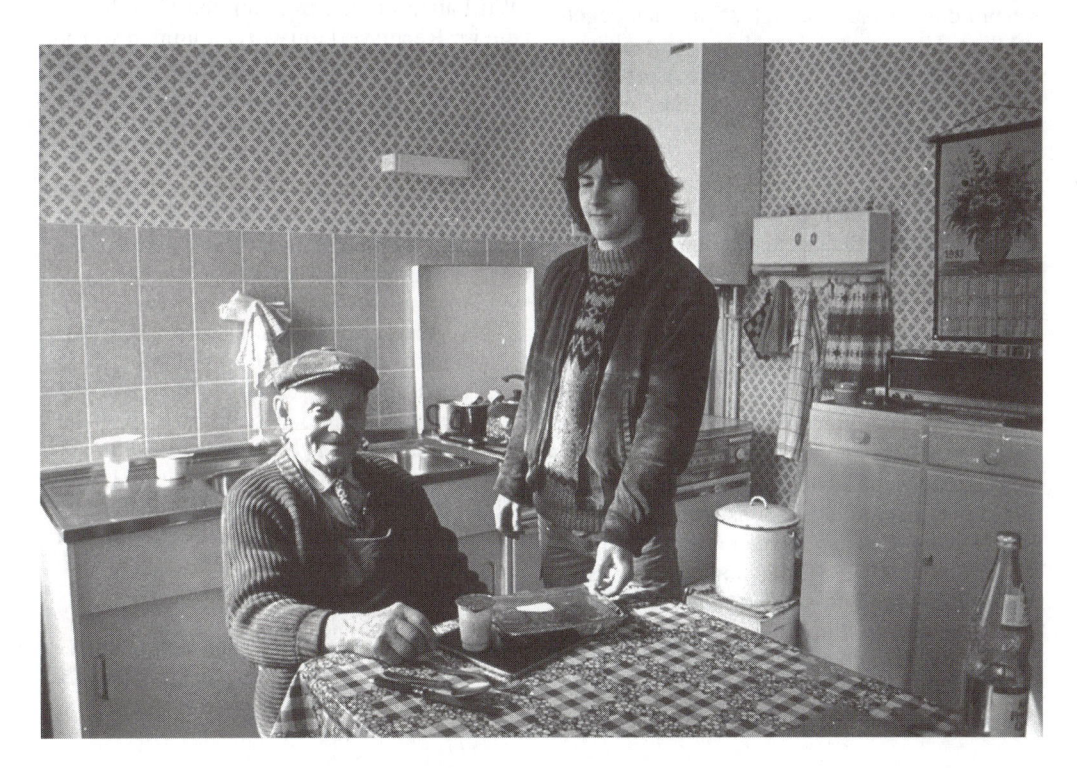

Abb. 5: Versorgung alter Menschen durch soziale Dienste (hier Sozialdienst Frankfurt)

Lebensbereiche beschränkt, für die sie erforderlich ist. Bei Herrn Huber werden das Personensorge und Aufenthaltsbestimmung sein. Durch diese Zurückhaltung soll vor allem das Selbstbestimmungsrecht des Betreuten so weit als möglich gewahrt werden.

Das unpersönliche Verfahren des früheren Rechts soll dadurch vermieden werden, daß nach Möglichkeit eine Einzelbetreuung erfolgt. Hierfür sollen geeignete Privatpersonen, Mitglieder eines Betreuungsvereins oder einer Betreuungsbehörde gewonnen werden. So weit als möglich soll der Wunsch des Betroffenen auch bei der Auswahl des Betreuers berücksichtigt werden.

Der Betreuer des Herrn Huber muß nun darüber entscheiden, ob eine Unterbringung in einem Altersheim notwendig ist oder ob weniger einschneidende Maßnahmen – etwa eine Versorgung von Herrn Huber mit Essen in seiner bisherigen Wohnung und deren regelmäßige Reinigung durch geeignete Kräfte – ausreichen. Ist der Aufenthalt in einem Heim mit freiheitsentziehenden Maßnahmen verbunden – dazu genügt schon das regelmäßige Versperren der Haustüre während der Nacht – so muß eine derartige Anordnung des Betreuers durch das Vormundschaftsgericht genehmigt werden.

Im **Fall 2** wird Herr Schulz als Alkoholiker vermutlich so uneinsichtig sein, daß seine Familie allein die bestehenden Probleme nicht lösen kann. So wird auch hier die Errichtung einer Betreuung – und zwar für den Bereich der Vermögenssorge – in Betracht kommen. Das allein könnte aber die Verschleuderung des Vermögens durch Herrn Schulz nicht wirksam verhindern: Denn er bleibt ja, wie wir gesehen haben, geschäftsfähig und könnte somit weiterhin die für seine „Freunde" so günstigen Geschäfte abschließen. Um das zu verhindern, sieht das Gesetz in § 1903 BGB den sogenannten **Einwilligungsvorbehalt** vor: Besteht die Gefahr, daß der Betreute durch Rechtsgeschäfte sein Vermögen erheblich gefährdet, so kann für deren Wirksamkeit die Zustimmung des Betreuers vorausgesetzt werden. Der Betreute wird dadurch zu einem beschränkt Geschäftsfähigen. Damit wird den für Herrn Schulz ungünstigen Geschäften ein Riegel vorgeschoben.

Insgesamt können wir uns merken: Eine Betreuung kommt nur dann und nur für diejenigen Lebensbereiche in Betracht, für die sie unumgänglich ist. Die Geschäftsfähigkeit des Betreuten bleibt erhalten, wenn nicht im Einzelfall ihre Einschränkung notwendig ist. Eine Unterbringung des Betreuten kommt nur bei seiner Selbstgefährdung oder bei seiner Behandlungsbedürftigkeit in Betracht, wenn mildere Mittel nicht ausreichen. Ihre Anordnung durch den Betreuer bedarf der Genehmigung des Vormundschaftsgerichts; sie muß in regelmäßigen Abständen überprüft werden.

3.1.4 Willenserklärung und Vertrag

Wir haben bereits viel von den Handlungen, die im Rechtsverkehr vorgenommen werden (den sogenannten Rechtsgeschäften), gehört. Die nachstehenden Fälle sollen noch einige wichtige Einzelheiten erörtern:

✓ **Fall 1:** In einer Zeitungsanzeige bietet ein Fotogeschäft Diafilme für 5,– DM pro Stück an. Franz, ein begeisterter Fotograf, liest die Anzeige am Nachmittag und ruft sofort dort an. Er erklärt, 10 dieser Filme kaufen zu wollen. Als ihm der Geschäftsinhaber mitteilt, diese seien bereits ausverkauft, antwortet Franz, das interessiere ihn nicht. Er habe soeben das Angebot des Geschäfts angenommen. Wenn nicht mehr geliefert werden könne, besorge er sich die Filme anderweitig und fordere Ersatz für den Preisunterschied. Kann Franz seine Forderung tatsächlich durchsetzen?

✓ **Fall 2:** In einem schriftlich abgeschlossenen Maklervertrag verpflichtet sich der Verkäufer eines Hauses, mit jedem vom

> Makler nachgewiesenen Interessenten, der den geforderten Preis bezahlen wolle, einen Kaufvertrag über das Haus abzuschließen. Falls er dies nicht tun werde, müsse er trotzdem die Maklerprovision zahlen. Genau diese Situation tritt ein. Kann der Makler seine Provision verlangen?

Es gibt **einseitige Rechtsgeschäfte** – hier führt, wie etwa bei einer Kündigung, eine Person eine Rechtsfolge herbei – und **mehrseitige Rechtsgeschäfte** – hier sind mindestens zwei Personen beteiligt. Das Herbeiführen der Rechtsfolgen bezeichnet man als **Willenserklärung.**

Im **Fall 1** kann der Fotograf Franz keinen Ersatz für den Preisunterschied verlangen. Es fehlt hier nämlich noch an einer Willenserklärung des Inhabers des Fotogeschäfts. Zeitungsanzeigen richten sich ja an einen Personenkreis, dessen Größe und Interesse nicht ohne weiteres absehbar ist. Daher geht man davon aus, daß derjenige, der eine Anzeige erscheinen läßt, sich dadurch noch nicht binden will. Er will vielmehr nur sehen, wer seine Waren überhaupt kaufen möchte. Der Anruf des Fotografen Franz ist deshalb erst das *Angebot*, einen Kaufvertrag über die Filme abzuschließen. Der Inhaber nimmt dieses Angebot aber nicht an, was er ja im Rahmen der Abschlußfreiheit jederzeit darf. Damit kommt ein Vertrag nicht zustande. Eine Pflicht zur Zahlung des Preisunterschieds als Schadensersatz entsteht nicht.

Dieser Fall hat uns gleichzeitig das Wesen eines **Vertrages** verdeutlicht: Er kommt durch zwei übereinstimmende Willenserklärungen zustande, die als *Angebot* und *Annahme* bezeichnet werden. Die Vertragspartner sind sich dann darüber einig, einen bestimmten rechtlichen Erfolg gemeinsam erreichen zu wollen. Ihre Rechte und Pflichten regeln sie entweder im Rahmen der Vertragsfreiheit selbst oder nehmen dafür die vorgegebenen Modelle des Gesetzes an. Selbstverständlich können auch mehr als zwei Personen einen Vertrag schließen. Dazu müssen wir nur an eine Gemeinschaftspraxis mehrerer Ärzte denken. Die übereinstimmenden Willenserklärungen müssen dann eben zwischen allen Vertragspartnern vorliegen.

Noch etwas zeigt uns der Fall: Die Person, mit der wir einen Vertrag schließen wollen, kann anwesend oder auch nicht zugegen sein, wenn wir unser Angebot abgeben. Hier hat Franz mit dem Geschäftsinhaber telefoniert. Das ist einem Angebot unter Anwesenden gleichgestellt, weil beide Personen ja unmittelbar Kontakt miteinander haben. Ein Angebot unter Anwesenden kann nur sofort angenommen werden, wenn nicht im Einzelfall eine Überlegungsfrist vereinbart wird.

Angebote gegenüber Abwesenden (z.B. eine schriftlich geäußerte Kaufabsicht) können nur in einer den Umständen nach angemessenen Frist angenommen werden.

Fall 2 führt uns zum Problem der **Formfreiheit:** Grundsätzlich können Verträge *formfrei*, also *mündlich*, wirksam geschlossen werden. Auf die Bedeutung des Geschäfts seinem Wert nach kommt es dabei nicht an. Ein Kaufvertrag kann mündlich beispielsweise wirksam über eine Zeitung für 0,50 DM ebenso wie über Möbel für 200 000,– DM abgeschlossen werden. Zur Beweissicherung empfiehlt sich aber bei allen bedeutenderen Geschäften die Schriftform.

Eine Reihe von Vereinbarungen hält der Gesetzgeber allerdings für so bedeutend, daß er für ihre Wirksamkeit bestimmte **Formvoraussetzungen** geschaffen hat. So bedarf nach § 313 BGB ein Vertrag über den Kauf bzw. Verkauf eines Grundstücks notarieller Beurkundung. Neben der Beweissicherung will der Gesetzgeber durch die notarielle Beteiligung vor allem eine hinreichende Beratung bei so bedeutenden Geschäften sichern.

Aus diesem letzten Grund erhält der Makler hier auch keine Provision. Denn durch eine entsprechende Verpflichtung wäre der Verkäufer indirekt zum Vertragsschluß gezwungen, ohne daß ihn zuvor der Notar beraten hätte. Deshalb werden auch alle

Vereinbarungen, die im Hinblick auf ein Grundstück nur indirekt einen Verkaufs- oder Kaufzwang auslösen könnten, denselben Formvorschriften wie der Grundstückskaufvertrag unterworfen. Willenserklärungen können aber auch schon Wirkung entfalten, wenn sie nur von einer Person abgegeben sind. Dabei handelt es sich um die einseitigen Rechtsgeschäfte, bei denen die Erklärung nur der einen Seite schon die gewünschten Rechtsfolgen herbeiführt. Zu denken ist insbesondere an Gestaltungsrechte wie die Kündigung eines Vertrages.

Zusammenfassend können wir uns merken: Das Handeln im Rechtsverkehr geschieht durch Willenserklärungen, die gegenüber Anwesenden oder Abwesenden abgegeben werden können. Kann eine bestimmte Rechtsfolge nur durch übereinstimmende Willenserklärungen erreicht werden, spricht man von einem Vertrag.

3.1.5 Die Stellvertretung

Wie wir bereits behandelt haben, kann nicht jede rechtsfähige Person selbst im Rechtsverkehr handeln. Geschäftsunfähige Menschen sowie in den meisten Fällen auch die beschränkt geschäftsfähigen haben dafür einen gesetzlichen Vertreter. Auch die juristischen Personen bewirken ihre Rechtshandlungen mit Hilfe gesetzlicher Vertreter wie z.B. dem Vorstand eines eingetragenen Vereins.

Daneben gibt es auch noch eine *gewillkürte Vertretung*. Hier bevollmächtigt eine an sich handlungsfähige Person jemanden, für sie aufzutreten. Der Vertreter schließt dann die Rechtsgeschäfte im Namen des Vertretenen ab. Ihn selbst treffen die Wirkungen des betreffenden Rechtsgeschäfts nicht, wenn er ordnungsgemäß auf den Umstand der Vertretung hinweist und sich im Rahmen seiner Vollmacht hält.

3.2 Schadensersatzrecht

XX

3.2.1 Vertragliche Ansprüche

Wie wir im letzten Kapitel gesehen haben, wird ein Vertrag zur Erreichung eines bestimmten Ziels abgeschlossen. Kauft jemand bei einem Händler Möbel, so will er die Möbel und der Händler das Geld dafür bekommen. Erfüllt nun ein Vertragspartner seine Pflichten nicht, so kann man die entsprechende Leistung notfalls mit einer Klage durchsetzen. Was aber ist mit den sonstigen Folgen, die ein vertragswidriges Verhalten noch haben kann?

✓ **Fall 1:** Der Röntgenarzt Dr. Alt vereinbart, als sein altes Gerät endgültig defekt ist, mit einer Firma die Lieferung eines neuen Röntgengeräts an ihn bis spätestens 15. Januar. Trotzdem liefert die Firma das Gerät erst Anfang Februar. In der Zwischenzeit muß Dr. Alt seine Praxis schließen, wodurch er einen Verdienstausfall von 15 000,- DM hat. Muß die Firma an Dr. Alt 15 000,- DM bezahlen?

✓ **Fall 2:** Arnold Ängstlich läßt sich als Erwachsener bei dem praktischen Arzt Dr. Leichthin gegen Tetanus impfen. Die Impfung wird mittels einer Spritze durchgeführt. Diese Tätigkeit überträgt Dr. Leichthin auf seine Helferin Neu. Neu trifft bei der Impfung aus vermeidbarer Unkenntnis – sie hatte eine entsprechende Ausbildung – einen Nerv. Arnold Ängstlich, der jetzt zwar wirksam gegen Tetanus geschützt ist, kann dadurch einige Tage kaum noch sitzen und seinen Beruf als selbständiger Taxifahrer nicht ausüben. Da die Neu kein Geld hat, möchte er von Dr. Leichthin 1000,- DM Verdienstausfall. Besteht dieser Anspruch?

> ✓ **Fall 3:** Der Krankenpfleger Ferdinand Fröhlich möchte in einem Kaufhaus eine neue Stereoanlage kaufen. Doch er kommt gar nicht mehr in die betreffende Abteilung: Kurz hinter dem Eingang liegt seit über einer Stunde eine Bananenschale, auf der er ausrutscht und zu Fall kommt. Dabei zerreißt seine neue Hose im Wert von 120,– DM. Als er diese Summe vom Kaufhaus haben möchte, weist man ihn darauf hin, daß er mangels Vertrages keine Ansprüche habe. Ist diese Meinung richtig?

Im **Fall 1** muß die Firma an Dr. Alt 15 000,– DM als **Schadensersatz** wegen ihres Lieferverzugs bezahlen. Denn nach den Bestimmungen des BGB muß derjenige, der schuldhaft einen Vertrag nicht oder nicht ordnungsgemäß erfüllt, dem anderen Teil den dadurch entstehenden Schaden bezahlen.

Der andere Teil ist dabei so zu stellen, als ob der Vertrag ordnungsgemäß erfüllt worden wäre. Bei pünktlicher Lieferung hätte Dr. Alt nach dem 15. Januar wieder arbeiten können und einen entsprechenden Verdienst gehabt. Dieser Ausfall ist ihm auszugleichen.

Zwei Bestimmungen sind im Zusammenhang mit dem Schadensersatzanspruch besonders interessant:

- Häufig hat der Geschädigte Schwierigkeiten, die *Höhe* seines Schadens genau nachzuweisen. Dieses Problem stellt sich z.B. auch bei dem Verdienstausfall des Dr. Alt, da er weder Anzahl noch Umfang der ausgefallenen Behandlungen genau beweisen kann. Hier hilft § 287 der Zivilprozeßordnung (ZPO), der dem Gericht eine Schätzung des Schadens erlaubt.
- In unserem Fall war ein genauer Liefertermin bestimmt. Dann tritt der sogenannte **Verzug,** der einen Schadensersatzanspruch gibt, allein durch die Überschreitung dieses Termins ein. Fehlt eine solche Vereinbarung, muß man den Vertragspartner erst zur Leistung mahnen, um den Verzugseintritt herbeizuführen.

Fall 2 unterscheidet sich in entscheidenden Punkten vom vorangegangenen: Die geschuldete Leistung, die Impfung gegen Tetanus, ist ja pünktlich erbracht worden. Und der Vertragspartner des Ängstlich, Dr. Leichthin, hat die Spritze gar nicht selbst gegeben. Das führt uns zu zwei weiteren Problemen:

Schadensersatzansprüche entstehen nicht nur, wenn die geschuldete Leistung Fehler aufweist. Sie entstehen auch, wenn eine Seite ihre sogenannten *Nebenpflichten* verletzt. Nebenpflicht bei einer Impfung ist aber unter anderem, so zu impfen, daß keine unnötigen, zusätzlichen Folgen entstehen können.

Nach dem Sachverhalt des Falles wäre es der Neu möglich gewesen, bei sorgfältigem Vorgehen den Nerv nicht zu treffen. Die Verletzung einer Nebenpflicht liegt also vor.

Dr. Leichthin hat nun zwar nicht selbst schuldhaft gehandelt. Denn seine Helferin Neu hatte eine entsprechende Ausbildung, so daß er ihr die Durchführung der Impfung übertragen durfte. Seine Helferin ist aber zur Erfüllung seiner Verpflichtungen, nämlich zum Impfen, tätig. Sie ist in der Sprache des Gesetzes **Erfüllungsgehilfin** (§ 278 BGB). Dadurch muß Dr. Leichthin für ihr Verschulden einstehen. Er muß Ängstlich den Verdienstausfall bezahlen.

Im **Fall 3** ist zwar die Ansicht richtig, daß noch kein Vertrag abgeschlossen sei. Denn Ferdinand Fröhlich hat durch Betreten des Kaufhauses allein noch kein Angebot auf Abschluß eines Kaufvertrags abgegeben. Erst recht würde es noch an einer Annahme fehlen.

Dennoch tritt eine *vertragsähnliche Haftung* der Inhaber des Kaufhauses ein. Schon der engere Kontakt zweier zukünftiger Parteien, der sich im Vorfeld eines Vertragsabschlusses ergibt, führt zu dieser Haftung. Denn Fröhlich kann die Stereoanlage nur erwerben, wenn er das Kaufhaus betritt. Dadurch ist er aber den dort herrschenden Gefahren ausgesetzt.

In unserem Fall hat der dafür verantwortliche Angestellte des Kaufhauses seine „Ver-

kehrssicherungspflicht" verletzt. Der Eingangsbereich ist ja durch die dort liegende Bananenschale gefährlich geworden. Die Beseitigung dieser Gefahrenquelle ist schuldhaft unterblieben, weil innerhalb einer Stunde eine Überprüfung des Bereichs und eine Beseitigung der Schale zumutbar gewesen wäre. Ebenso wie im vorangegangenen Fall wird auch bei dieser Haftung das Verschulden der Erfüllungsgehilfen ihrem *Geschäftsherrn* – nämlich dem Kaufhaus – zugerechnet.

Aus diesen Fällen sehen wir also folgendes: Bei einer schuldhaften Verletzung vertraglicher Pflichten wird für den daraus entstehenden Schaden umfassend gehaftet. Diese Haftung gilt für Haupt- und Nebenpflichten und für Pflichtverletzungen des Vertragspartners und seiner Erfüllungsgehilfen gleichermaßen.

3.2.2 Deliktische Ansprüche

Einen Schaden kann man, wie wir uns vorstellen können, nicht nur einem Vertragspartner, sondern auch einem beliebigen Dritten zufügen. Wie ist dann die Haftung geregelt?

✓ **Fall 1:** Der 4-jährige Fritz entwischt in einem unbewachten Augenblick durch Überklettern des Zaunes aus dem elterlichen Garten. Auf der Straße sieht er ein nicht abgesperrtes Kinderfahrrad, das er sofort benützt. Da seine Fahrkünste aber noch mangelhaft sind, landet er in der Türe des Autos von Frau Schmid. Den Schaden in Höhe von 500,– DM möchte Frau Schmid von Fritz oder seinen Eltern erstattet bekommen. Erhält Frau Schmid ihr Geld?

✓ **Fall 2:** Der Taxifahrer Arnold Ängstlich aus dem vorangegangenen Kapitel fragt sich, ob er von Dr. Leichthin oder seiner Helferin Neu nicht auch ein angemessenes Schmerzensgeld verlangen könnte. Hat er derartige Ansprüche?

Verletzt jemand rechtswidrig und schuldhaft geschützte Rechtspositionen anderer, so muß er für den angerichteten Schaden haften. Das schreiben die Vorschriften des Deliktrechts im BGB vor. Voraussetzung dieser Haftung ist allerdings grundsätzlich die sogenannte **Deliktsfähigkeit** (§ 828 BGB). Einem Kind bis zur Vollendung des siebten Lebensjahres fehlt sie. Zwischen dem siebten und achtzehnten Lebensjahr richtet sie sich im Rahmen der Einsichtsfähigkeit nach den Umständen des Einzelfalls. Eine gewisse Durchbrechung dieses Grundsatzes bringt § 829 BGB, der bei einem nicht deliktsfähigen, aber hinreichend vermögenden Schädiger eine Haftung aus Billigkeitsgründen vorsieht.

Im **Fall 1** wird Frau Schmid wahrscheinlich kein Geld bekommen: Die Eltern des Fritz haften nicht, weil sie ihre Aufsichtspflicht nicht verletzt haben. Auch ein 4jähriges Kind muß im eingezäunten Garten nicht ständig im Auge behalten werden. Fritz haftet nicht, weil er nicht deliktsfähig ist. Es bleibt also nur die Hoffnung auf § 829 BGB.

Fall 2 zeigt uns weitere wichtige Einzelheiten der deliktischen Haftung: Deliktische Ansprüche können zusätzlich zu den vertraglichen bestehen.

Allerdings ist bei der deliktischen Haftung die Einstandspflicht für Hilfspersonen eingeschränkt. Man kann sich für ihr Verhalten entlasten (§ 831 BGB), wenn man sie sorgfältig ausgesucht und überwacht hat. Hat also die fachlich ausgebildete Helferin Neu bislang ordentlich gearbeitet, haftet Dr. Leichthin für ihr Verhalten nach Deliktsrecht nicht.

Die praktische Konsequenz kommt beim Schmerzensgeldanspruch (§ 847 BGB) zum Tragen: Schmerzensgeld gibt es nämlich nur aus der Deliktshaftung. Dadurch muß Dr. Leichthin *kein* Schmerzensgeld zahlen, wenn er sich entlasten kann. Der Anspruch besteht allein gegen seine Helferin Neu persönlich, wobei die Höhe des Schmerzensgeldes bei dieser Art von unangenehmen, aber folgenlos heilender Verletzungen bei Beträgen von 300,– DM bis 500,– DM liegen wird.

3.3 Rechtsprobleme bei der Behandlung Kranker

3.3.1 Rechtsnatur des Behandlungsvertrages

Ein **Behandlungsvertrag** ist in fast allen Fällen ein sogenannter *Dienstvertrag*. Dies gilt unabhängig davon, ob es sich um ambulante Behandlung in einer Arztpraxis oder um die Aufnahme in ein Krankenhaus handelt. Kennzeichen eines solchen Dienstvertrages ist es, daß (nur) die ordnungsgemäße Behandlung, nicht aber der Heilungserfolg vom Arzt oder Krankenhaus geschuldet wird. Denn auf die Heilung selbst kann der Arzt keinen Einfluß nehmen.

Einzige wichtige Ausnahme, bei der ein Erfolg geschuldet wird und deshalb eine Einordnung als *Werkvertrag* erfolgt, ist die Erbringung rein technischer Leistungen. Das kann die Anfertigung einer Zahnprothese sein.

Der Unterschied liegt darin, daß in letzterem Fall der Arzt für die ordnungsgemäße Brauchbarkeit seiner Leistung einzustehen hat.

Soweit im Einzelfall noch zusätzliche Nebenleistungen wie die Verköstigung erbracht werden müssen, beeinflussen sie die Rechtsnatur des Behandlungsvertrages nicht.

3.3.2 Rechtsbeziehungen zwischen Patient, Krankenhaus, Arzt, Hilfsperson

XX

Welche Probleme können nun im Einzelfall bei der Durchführung ärztlicher Behandlungen auftreten?

✓ **Fall 1:** Leopold Langsam war bisher zweimal als Privatpatient bei dem Zahnarzt Dr. Huber in Behandlung. Seine Zahlungsmoral entsprach dabei seinem Namen: Einmal mußte er dreimal gemahnt werden, im zweiten Fall ließ er sich sogar verklagen.
Nun will er seinen Zahnstein entfernen lassen. Als sich Dr. Huber unter Hinweis auf die bisherigen Schwierigkeiten bei der Rechnungsbegleichung weigert, ihn zu behandeln, meint Langsam, darauf habe er schließlich einen Anspruch. Hat er recht?

✓ **Fall 2:** In einem kleinen Krankenhaus wird den Patienten keine Gelegenheit zur Verwahrung ihres Geldes gegeben. Sie werden nur allgemein auf die Gefahr des Diebstahls hingewiesen und gebeten, keine großen Beträge aufzubewahren. Dennoch hat Frau Maier, eine Kassenpatientin, 250,– DM in ihrer Nachttischschublade. Ein in Geldschwierigkeiten befindlicher Krankenpfleger nutzt die Gelegenheit und stiehlt die 250,– DM.
Nach Aufdeckung des Sachverhalts meint Frau Maier, für das Verhalten des Pflegers hafte ihr das Krankenhaus ohnehin vertraglich. Ist das richtig?

✓ **Fall 3:** Der niedergelassene Arzt Dr. Klein fürchtet vor allem eines: einmal für einen Kunstfehler zu haften. Um seinen Patienten den Nachweis zu erschweren, dokumentiert er seine Behandlungen nur äußerst unzureichend. Als schließlich einmal ein Patient wegen eines angeblichen Kunstfehlers gegen ihn klagt, vermag der vom Gericht eingeschaltete Sachverständige aus der von Dr. Klein vorgelegten Dokumentation naturgemäß keine Erkenntnisse zu gewinnen. Welche Folgen hat das?

✓ **Fall 4:** Der Patient eines Hautarztes, der an einem ansteckenden Ausschlag leidet, nimmt die ihm verschriebenen Medikamente, obwohl er sie verträgt, nicht ein. Nach mehreren Mahnungen beendet der Hautarzt die Behandlung, obwohl sich das Krankheitsbild nicht gebessert hat. Durfte er das?

Fall 1 verdeutlicht uns, daß die Grundsätze der *Abschlußfreiheit* auch im Arztrecht gelten. Weder ein Arzt noch ein Krankenhaus ist grundsätzlich verpflichtet, die Behandlung eines Patienten zu übernehmen. Allerdings erfährt dieser Grundsatz zahlreiche Durchbrechungen: Eine **Behandlungspflicht** besteht nämlich, wenn

- ein Notfall vorliegt, also aus medizinischer Sicht nicht gewartet werden kann, bis der Patient eine andere Gelegenheit zur Behandlung findet;
- sie gegenüber Dritten vertraglich übernommen worden ist. (Beispiel: Ein Krankenhausträger verpflichtet sich gegenüber einer gesetzlichen Kasse, deren Mitglieder zu behandeln.)

Standesrechtlich ist der Arzt allerdings gehalten, eine Behandlung nur aus sachlichen Gründen abzulehnen. Neben einer bisher schlechten Zahlungsmoral wie im Fall 1 können dafür vor allem folgende Gründe in Betracht kommen:

- Auslastung der Praxis durch bereits in Behandlung befindliche Patienten,
- ein erkennbar mangelhaftes Vertrauensverhältnis bei früheren Behandlungen,
- ein Wissens- oder Ausrüstungsstand, der für die vorgesehenen Maßnahmen nicht ausreicht.

Fall 2 gibt uns zunächst Anlaß, die vertraglichen Beziehungen zwischen den Patienten auf der einen Seite und Krankenhäusern, Ärzten und Hilfspersonen auf der anderen Seite darzustellen. Ein Patient kann *Privatpatient* oder *Kassenpatient* sein.

Privatpatienten sind alle Personen, die nicht in einer gesetzlichen Krankenkasse versichert sind (z.B. Beamte und Angehörige freier Berufe) oder die für die betreffende Behandlung Leistungen ihrer gesetzlichen Krankenkasse nicht erhalten oder nicht in Anspruch nehmen. Der letztere Fall liegt auch vor, wenn ein Kassenpatient trotz Aufforderung seinen Krankenschein oder seine Versicherungskarte nicht vorlegt.

Privatpatienten schließen ihren Behandlungsvertrag selber mit dem Arzt oder Krankenhaus ab. Die Vergütung, die sie für ihre Behandlung bezahlen müssen, richtet sich nach den jeweiligen Gebührenordnungen für Ärzte und Zahnärzte und nach den von den Krankenhäusern festgesetzten Pflegesätzen.

Kassenpatienten sind alle bei einer gesetzlichen Krankenkasse versicherten oder mitversicherten Personen, die deren Leistungen (durch Vorlage des Krankenscheins oder der Versicherungskarte) in Anspruch nehmen.

Kassenpatienten müssen Arzt oder Krankenhaus nicht direkt bezahlen. Hier hat die jeweilige Kasse mit den Ärzten und Krankenhäusern Vereinbarungen getroffen, die deren Vergütung regeln. Die Zahlung des Kassenpatienten ist in seinen monatlichen Krankenkassenbeiträgen enthalten.

Der Patient hat aber einen eigenen Anspruch auf Behandlung. Die näheren Einzelheiten ergeben sich aus den entsprechenden Bestimmungen der Sozialgesetze, die im neuen Sozialgesetzbuch zu finden sind.

Unterschiede zwischen Privat- und Kassenpatienten ergeben sich vor allem durch die Möglichkeit der Privatkassen, bestimmte Risiken auszuschließen oder höhere Beiträge zu nehmen sowie durch den Anspruch des Privatpatienten auf Chefarztbehandlung.

Beim **Krankenhausaufnahmevertrag** unterscheidet man noch den *„totalen Krankenhausaufnahmevertrag"* und den *„gespaltenen Arzt-Krankenhaus-Vertrag"*. Im ersten Fall bestehen vertragliche Beziehungen nur zum Krankenhausträger. Dieser schuldet dem Patienten alle Leistungen, also auch die der Ärzte und des Pflegepersonals. Diese Leistungen werden dann durch entsprechende Personen erbracht, die beim Krankenhausträger beschäftigt sind. Im Rechtssinne spricht man von Erfüllungsgehilfen.

Im zweiten Fall bestehen zwei Verträge: Einer mit dem Krankenhausträger über die stationäre Unterbringung und einer mit dem Arzt über dessen Leistungen (Belegarztsystem).

Die Leistungen, die ein Arzt seinem Patienten aus dem Behandlungsvertrag schuldet, können sehr verschiedenartig sein. Einige häufig auftretende Pflichten können aber doch herausgearbeitet werden: Stellung der Diagnose, Ermittlung der angezeigten Therapie, ausreichende Aufklärung des Patienten, kunstgerechte Durchführung der gebotenen Behandlung und Erstellung einer ausreichenden Dokumentation.

Bei der Krankenhausaufnahme wird über die ärztliche Behandlung hinaus vor allem die stationäre Unterbringung, eine sachgerechte Verpflegung und die Durchführung der notwendigen Pflegemaßnahmen geschuldet.

Hinzu kommen, wie bei fast jedem Vertrag, Nebenpflichten. Diese Nebenpflichten bestehen allgemein formuliert darin, das Ziel der jeweiligen Behandlung zu fördern und dafür Sorge zu tragen, daß der Patient keine vermeidbaren Schäden erleidet.

An diesem Punkt setzt nun die Lösung des **Falles 2** ein: Die Diebstahlsgefahr in Krankenhäusern ist wegen der dort herrschenden Gegebenheiten (viel Publikumsverkehr, gute Zugänglichkeit der Zimmer, häufige Abwesenheit der Patienten) groß. Deshalb muß der Träger eines Krankenhauses den Patienten für Geld und sonstige Wertsachen eine sichere Aufbewahrungsmöglichkeit bieten. Das kann z.B. eine Hinterlegung bei der Verwaltung oder ein abschließbares Fach im Zimmer sein. Da in unserem Fall nichts in dieser Richtung unternommen wurde, haftet der Krankenhausträger gegenüber Frau Maier. Frau Maier muß sich aber ein *Mitverschulden* (§ 254 BGB) anrechnen lassen, weil sie ohne vernünftigen Grund einen so großen Geldbetrag bei sich hatte. Sie bekommt also nur einen Teil ihres Geldes wieder.

Im übrigen ist ihre Ansicht, der Krankenhausträger müßte nicht nur für seine eigene schlechte Organisation, sondern auch für das Verhalten seines Pflegers haften, falsch. Zwar muß im Rahmen eines Vertrages grundsätzlich für schuldhaftes Verhalten der Erfüllungsgehilfen eingestanden werden. Das bezieht sich aber nur auf die Arbeit des Erfüllungsgehilfen, nicht auf sein privates Verhalten, wozu der Diebstahl von Geld gehört. Sonst aber gilt:

Für jedes schuldhafte Fehlverhalten von Erfüllungsgehilfen im *Rahmen eines Vertrages* haftet der jeweilige Vertragspartner. Das gilt selbst dann, wenn ein Erfüllungsgehilfe eigenmächtig oder verbotswidrig handelt, solange er nur die vertragliche Leistung erbringen will. Leitet also eine Krankenschwester eigenmächtig und in Abwesenheit eines Arztes von sich aus schon einmal eine Narkose ein und macht dabei Fehler, so muß der Krankenhausträger dafür einstehen. Allerdings müssen die Hilfspersonen je nach dem Umfang ihres Verschuldens aus ihrem Arbeitsvertrag heraus dem Arbeitgeber für ihre Fehler einstehen. Diese Haftung wird als Regreßanspruch des Arbeitgebers bezeichnet und wird im Kapitel „Arbeitsrecht" (☞ 4.4.1) näher behandelt.

Ein letztes Problem bei der Haftung ergibt sich indirekt schon aus den bisherigen Ausführungen: Alle Hilfspersonen, also Arzthelferinnen, Pfleger, aber auch die im Krankenhaus angestellten Ärzte, haben zum Patienten *keine vertraglichen* Beziehungen. Wegen der Verletzung vertraglicher Pflichten können sie deshalb direkt dem Patienten gegenüber nicht haften. Unberührt bleibt aber ihre Haftung aus deliktischen Ansprüchen.

Fall 3 führt uns zu einem wichtigen Teilbereich der Pflichten von Arzt oder Krankenhaus gegenüber den Patienten, nämlich der **ärztlichen Dokumentationspflicht.** Über Diagnose und Behandlung muß der Arzt nach seinem Standesrecht eine ordnungsgemäße, insbesondere vollständige, Kartei führen. Der Patient hat auch ein Recht auf Einsicht in diese Unterlagen, soweit es sich um objektive Daten handelt (z.B. Behandlungstermine, Befunde, durchgeführte Behandlungen oder verordnete Medikamente). *Subjektive Notizen* (Verdachtsdiagnose, persönliche Wertung des Arztes oder Mitteilungen Dritter) unterliegen dagegen keinem Einsichtsrecht.

Wichtiger als dieses Einsichtsrecht ist aber die Bedeutung der Dokumentationspflicht bei Haftungsansprüchen des Patienten. Der Patient ist fast immer Laie und deshalb weitgehend hilflos. Denn von sich aus wird er über das Verhalten des Arztes nur wenig vortragen können, was einem Sachverständigen einen nachträglichen Vollzug des Behandlungsablaufs ermöglicht. Um das Verhalten des angegriffenen Arztes beurteilen zu können, ist der Sachverständige also auf hinreichend ausführliche und aussagekräftige Unterlagen angewiesen. Diese sollen durch die ärztliche Dokumentation gesichert werden.

Dr. Klein meint nun offenbar, durch eine unzureichende Dokumentation dem Patienten den Nachweis eines Kunstfehlers abschneiden zu können. Sein Verhalten kehrt sich allerdings nach der Rechtsprechung gegen ihn: Je lückenhafter seine Dokumentation nämlich war, desto mehr kehrt sich die Beweislast gegen ihn. Das kann soweit führen, daß Dr. Klein beweisen muß, seinen Patienten kunstgerecht behandelt zu haben. Angesichts seiner mangelhaften Unterlagen wird ihm das kaum mehr möglich sein.

Fall 4 schließlich stellt uns vor die Frage, wann ein Behandlungsvertrag beendet werden kann. Dabei muß man zwischen einer Beendigung durch den Patienten und einer Beendigung durch den Arzt bzw. das Krankenhaus unterscheiden: Der Patient kann den Vertrag immer beenden.

Arzt bzw. Krankenhaus dürfen einen Behandlungsvertrag beenden, wenn

- die Behandlung ausgeführt worden ist,
- der Patient dem Behandlungsziel grob zuwiderhandelt oder
- das Vertrauensverhältnis nachhaltig aus sonstigen Gründen gestört ist.

In unserem Fall durfte daher der Hautarzt die weitere Behandlung abbrechen.

Zusammenfassend ergibt sich folgendes:

Auch bei der Krankenbehandlung gilt der Grundsatz der Abschlußfreiheit für Behandlungsverträge. Inhalt der Behandlungsverträge ist in erster Linie die ordnungsgemäße Behandlung und – beim Krankenhaus – Versorgung des Patienten. Die Person des Vertragspartners unterscheidet sich beim *Privat-* und beim *Kassenpatienten*. Arzt und Krankenhausträger haften für Verschulden ihrer Hilfspersonen, die ihrerseits keine vertraglichen Beziehungen zum Patienten haben.

Die *ärztliche Dokumentationspflicht* soll in erster Linie eine Nachvollziehbarkeit der durchgeführten Behandlung sichern. Die *Beendigung* eines Behandlungsvertrags ist dem Patienten immer, dem Arzt oder Krankenhaus nur aus triftigen Gründen möglich.

3.3.3 Rechtsbeziehung zwischen Arzt, Krankenhaus und Krankenkasse

In diesem Kapitel soll nur ein kurzer Überblick über die wichtigsten Regelungen in diesem Bereich gegeben werden:

Wird ein *Privatpatient* bei einem Arzt oder in einem Krankenhaus behandelt, so entstehen keine vertraglichen Beziehungen des Arztes oder Krankenhauses zu der privaten Krankenkasse dieses Patienten. Der Privatpatient selbst bezahlt also seine Arzt- oder Krankenhausrechnung und reicht sie bei seiner Versicherung ein. Rechtlich möglich und bei Krankenhausaufenthalten üblich ist es aber, daß der Privatpatient seine Ansprüche an den Krankenhausträger abtritt, der dann direkt mit der Krankenkasse abrechnet.

Will ein Arzt oder Zahnarzt diejenigen Gebühren, die er nach den gesetzlichen Bestimmungen in Rechnung stellen kann, überschreiten, so muß er vor der Behandlung mit dem Patienten eine *Honorarvereinbarung* treffen. Durch die große Konkurrenz unter den Ärzten sind solche Vereinbarungen sehr selten geworden.

Einen *Kassenpatienten* darf nur der Arzt oder Zahnarzt mit Kassenzulassung behandeln. Der Honoraranspruch des Arztes entsteht dann direkt gegen die betreffende Krankenkasse und wird durch Vorlage des *Krankenscheins* nachgewiesen. Über die Zulassung als Kassenarzt regeln die Krankenkassen die ärztliche Versorgung. Nach den Bestimmungen des Gesundheitsstrukturgesetzes können sie dabei Bewerber nicht nur auf bislang schlechter versorgte Gebiete verweisen, sondern die Zulassung auch insgesamt zahlenmäßig begrenzen. Schließlich ist für Kassenärzte ab 1999 auch eine Altersgrenze, nämlich 68 Jahre, vorgesehen.

Eine Krankenhausbehandlung von Kassenpatienten erfolgt mit Ausnahme von Notfällen nur in den *Vertragskrankenhäusern*. Das sind diejenigen Krankenhäuser, die mit der betreffenden gesetzlichen Krankenkasse entsprechende vertragliche Regelungen getroffen haben.

3.3.4 Eine Besonderheit: Geschäftsführung ohne Auftrag

✓ **Fall:** Die 10jährige Schülerin Sabine darf zu ihrer Freundin in den Nachbarort radeln. Dort stürzt sie und verletzt sich erheblich am Knie. Der im Nebenhaus praktizierende Arzt Dr. Schulz sieht den Vorfall zufällig und holt Sabine, deren Eltern privat versichert sind, in die Praxis. Nachdem er die Eltern telefonisch nicht erreichen kann, behandelt er Sabine. Als die Eltern am Abend davon hören, erklären sie Dr. Schulz, daß sie die Behandlung ihrer Tochter nicht genehmigen würden. Sie seien früher auch nicht wegen eines aufgeschlagenen Knieszum Arzt gegangen. Hat Dr. Schulz dennoch Aussichten, zu seinem Geld zu kommen?

Ansprüche aus einem Behandlungsvertrag hat Dr. Schulz nicht. Denn die 10jährige Sabine ist nur beschränkt geschäftsfähig. Durch den Abschluß eines Behandlungsvertrages würde sie auch Verpflichtungen zur Honorarzahlung eingehen. Daher ist ein solcher Vertrag zunächst schwebend unwirksam und nach der Verweigerung der Genehmigung durch die Eltern endgültig unwirksam. Dr. Schulz hat aber Vergütungsansprüche auf das übliche Honorar aus sogenannter „Geschäftsführung ohne Auftrag". Denn es wäre nach dem Unfall Sache der Eltern gewesen, für die Behandlung ihrer Tochter zu sorgen. Da die Eltern nicht erreichbar waren, durfte Dr. Schulz statt der Eltern so handeln, wie es vermutlich vernünftige Eltern getan hätten. Hier wäre aber eine ärztliche Versorgung angebracht gewesen, weil die Verletzung erheblich war.

Besondere Bedeutung hat die Geschäftsführung ohne Auftrag auch dann, wenn Patienten bewußtlos in ärztliche Behandlung gelangen. Sie dürfen dann so behandelt werden, wie es aus vernünftiger Sicht geboten ist.

3.4 Das Familienrecht

3.4.1 Grundzüge des Scheidungs- und Unterhaltsrechts

Scheidungs- und Unterhaltsrecht haben in der Praxis so große Bedeutung, daß mit dem nachstehenden Fall die wichtigsten Grundlagen dargestellt werden sollen:

✓ **Fall:** Hans Huber ist mit Hanna Huber verheiratet; sie haben zwei Kinder im Alter von 5 und 9 Jahren. Hans Huberist als Vertreter tätig und erzielt ein monatliches Nettoeinkommen von ca. 4000,– DM, während Hanna Huber halbtags als Krankenschwester arbeitet und dadurch ca. 1200,– DM verdient.
Als Hans Huber außereheliche Beziehungen eingeht, will Hanna Huber sich scheiden lassen. Sie meint, infolge des Verschuldens ihres Mannes werde das

> kein Problem sein. Auch müsse er doch allen Unterhalt zahlen. Außerdem meint Hanna Huber, sie werde sicherlich an der Rente ihres Mannes und an seinem Vermögenszuwachs teilhaben. Ist diese Auffassung so richtig?

Seit 1977 gilt für **Ehescheidungen** nicht mehr der Verschuldensgrundsatz. Einzig und allein entscheidend ist vielmehr die **Zerrüttung** einer Ehe. Ist sie eingetreten, wird geschieden. Für die Feststellung der Zerrüttung spielen die bisherige Zeit des Getrenntlebens der Ehegatten und die Frage, ob *übereinstimmend* die Scheidung gewollt ist, eine Rolle.

Bei einer Trennung von weniger als einem Jahr soll im Regelfall noch nicht geschieden werden. Bei Trennungszeiten zwischen einem und drei Jahren *und* übereinstimmendem Scheidungsbegehren wird geschieden; bei einer Trennung von mehr als drei Jahren geht dies in der Regel auch gegen den Willen des anderen Ehegatten.

In unserem Fall entscheiden also die näheren Umstände, wann die Scheidung ausgesprochen wird.

Nach Beendigung der Ehe muß sich jeder Partner grundsätzlich selbst aus seinem Einkommen und Vermögen unterhalten. Nur wenn er das nicht kann, hat er einen **Unterhaltsanspruch.** Dabei müssen für die Nichtaufnahme von Arbeit aber wichtige Gründe, wie etwa Kindererziehung, vorliegen.

Hat ein Ehegatte aber, wie Hanna Huber, trotz der Erziehung von Kindern während der Ehe gearbeitet, dann muß er dies grundsätzlich auch weiterhin tun. Eine Ausnahme gilt nur, wenn durch die Scheidung diejenigen Voraussetzungen – etwa Kinderbetreuung durch die Schwiegereltern – entfallen, die die Berufstätigkeit zuvor ermöglicht hatten. Kann Hanna Huber ihre Halbtagsstelle beibehalten, so hat sie nur einen ergänzenden Unterhaltsanspruch gegen ihren früheren Mann.

Die Höhe des Unterhaltsanspruchs richtet sich nach den bisherigen Lebensverhältnissen, deren Zuschnitt jedem Partner so weit wie möglich erhalten bleiben soll.

Kinder sind mit ihren Eltern in *gerader* Linie verwandt. Für Verwandte in gerader Linie besteht die Pflicht, sich gegenseitig Unterhalt zu leisten, soweit dies nötig ist. Hans Huber wird also seinen beiden Kindern Unterhalt zahlen müssen. Von ihrer Mutter Hanna Huber erhalten die Kinder dagegen, obwohl sie auch verdient, kein Geld. Sie kommt ihrer Unterhaltspflicht bereits durch die Erziehung nach.

Im Falle einer Scheidung wird das **Sorgerecht** nicht automatisch der Mutter zugesprochen. Entscheidend ist vielmehr allein das Wohl des Kindes. Bei einer Sachlage wie im beschriebenen Fall wird das Kindeswohl aber regelmäßig eine Erziehung durch die Mutter erfordern.

Auch Ansprüche auf **Altersversorgung** aus der Ehezeit werden im Fall einer Scheidung aufgeteilt. Der Gesetzgeber geht davon aus, daß jede Tätigkeit der Ehegatten – also Berufstätigkeit, Teilzeitarbeit oder Arbeit als Hausfrau – gleichwertig ist. Deshalb werden die Ansprüche auf Altersversorgung in zwei Hälften geteilt. Hat einer der Ehegatten tatsächlich höhere Ansprüche erworben, so muß er den Unterschiedsbetrag an den anderen übertragen.

Hat ein Ehepaar schließlich in der sogenannten **Zugewinngemeinschaft** gelebt – diesen Güterstand sieht das Gesetz vor, wenn nichts anderes vereinbart wird –, so wird auch der Vermögenszuwachs der Ehepartner während der Ehezeit ausgeglichen. Ist das Vermögen des einen Ehegatten etwa um 30 000,– DM, das des anderen nur um 10 000,– DM gewachsen, so besteht ein Unterschied von 20 000,– DM. Von diesem Unterschiedsbetrag muß der Ehegatte mit dem höheren Zuwachs dem anderen die *Hälfte*, hier also 10 000,– DM, zahlen. Damit ist das Vermögen beider Ehegatten dann im Ergebnis um denselben Betrag, nämlich 20 000,– DM, gestiegen.

3.4.2 Die Stellung der Eltern

✗

Im Rahmen einer funktionierenden Ehe erziehen Eltern ihre Kinder gemeinsam. Die *elterliche Sorge* (§ 1626 BGB) umfaßt dabei sowohl die Personen- als auch die Vermögenssorge. Die **Personensorge** beinhaltet nicht nur die Regelung des Umgangs des Kindes. Unter sie fallen auch die Gesundheitsfürsorge – also die Gewährleistung ärztlicher Betreuung für das Kind –, die Erziehung im ethischen und religiösen Bereich und die Einübung des Sozialverhaltens. Die **Vermögenssorge** besagt, daß ein Kind zwar eigene Geldmittel haben kann, die Eltern jedoch zum Nutzen der Kinder darüber verfügen dürfen. Besonders bedeutsame Rechtsgeschäfte wie etwa Grundstücksgeschäfte für das Kind bedürfen einer gerichtlichen Genehmigung.

Die elterliche Sorge dauert rechtlich solange an, bis das Kind volljährig ist. Verständige Eltern gewähren ihren Kindern jedoch mit zunehmender Reife unabhängig von der Gesetzeslage zunehmend eigene Spielräume.

Nach einer Scheidung wird das elterliche Sorgerecht zwar meistens bei einem Elternteil – fast immer der Mutter – liegen. Falls die Eltern dies wünschen und das Kindesinteresse nicht entgegensteht, kann jedoch auch ein gemeinsames elterliches Sorgerecht beibehalten werden.

Bei nichtehelich geborenen Kindern steht das elterliche Sorgerecht ausschließlich der Mutter zu. Dies gilt auch für Kinder aus nichtehelichen Lebensgemeinschaften. Stellt der Umgang mit den Kindern auch während der „guten Tage" einer solchen Lebensgemeinschaft kein Problem dar, so beschränkt sich bei ihrem Scheitern das „Recht" der Väter oft auf die Erfüllung der Unterhaltspflicht.

Einige abschließende Bemerkungen seien in diesem Abschnitt noch zur **Adoption** gemacht: Die Adoption eines Kindes führt im Grundsatz dazu, daß dieses Kind seine bisherigen verwandtschaftlichen Beziehungen verliert und stattdessen als Kind seiner Adoptiveltern gilt. Mit dieser Regelung soll eine möglichst umfassende Eingliederung des adoptierten Kindes in seinen neuen Lebensbereich herbeigeführt werden. Voraussetzung einer Adoption ist, daß sie dem Wohl des betroffenen Kindes dient. Ob dies der Fall ist, wird vom zuständigen Jugendamt sehr gründlich überprüft. Regelmäßig geht einer Adoption eine Pflegephase in der betreffenden Familie voraus, mit der festgestellt werden soll, wie sich das Kind dort einlebt.

3.5 Grundzüge des Erbrechts

✗✗✗

3.5.1 Grundbegriffe des Erbrechts

Der Fall des Papageis Paul hat uns bereits gezeigt, daß Tiere nicht erben können. Im folgenden sollen einige Grundsätze des Erbrechts dargestellt werden.

✓ **Fall 1:** Familie Müller, bestehend aus Herrn Müller, Frau Müller und der 5jährigen Beate Müller, lebt im sogenannten „gesetzlichen Güterstand" der Zugewinngemeinschaft. Irgendwelche Verfügungen von Todes wegen sind nicht vorhanden. Als sich Herr Müller im Dezember mit seinem Auto auf eine Dienstreise begibt, ist Frau Müller im 7. Monat schwanger. Herr Müller verunglückt auf dieser Reise tödlich. Er hatte ein Vermögen von etwa 200 000,– DM. Außerdem hatte er für den Todesfall zu Gunsten seiner Frau eine Risikolebensversicherung über 100 000,– DM abgeschlossen. Wer wird Erbe von Herrn Müller? Fällt die Lebensversicherung auch in die Erbschaft?

✓ **Fall 2:** Der 13jährige Schüler Klaus hat – handschriftlich ge- und unterschrieben – ein Testament errichtet. Darin heißt es: „Im Falle meines Todes erbt der Tierschutzverein München e.V. mein gesamtes Vermögen." Kurz darauf stirbt Klaus bei einem Unfall. Erbt der Tierschutzverein Ihrer Ansicht nach?

Mit dem Tod einer Person (Erbfall) geht deren Vermögen als Ganzes (**Erbschaft**) auf eine oder mehrere Personen, die Erben, über (§ 1922 BGB). Diese Gesetzesbestimmung besagt vor allem eines: Vererbt werden nicht einzelne Gegenstände wie etwa ein Haus, sondern vererbt wird die gesamte Vermögensposition des Verstorbenen. Das Gesetz bezeichnet diesen Verstorbenen als *Erblasser*.

Wichtig ist, daß neben dem Aktivvermögen auch die Schulden eines Erblassers zur Erbschaft gehören. Der Erbe, der eine Erbschaft annimmt, haftet für diese Schulden mit seinem eigenen Vermögen. Um diese Folge zu verhindern, kann ein Erbe die Erbschaft entweder ausschlagen oder seine Haftung auf das vorhandene Aktivvermögen des Erblassers beschränken.

Fall 1 zeigt uns aber auch eine wichtige Besonderheit: Es ist möglich, bestimmte Vermögenswerte aus der Erbschaft herauszuhalten. Unter anderem kann das durch sogenannte Verträge zu Gunsten Dritter auf den Todesfall hin geschehen. Das bedeutet, daß nach der vertraglichen Vereinbarung eine Leistung, die mit dem Tod des Erblassers fällig wird, unmittelbar einer bestimmten Person zufällt. Risikolebensversicherungen auf den Todesfall, die einen bestimmten Bezugsberechtigten nennen, sind ein typisches Beispiel solcher Verträge. Die Lebensversicherung des Herrn Müller fällt also nicht in die Erbschaft, sondern steht unmittelbar seiner Frau zu.

Wer wird aber nun im Fall 1 Erbe? Das hängt zunächst davon ab, ob *gesetzliche* oder *gewillkürte* Erbfolge eintritt. Dabei ist zu beachten, daß die gewillkürte Erbfolge der gesetzlichen vorgeht. **Gewillkürte Erbfolge** bedeutet, daß der Erblasser durch Testament oder Erbvertrag selbst regelt, wer sein Erbe wird. Die **gesetzliche Erbfolge** gibt vor, wer Erbe wird. Sie gilt aber nur dann, wenn keine gewillkürte Regelung getroffen ist oder wenn diese aus irgendwelchen Gründen unwirksam ist.

Da in unserem Fall weder Testament noch Erbvertrag vorhanden sind, greift die gesetzliche Erbfolge ein. Bei verheirateten Erblassern ist zu beachten, in welchem **Güterstand** sie zum Todeszeitpunkt gelebt haben.

Neben *Gütertrennung* und *Gütergemeinschaft*, die Ehegatten ausdrücklich vereinbaren müssen, ist die sogenannte **Zugewinngemeinschaft** (☞ vgl. 3.4.1) der gesetzliche Güterstand. Er gilt automatisch, wenn die Ehegatten keinen der beiden anderen Güterstände vereinbart haben. Die Zugewinngemeinschaft besagt, daß die Vermögensbereiche beider Ehegatten grundsätzlich getrennt bleiben. Bei Beendigung der Ehe bekommt dann aber – wie ausgeführt – von dem „Mehrgewinn" des einen Ehegatten der andere die Hälfte.

Endet eine Ehe nicht durch Scheidung, sondern durch Tod, so kommt der Zugewinnausgleich des Familienrechtes nicht zum Tragen. Um aber dem überlebenden Ehegatten auch gegenüber den Erben eine Art Zugewinnausgleich zu geben, erhöht das Gesetz bei gesetzlicher Erbfolge den Erbteil des überlebenden Ehegatten um 1/4 (§§ 1371, 1931 BGB) oder bestimmt in gewissen Fällen, daß der überlebende Ehegatte sogar allein erbt (§ 1931 BGB).

Im vorliegenden Fall werden Frau Müller als Ehefrau und die 5jährige Beate als Kind des Erblassers gesetzliche Erben. Dabei ist unerheblich, daß Beate wegen ihres Alters noch geschäftsunfähig ist. Entscheidend für die Fähigkeit, Erbe zu werden, ist nur die Rechtsfähigkeit. Schließlich erbt aber auch das noch ungeborene Kind. Das Gesetz bestimmt für den Erbfall, daß ein zum Todeszeitpunkt schon gezeugtes Kind einem lebenden Kind gleichgestellt wird (§ 1923 BGB). Welche Anteile (Erbquoten) den einzelnen Erben zufallen, soll im nächsten Kapitel besprochen werden.

Fall 2 zeigt uns eine weitere wichtige Einzelheit: Der Tierschutzverein könnte zwar durchaus Erbe sein. Denn als eingetragener Verein ist er eine „juristische Person" und damit rechtsfähig. Der 13jährige Schüler Klaus kann aber noch kein wirksames Testament errichten. Er ist wegen seines Alters noch nicht *testierfähig*. Daher tritt nach seinem Tod die gesetzliche Erbfolge ein. Erbe wird somit nicht der Tierschutzverein, sondern der nach der gesetzlichen Regelung nächste Verwandte.

Ein weiterer Punkt ist noch abschließend zu erwähnen: Wie am Anfang dieses Kapitels ausgeführt wurde, geht das Vermögen als Ganzes auf den Erben über. Wie ist es nun, wenn der Erblasser jemandem einen bestimmten Gegenstand zukommen lassen will?

Hierfür bietet das Gesetz die *Teilungsanordnung* oder das *Vermächtnis* an.

Bei der *Teilungsanordnung* regelt der Erblasser, wie die Erben die Nachlaßgegenstände untereinander aufteilen sollen. Bei einem Vermächtnis wird der dadurch Begünstigte *nicht* Erbe. Er erhält aber das Recht, von dem Erben einen bestimmten Gegenstand, nämlich sein Vermächtnis, zu fordern.

3.5.2 Die gesetzliche Erbfolge

Die gesetzliche Erbfolge bestimmt sich nach den sogenannten „Ordnungen". Dabei wird zwischen Erben erster, zweiter, dritter, vierter und fernerer Ordnung unterschieden.

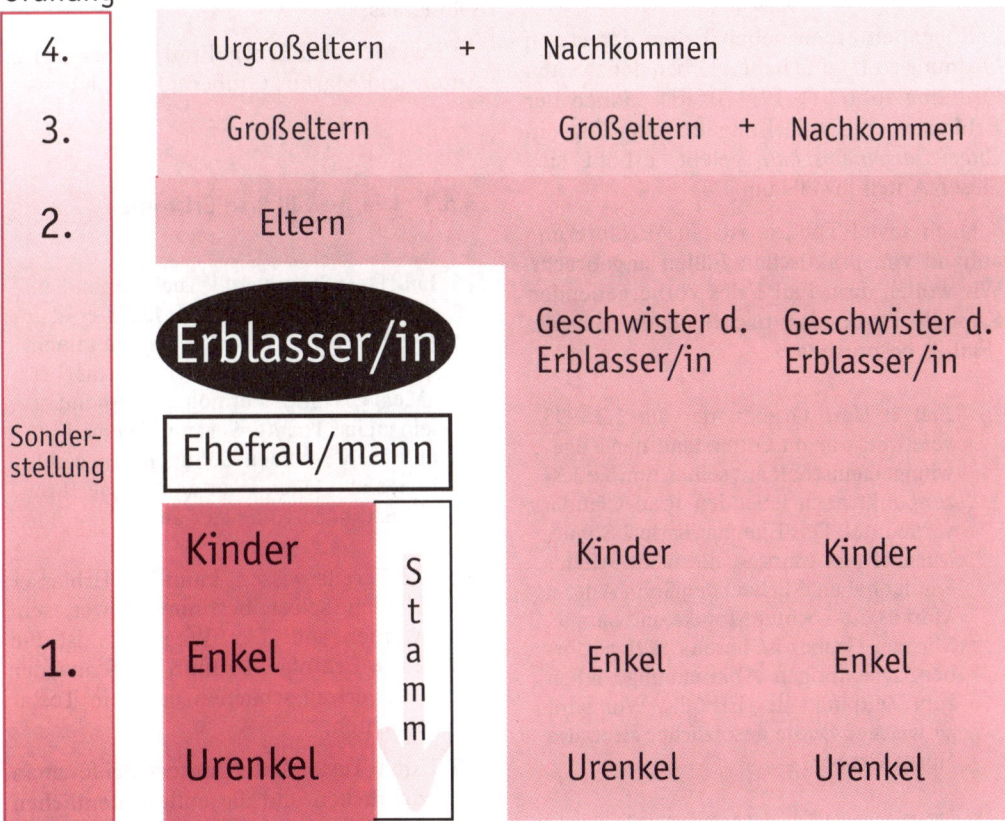

Ordnung			
4.	Urgroßeltern + Nachkommen		
3.	Großeltern	Großeltern + Nachkommen	
2.	Eltern		
	Erblasser/in	Geschwister d. Erblasser/in	Geschwister d. Erblasser/in
Sonderstellung	Ehefrau/mann		
1.	Kinder / Enkel / Urenkel (Stamm)	Kinder / Enkel / Urenkel	Kinder / Enkel / Urenkel

Abb. 6: Die gesetzliche Erbfolge

Erben erster Ordnung sind die *Abkömmlinge* des Erblassers (§ 1924 BGB). Das sind seine Kinder, Enkel, Urenkel usw. Erben zweiter Ordnung sind die Eltern des Erblassers und deren Abkömmlinge (§ 1925 BGB). Dies sind die Geschwister des Verstorbenen und deren Kinder.

Für die Erben der dritten Ordnung wird auf die Großeltern des Erblassers zurückgegriffen. Die weiteren Ordnungen bestimmen sich dann nach den noch früheren Generationen.

Innerhalb der Ordnungen gilt der Grundsatz, daß die Besetzung einer vorangehenden Ordnung alle nachfolgenden *ausschließt*. Sind in einer Ordnung mehrere Verwandte vorhanden, so bilden sie *Stämme*. Jeder Stamm erbt dann zu gleichen Teilen. Innerhalb eines Stammes schließt die frühere Generation die spätere aus.

Ehegatten erben neben Erben der ersten Ordnung zu 1/4 und neben Erben der zweiten Ordnung zu 1/2 (§ 1931 BGB). Haben der Erblasser und sein Ehegatte allerdings in *Zugewinngemeinschaft* gelebt, erhöht sich dieser Anteil jeweils um 1/4.

Nach soviel Theorie ist eine Erläuterung anhand von praktischen Fällen angebracht. Wir wollen dazu Fall 1 des vorhergehenden Kapitels sowie das nachfolgende Beispiel (Fall 2) besprechen.

✓ **Fall 2:** Herr Gruber, der am 1.2.1993 verstirbt, war im Güterstand der Zugewinngemeinschaft mit seiner zum Todeszeitpunkt noch lebenden Frau Claudia verheiratet. Das Ehepaar hatte 2 Söhne, Michael und Markus, die beide wieder Kinder haben: Michael den Sohn Anton, Markus die Töchter Monika und Sabine. Michael Gruber ist bereits 1991 gestorben. Die übrigen Abkömmlinge leben zum Zeitpunkt des Erbfalls. Wer wird zu welcher Quote gesetzlicher Erbe des Herrn Gruber?

Im **Fall 1** wird Frau Müller Erbin zu 1/2. Denn Beate und das zum Todeszeitpunkt noch ungeborene Kind sind Erben erster Ordnung. Der gesetzliche Erbteil von 1/4, der Frau Müller eigentlich neben ihren Kindern zustehen würde, erhöht sich aber durch die Zugewinngemeinschaft auf 1/2. Die beiden Kinder bilden 2 Stämme der ersten Ordnung und erben zu je 1/4.

Im **Fall 2** sind ebenfalls Abkömmlinge, also Erben erster Ordnung vorhanden. Frau Gruber erbt wegen der Zugewinngemeinschaft wie Frau Müller 1/2. Der Sohn Michael Gruber bildet, obwohl er vor seinem Vater gestorben ist, einen Stamm der ersten Ordnung. Da Michael Gruber mit Anton einen Sohn hat, der zum Zeitpunkt des Erbfalls lebt, besteht der Stamm weiter. An die Stelle des Sohnes Michael tritt der Enkel Anton. Den anderen Stamm bildet Markus Gruber. Er schließt als Angehöriger der vorangehenden Generation die Enkelkinder Monika und Sabine aus.

Es werden also Erben: Frau Gruber zu 1/2; Anton und Markus Gruber zu je 1/4.

3.5.3 Die gewillkürte Erbfolge

✓ **Fall:** Herr Schmitz ist verheiratet und hat drei eheliche Kinder, von denen er aber nur die Tochter Susanne mag. In seinem formwirksamen Testament verfügt er: „Mein gesamtes Vermögen bekommt allein meine Tochter Susanne. Meine Frau und meine beiden Söhne sollen nichts kriegen." Gehen Frau und Söhne Ihrer Ansicht nach völlig leer aus?

Wie wir bereits wissen, kann ein Erblasser grundsätzlich selbst bestimmen, wer sein Erbe werden soll. Der Weg dazu ist die gewillkürte Erbfolge. Er muß also entweder einen Erbvertrag schließen oder ein Testament errichten.

Bei den Testamenten unterscheidet man die **ordentlichen** und die **außerordentlichen Testamente.** Bei letzteren handelt es sich um die *Nottestamente*, die im nächsten Kapitel behandelt werden. *Ordentliche* Testamente können als öffentliche Testamente vor einem Notar oder als eigenhändige Testamente (§ 2247 BGB) errichtet werden.

Um die Gefahr von Fälschungen möglichst klein zu halten, gelten bei den eigenhändigen Testamenten allerdings strenge Formvorschriften: Sie müssen in *vollem* Umfang handschriftlich geschrieben und natürlich auch unterschrieben sein. Daneben sollen sie Zeit und Ort ihrer Errichtung angeben.

Eine Formerleichterung gibt es lediglich für *Ehegatten* (nicht aber für Verlobte oder Partner einer nichtehelichen Lebensgemeinschaft): Hier genügt es bei dem eigenhändigen Testament, daß es von einem der Ehegatten geschrieben ist. Der andere muß dann lediglich noch unterschreiben.

Die Testierfreiheit im Rahmen der gewillkürten Erbfolge findet aber noch, wie uns der Fall von Herrn Schmitz zeigen soll, gewisse Grenzen: Das ist einmal die Grenze der *Sittenwidrigkeit* und zum anderen das *Pflichtteilsrecht*.

Sittenwidrig ist das Testament allerdings nicht. Es steht dem Erblasser frei, nur eines seiner Kinder zu bedenken und alle übrigen Angehörigen nicht Erbe werden zu lassen. Sittenwidrig wäre dagegen unter Umständen ein „Geliebtentestament": Hätte Herr Schmitz seine Geliebte, mit der ihn nur sexuelle Interessen verbunden hätten, zur Alleinerbin eingesetzt und Frau und Kinder übergangen, so wäre dieses Testament nichtig gewesen.

Wir sehen also, daß die Sittenwidrigkeit wirklich nur eine äußerste Grenze bildet. Weitaus wichtiger ist das **Pflichtteilsrecht.**

Hier akzeptiert der Gesetzgeber zwar die gewollte Erbeinsetzung. Alleinige Erbin des Herrn Schmitz wird also seine Tochter Susanne. Bei nahen Angehörigen soll diesen am Vermögen des Erblassers aber ein gewisser wirtschaftlicher Anteil verbleiben . Deshalb haben diese nahen Angehörigen über das Pflichtteilsrecht einen Anspruch gegen den Erben: Er geht auf die *Hälfte* des Wertes des gesetzlichen Erbteils.

Wenn wir annehmen, daß Zugewinngemeinschaft bestanden hat und daß Herr Schmitz ein Vermögen von 120 000,– DM besessen hat, bedeutet dies: Seine Frau wäre Erbin zu 1/2 gewesen und seine Kinder hätten je 1/6 geerbt, wenn gesetzliche Erbfolge gegolten hätte. Von diesen Erbteilen beträgt der Pflichtteilswert je die Hälfte. Frau Schmitz bekommt über den Pflichtteil von ihrer Tochter Susanne also 1/4 des Vermögens. Das sind 30 000,– DM. Die beiden Söhne erhalten je 1/12. Das sind je 10 000,– DM.

3.5.4 Insbesondere: Die Nottestamente

Die Bedeutung der Nottestamente ist in unserer heutigen, geordneten Zeit mit ihren kurzen Verkehrsverbindungen und modernen Kommunikationseinrichtungen stark gesunken. Dennoch spielt gerade im Bereich der Krankenpflege das „Dreizeugentestament" noch immer eine Rolle und soll deshalb durch das folgende Beispiel erörtert werden.

> ✓ **Fall:** Ein außergewöhnlich heftiges Gewitter hat in den Bayerischen Alpen alle Verkehrsverbindungen zu einem Ort unterbrochen. Der dort ansässige Notar sowie der Bürgermeister und sein Vertreter befinden sich wegen eines Grundstücksgeschäfts gerade in der Kreisstadt. Zu diesem Zeitpunkt wird Ferdinand Fischer, dessen Haus von einer Gerölllawine verschüttet wurde, in das Krankenhaus eingeliefert. Er hat bisher noch kein Testament errichtet und kann, da beide Arme gebrochen sind, auch nicht mehr schreiben. Seine Verletzungen sind insgesamt lebensgefährlich; er ist allerdings bei klarem Bewußtsein. Wie kann er noch testieren?

Im vorliegenden Fall ist nur noch die Errichtung eines **„Dreizeugentestaments"** mög-

Niederschrift über die Aufnahme eines Dreizeugentestaments

Krankenhaus   Neustadt/Bayern
Neustadt, den 4.8.1991
Dauer der Aufnahme: 18.30–19.00 Uhr

Anwesend: 1. Als Testierender Herr Ferdinand Fischer
2. Als Zeugen:
  a) Schwester Ulrike Meier, Postplatz 5, Neustadt
  b) Schwester Anke Auer, Bahnstraße 7, Neustadt
  c) Pfleger Karl Müller, Stadtplatz 2, Neustadt

Herr Ferdinand Fischer, geboren am 20.1.1955 in Neustadt, wohnhaft am Alten Markt 3, Neustadt, ausgewiesen durch den deutschen Personalausweis Nr. 8877000975, wurde heute gegen 18.00 Uhr mit schweren Verletzungen eingeliefert. Mit dem Eintritt des Todes von Herrn Fischer ist nach seiner und der Überzeugung aller Zeugen zu rechnen, ehe in anderer als in dieser Form ein Testament errichtet werden kann. Herr Fischer ist bei klarem Bewußtsein. Zweifel an seiner Testierfähigkeit bestehen nicht. Herr Fischer ist wegen des Bruchs beider Arme nicht mehr in der Lage, diese Erklärung zu unterschreiben.

Seinen letzten Willen erklärte Herr Fischer in deutscher Sprache wie folgt:

„Meine alleinige Erbin soll meine Ehefrau Renate Fischer sein."

Vorstehende Niederschrift wurde Herrn Fischer im Beisein aller Zeugen laut vorgelesen und von ihm uneingeschränkt gebilligt.

Genehmigt und unterschrieben:

....
(Ulrike Meier)   (Anke Auer)   (Karl Müller)

---

lich (§ 2250 Absatz 2 BGB). Damit soll auch noch in außergewöhnlichen Situationen eine Testamentserrichtung erfolgen können. Wegen des Ausnahmecharakters wird ein derartiges Testament im übrigen drei Monate nach seiner Errichtung ungültig, wenn der Erblasser dann noch lebt *und* wieder normal testieren kann.

Für die Errichtung eines Dreizeugentestaments müssen folgende Voraussetzungen erfüllt sein:

- Der Erblasser muß testierfähig sein. Ist jemand also bereits bewußtlos oder durch seine Erkrankung geschäftsunfähig, kann er auch dieses Testament nicht mehr errichten.
- Der Erblasser muß sich in so naher Todesgefahr befinden, daß er vor seinem Tod weder einen Notar erreichen noch ein Nottestament vor dem Bürgermeister errichten kann. Dem voraussichtlichen Todeszeitpunkt steht der Zeitpunkt gleich, zu dem voraussichtlich Testierunfähigkeit eintritt.

Bei der Errichtung eines Dreizeugentestaments gelten strenge Formvorschriften, deren Beachtung zur Vermeidung von Haftungsansprüchen dringend anzuraten ist:

- Es müssen während der gesamten Dauer des Testiervorgangs *ständig* mindestens *drei* Zeugen anwesend sein. Der Austausch von Zeugen ist nicht erlaubt. Denn dann wäre genau gegen das Gebot der ständigen Anwesenheit verstoßen.
- Alle Zeugen müssen die Sprache, in der der Erblasser seine Erklärung abgibt, beherrschen.
- Die Person des Erblassers sowie die der Zeugen muß genau festgestellt werden.
- Die Testierfähigkeit des Erblassers ist festzustellen.
- Die Besorgnis der nahen Todesgefahr ist festzustellen.
- Der Inhalt der Erklärung des Erblassers und die Feststellung der *vorgenannten* Punkte sind in eine *Niederschrift* aufzunehmen.
- Aus der Niederschrift sollen sich Zeit und Ort ihrer Aufnahme ergeben.
- Die so aufgenommene Niederschrift ist dem Testierenden durch einen Zeugen oder eine dritte Person *vorzulesen*. (Es genügt nicht, nur das Diktat des Testierenden laut zu wiederholen, bevor die gesamte Niederschrift fertig ist.)
- Der Testierende muß den Inhalt seiner Erklärung vor *allen* Zeugen genehmigen.
- *Danach* muß dieses vermerkt werden. Dann wird die Erklärung von allen Zeugen und vom Testierenden unterschrieben. Kann der Testierende nicht mehr unterschreiben, so ist dies zu vermerken.

Zur Verdeutlichung soll nunmehr ein Dreizeugentestament des Ferdinand Fischer als Muster für die Aufnahme entsprechender Erklärungen dargestellt werden:

3.6 Anhang: Schutz des Verbrauchers

Fall 1: Brigitte Baumann hat bei einem Neuwagenhändler einer bekannten Marke einen 4 Jahre alten Gebrauchtwagen erworben. Der Händler hatte ihr eine ordnungsgemäße Durchsicht in der Werkstatt zugesichert. Tatsächlich war aber diese Überprüfung so nachlässig gewesen, daß die falsche Größe eines Reifens nicht bemerkt worden war. Als Brigitte Baumann wenige Tage nach Übernahme des Wagens mit diesem Fahrzeug ins Schleudern kommt und Totalschaden (in Höhe von 8000,– DM) erleidet, weil die unrichtige Reifengröße zu einer nicht vorhersehbaren Reaktion des Fahrzeugs führt, will sie vom Händler Schadensersatz. Der weigert sich aber und verweist auf das „Kleingedruckte" im Kaufvertrag, wo es heißt:
„Jegliche Gewährleistung für Mängel am Fahrzeug, auch wenn sie auf einem Verschulden meiner Bediensteten beruhen, ist ausgeschlossen." Hat Frau Baumann dennoch Aussicht auf Ersatz ihres Schadens?

Fall 2: Ein Möbelhaus preist ein Wohnzimmer einem nicht sehr zahlungskräftigen Käufer als einmalige Gelegenheit an: „Sie erhalten dieses Zimmer bei uns für nur 36 x 300,– DM."
Der Käufer unterschreibt schließlich den Vertrag. Zwei Tage später sieht er das Zimmer im Schaufenster des Möbelhauses wie folgt ausgezeichnet:
„Der Preishit: Barzahlungspreis nur 7500,–DM".
Nun rechnet er und findet heraus, daß er ja 10800,– DM zahlen muß. Kommt er von dem Vertrag noch los oder kann er das Zimmer auch für 7500,– DM, zu zahlen in 36 gleichen Raten, verlangen?

Fall 3: Herr und Frau Emsig sitzen gerade in ihrer Wohnung beim Abendessen, als es an der Türe klingelt. Davor

steht der Vertreter Gustav Gleich, der durch seine Redegewandtheit dem Ehepaar Emsig sofort eines nahebringt: Den Übergang auf das Gymnasium wird der 9jährige Sohn Emil nur mit dem neuen Nachschlagewerk seines Verlages erreichen.
Herr und Frau Emsig bestellen das Nachschlagewerk schließlich für 250,- DM. Am nächsten Tag finden sie in der Stadt ein wesentlich besseres Buch für 69,- DM. Können sie den Kauf des Nachschlagewerks noch rückgängig machen?

Fall 1 führt uns zu den **Allgemeinen Geschäftsbedingungen**. Darunter versteht man alle Klauseln in Verträgen, die nicht ausgehandelt sind, sondern deren Geltung die eine Seite in einer Mehrzahl von Fällen von ihrem jeweiligen Vertragspartner fordert.

Die große Bedeutung der „Allgemeinen Geschäftsbedingungen" liegt einmal in der Ausnutzung wirtschaftlicher Machtpositionen, die durch sie möglich wird. Zum anderen vermag ihre Anwendung in einer ganzen Branche ebenfalls, die Situation der Kunden nachhaltig zu verändern:

Verfügt ein Anbieter auf dem Markt über eine entsprechend starke Position, so kann er die Bedingungen seiner Verträge weitgehend diktieren. Seine Partner haben ja kaum eine Ausweichmöglichkeit. Durch die Verwendung „Allgemeiner Geschäftsbedingungen" erhält er die Möglichkeit, seine Auffassung durch eine einmal getroffene Formulierung ohne weiteren Aufwand in allen Fällen zugrunde zu legen.

Aber auch Frau Baumann, die bei einem von vielen Händlern kauft, hat keine Möglichkeit, einen Gewährleistungsausschluß zu vermeiden. Denn er wird ihr, sobald er in der Branche üblich ist, bei jedem Händler begegnen.

Um die ungünstige Position der Kunden, die sich daraus ergibt, zu ändern, ist seit 1977 das „Gesetz zur Regelung des Rechts der Allgemeinen Geschäftsbedingungen" in Kraft. Es besagt im Kern, daß ein Vertrag durch „Allgemeine Geschäftsbedingungen" nicht zu weit von den gesetzlich vorgesehenen Regelungen entfernt werden darf. Bestimmte Klauseln, die häufig verwendet worden sind und die für den Kunden besonders ungünstig waren, sind generell unwirksam.

Hierunter fällt auch der im Fall von Frau Baumann verwendete Gewährleistungsausschluß. Denn er schließt eine Haftung auch bei grober Nachlässigkeit des Händlers oder seiner Bediensteten aus. Dadurch würde der Kunde unangemessen benachteiligt. Da die Klausel unwirksam ist, erhält Frau Baumann freilich hier den Ersatz ihres gesamten Schadens.

Fall 2 wäre nach der früheren Rechtslage unter das Abzahlungsgesetz gefallen. Dieses Gesetz ist jetzt durch die Regelungen des Verbraucherkreditgesetzes abgelöst worden. Der Fall zeigt uns die Wirkungen eines **Darlehens- oder Abzahlungsgeschäfts:** Solche Verträge hat der Gesetzgeber als besonders gefährlich für den Verbraucher angesehen. Denn gerade ein wirtschaftlich unerfahrener Kunde verliert leicht den Überblick. Er sieht nur die oft relativ niedrigen Raten und nicht die gesamte Summe. Deshalb sieht das Gesetz zum Schutz des Kunden eine Reihe von Schutzvorschriften vor:

- Der Vertrag muß schriftlich geschlossen werden.
- Im Vertrag müssen die *Nettobeträge* (also die Darlehenssumme oder der Barpreis), die *Gesamtsumme aller Teilleistungen und Kosten* (also die insgesamt zurückzuzahlende Summe), Betrag, Zahl und Fälligkeit der einzelnen Teilzahlungen, der effektive Jahreszins, *die Kosten einer etwa abgeschlossenen Restschuldversicherung* und sonst etwa *geforderte Sicherheiten* angegeben sein. Dadurch soll der Käufer sofort erkennen, welche Mehrkosten die Ratenzahlung verursacht.
- Fehlen diese Erfordernisse, so kommt ein Vertrag erst mit dem Vollzug des Geschäfts und – bei einem Kauf – nur zum *Barzahlungspreis* zustande. Der Käufer kann aber trotzdem in entsprechenden Raten zahlen,

wobei er höchstens den gesetzlich vorgesehenen Zins (4 % pro Jahr) zu bezahlen hat.
- Schließlich kann der Käufer seine Erklärung binnen einer Woche widerrufen. Diese Frist beginnt erst nach einer entsprechenden Belehrung.

Gewisse Erleichterungen für den Verkäufer sieht das Gesetz nur dort vor, wo dem Käufer ein Prospekt vorliegt oder wo nur gegen Teilzahlung verkauft wird.

In unserem Fall kann der Käufer seinen Vertragsschluß noch ohne weiteres widerrufen. Selbst wenn die Belehrung ordnungsgemäß erfolgt wäre, wäre die Wochenfrist ja noch nicht abgelaufen. Er kann sich das Zimmer aber auch liefern lassen und muß dann nur die 7500,- DM zuzüglich höchstens 4 % Zinsen in 36 gleichen Raten bezahlen.

Fall 3 führt schließlich zu dem seit 1986 geltenden Gesetz über „den Widerruf von Haustürgeschäften und ähnlichen Geschäften". Durch dieses Gesetz wollte man die Überrumpelungssituation, der ein Käufer häufig ausgesetzt ist, in den Griff bekommen. Denn nicht immer kann die Widerrufsmöglichkeit nach dem Verbraucherkreditgesetz helfen. Unser Fall zeigt ja gerade, daß häufig auch Verträge geschlossen werden, bei denen der Kaufpreis auf einmal zu zahlen ist. Deshalb hat der Gesetzgeber dem Verbraucher auch bei anderen Geschäften eine Rücktrittsmöglichkeit geschaffen. Dazu gelten im einzelnen folgende Voraussetzungen:

- Der Kunde darf nicht von sich aus die Initiative zum Vertragsabschluß ergriffen haben, sondern muß angesprochen worden sein. Dieses Ansprechen muß dort erfolgen, wo man es normalerweise nicht erwartet, nämlich
  – am Arbeitsplatz oder in einer Privatwohnung,
  – bei einer Freizeitveranstaltung,
  – in öffentlichen Verkehrsmitteln und auf öffentlichen Verkehrswegen.
- Es darf sich nicht um ein Bargeschäft im Bereich bis zu 80,- DM gehandelt haben. Damit werden z.B. das Ansprechen in Geschäften oder unbedeutende, z.B. auf Märkten abgeschlossene Geschäfte nicht erfaßt.

Herr und Frau Emsig haben freilich ein Widerrufsrecht und können den Kaufabschluß innerhalb einer Woche widerrufen.

4 Soziale Sicherheit und Arbeitsrecht

4.1 Überblick zu den Sozialversicherungen

Die Einrichtung gesetzlicher Sozialversicherungen hat in Deutschland gegen Ende des 19. Jahrhunderts begonnen und mit der Schaffung der Pflegeversicherung zum 1.1.1995 ein neues Element erhalten. Die Sozialversicherungen sind durch vielfältige Ursachen notwendig geworden:

Zunächst stieg die allgemeine Lebenserwartung durch große medizinische Fortschritte im 19. Jahrhundert rasch an. Gleichzeitig lösten sich durch die Entwicklung vom Agrarstaat zum Industriestaat traditionelle Formen der Absicherung wie die Großfamilie, Leibgedinge oder anderweitige Versorgungszusagen für die Eltern weithin auf. Auch die Bedeutung anderer Träger sozialer Dienste (Kirchen, Klöster, Stiftungen oder auch der „Armenhäuser") war im Absinken begriffen. So wurde es zunehmend Aufgabe des Staates, für eine Absicherung bei Alter, Arbeitsunfähigkeit, Krankheit und Arbeitsunfall zu sorgen. In den letzten Jahren wurde dann die Pflege zur großen Herausforderung: Die weiter steigende Lebenserwartung auf der einen und weitere medizinische Möglichkeiten auf der anderen Seite ließen die Anzahl der Pflegefälle immer mehr steigen. Gleichzeitig wuchsen aber auch die Kosten der Pflege sehr stark.

Für die ersten vier Risiken waren in rascher Folge gesetzliche Regelungen getroffen worden, die nun durch die Pflegeversicherung ergänzt werden:

1883 Einführung der gesetzlichen Krankenversicherung

1884 Einführung der gesetzlichen Unfallversicherung

1889 Einführung der gesetzlichen Alters- und Invaliditätsversicherung für Arbeiter

1911 Erweiterung der Rentenversicherung auch auf Angestellte

1927 Einführung der gesetzlichen Arbeitslosenversicherung

1995 Einführung der gesetzlichen Pflegeversicherung

Neben der Gründung einer allgemeinen Pflegeversicherung gibt es derzeit noch ein zweites wichtiges Projekt im Bereich der sozialen staatlichen Absicherung: Das weit verästelte Sozialrecht wird derzeit in einem Sozialgesetzbuch zusammengefaßt. Dabei ist auch das gesamte Verwaltungsverfahren vereinheitlicht worden. Die Bedeutung dieses Gesetzgebungsvorhabens kann durchaus mit der Schaffung des Bürgerlichen Gesetzbuchs verglichen werden. Hinzu kommt, daß durch die Wiedervereinigung auch das gesamte Sozialversicherungsrecht der ehemaligen DDR angepaßt werden muß. Hierzu gibt es zahlreiche Übergangsvorschriften, die im folgenden – da sie in den nächsten Jahren Zug um Zug wegfallen werden – nicht berücksichtigt sind. Auch sind die in diesem Kapitel genannten „Grenzwerte" – zum Beispiel für die Beitragsbemessungsgrenze zur Rentenversicherung – auf die Verhältnisse in den „alten Bundesländern" abgestellt.

Damit sind die Herausforderungen für das Sozialversicherungssystem aber noch nicht abgeschlossen: Die Tendenz zu starken Kostensteigerungen bei der medizinischen Versorgung, ein weiter ansteigender Pflegebedarf und die ungünstige Altersstruktur müssen in den nächsten Jahren bewältigt werden. All dies wird dazu führen, daß im Sozialrecht die gesetzgeberische Tätigkeit in absehbarer Zeit nicht zur Ruhe kommen wird.

Zur Einführung in die Aufgaben der verschiedenen Zweige der Sozialversicherung soll uns der nachfolgende Fall dienen:

> ✓ **Fall:** Der 32jährige Arbeiter Franz Förster ist mit der Montage hochtechnisierter Druckmaschinen befaßt. Infolge seiner Spezialisierung liegt sein monatlicher Lohn über der sogenannten „Beitragsbemessungsgrenze". Als Ausgleichssport betreibt er das Drachenfliegen. Bei einem dieser Flüge stürzt er ab und wird so schwer verletzt, daß er zeitlebens arbeitsunfähig und ein Pflegefall bleiben wird. Ein Kollege, der ihn im Krankenhaus besucht, meint, Franz Förster werde wohl von keiner Versicherung Geld bekommen: In der gesetzlichen Krankenversicherung sei er nicht mehr, weil er zuviel verdient habe. Zudem sei ein Teil der Verletzungen gar nicht mehr heilbar. Rente werde er auch nicht bekommen, da er noch keine 65 Jahre alt sei. Auch arbeitslos könne er sich nicht melden, da er ja in Zukunft gar nicht arbeiten könne. Und die neue Pflegeversicherung werde schon deshalb nicht zahlen, weil eine gesetzliche Versicherung Kosten aus einem Unfall bei einem so gefährlichen Hobby wie Drachenfliegen ohnehin nicht übernehme. Beunruhigt fragt Franz Förster, ob sein Kollege recht hat. Was meinen Sie?

4.1.1 Die Rentenversicherung

Die **gesetzliche Rentenversicherung** untergliedert sich aus ihrer historischen Entwicklung heraus in verschiedene Zweige: Die Arbeiterrentenversicherung, die Rentenversicherung für Angestellte und die Knappschaftsrentenversicherung (für im Bergbau Beschäftigte). Diese Zweige unterscheiden sich aber nur nach dem Kreis der dort versicherten Personen und dem jeweiligen Träger, nicht aber nach ihren Leistungen. Im folgenden soll nun ein kurzer Überblick gegeben werden, wer Versicherter ist, welche Träger es gibt, unter welchen Voraussetzungen und in welchem Umfang Leistungen erbracht werden müssen und wie die Beiträge finanziert werden:

Die Versicherten

Hier ist zunächst eine grundlegende Unterscheidung vorzunehmen: Es gibt *Pflichtversicherte* und *freiwillig Versicherte*. Pflichtversichert sind alle **Arbeitnehmer,** die gegen Entgelt – unabhängig von seiner Höhe – mehr als nur geringfügig beschäftigt sind. Als Arbeitnehmer gilt auch, wer sich in Berufsausbildungsverhältnissen (Lehrling oder Praktikant) befindet.

Die Grenze der geringfügigen Beschäftigung wird nicht überschritten, wenn

- eine Tätigkeit *regelmäßig* weniger als 15 Stunden in der Woche ausgeübt wird *und* das Arbeitsentgelt einen von Jahr zu Jahr neu festgesetzten Betrag (1995: 580,– DM monatlich) nicht übersteigt,
- eine Nebenbeschäftigung 1/6 des Gesamteinkommens nicht übersteigt oder wenn
- eine Tätigkeit *nicht berufsmäßig* (also nur Aushilfstätigkeiten) für längstens 2 Monate oder 50 Arbeitstage ausgeübt wird.

Zu welcher Versicherung man gehört, entscheidet sich nach der Einordnung des Berufs. Die Abgrenzung zwischen Arbeitern und Angestellten bereitet dabei erhebliche Schwierigkeiten. Neben den *Arbeitnehmern* sind auch verschiedene Gruppen von *Gewerbetreibenden* und *Selbständigen* pflichtversichert, weil der Gesetzgeber bei ihnen von einer Schutzbedürftigkeit wie bei Arbeitnehmern ausgeht.

Alle übrigen Personen (z.B. Beamte, Studenten, Hausfrauen, viele Gewerbetreibende und Selbständige) sind versicherungsfrei.

Eine **freiwillige Versicherung** ist allerdings den meisten versicherungsfreien Personen (Hauptausnahme: Beamte) möglich. Bei Beamten ist diese Möglichkeit nicht notwendig, da ihre Altersversorgung über den Pensionsanspruch geregelt ist.

Die Versicherungsträger

Träger der Arbeiterrentenversicherung sind die Landesversicherungsanstalten (LVA) und Sonderanstalten (Bundesbahn-Versicherungsanstalt und Seekasse). Träger der Angestelltenrentenversicherung ist die Bundesversicherungsanstalt für Angestellte (BfA) und Träger der Knappschaftsrentenversicherung die Bundesknappschaft.

Die Versicherungsfälle (Leistungsvoraussetzungen)

Einmal soll die Rentenversicherung die **Altersversorgung** nach dem Ausscheiden aus dem Erwerbsleben sichern.

- Grundfall ist dabei die Altersrente nach *Vollendung* des 65. Lebensjahrs.
- Die „*flexible Altersgrenze*" sieht jedoch derzeit noch vor, daß der Berechtigte – bei mindestens 35 Versicherungsjahren – seinen Rentenbeginn zwischen Vollendung des *63. und des 67. Lebensjahres* frei wählen kann. Ab dem Jahr 2001 wird aber die Altersgrenze für den Bezug der vollen Rente schrittweise auf das 65. Lebensjahr angehoben. Ein früherer Rentenbeginn kostet dann Abschläge.
- In Sonderfällen können Renten auch schon mit Vollendung des *60. Lebensjahres* gewährt werden (vorangehende Arbeitslosigkeit, Schwerbehinderung, Berufsunfähigkeit).
- Schließlich können derzeit Frauen mit Vollendung des *60. Lebensjahres* Rente erhalten, wenn sie in den vorangegangenen 20 Jahren überwiegend (also mehr als 10 Jahre) rentenversicherungspflichtig beschäftigt waren. Auch bei ihnen wird aber ab 2001 diese Altersgrenze schrittweise auf 65 Jahre steigen.

Zum zweiten soll die Rentenversicherung bei einem vorzeitigen *Ausscheiden* aus dem Berufsleben eingreifen. Hierbei ist zwischen *Berufsunfähigkeit* und *Erwerbsunfähigkeit* zu unterscheiden.

- **Berufsunfähig** ist, wer in seiner Leistungskraft – gleich aus welcher Ursache – auf weniger als die Hälfte der Fähigkeiten eines gesunden Versicherten mit einem vergleichbaren Berufsbild herabgesunken ist. Kann dann keine *zumutbare* Tätigkeit mehr ausgeübt werden, wird Rente wegen Berufsunfähigkeit bezahlt.
- **Erwerbsunfähig** ist, wer auf absehbare Zeit keine Erwerbstätigkeiten mehr ausüben kann oder daraus jedenfalls nicht mehr als nur *geringfügige Einkünfte* erzielen kann. Die dann gewährte Erwerbsunfähigkeitsrente ist höher als eine Berufsunfähigkeitsrente.

Zum dritten soll die Rentenversicherung die **Hinterbliebenen** schützen:

- *Witwen- oder Witwerrente* erhält nach neuem Recht der überlebende Ehegatte, wenn der verstorbene Ehegatte zum Zeitpunkt seines Todes Rente bezogen hat oder wenn die entsprechenden *Wartezeiten* erfüllt sind oder als erfüllt gelten. Dabei werden *eigene* Erwerbs- oder Erwerbsersatzeinkommen des Berechtigten oberhalb einer jährlich neu bestimmten Grenze zu 40 % auf diesen Rentenanspruch angerechnet.
Das alte Recht kannte grundsätzlich nur die Witwenrente. Der Witwer erhielt lediglich dann Leistungen, wenn seine Frau die Familie überwiegend unterhalten hatte.
- *Waisen- oder Halbwaisenrente* erhalten die *Kinder* der Verstorbenen bis zur Vollendung des *18. Lebensjahres*, bei Berufsausbildung bis zur Vollendung des *25. Lebensjahres*.
- Bei Ehescheidungen vor dem 1.7.1977 gibt es für den geschiedenen Ehegatten unter Umständen ebenfalls Hinterbliebenenrente. Bei Scheidungen nach diesem Zeitpunkt

wird für den geschiedenen Ehegatten eine eigenständige Versorgung begründet, so daß entsprechende Ansprüche nicht mehr gegeben sind.

Voraussetzung für einen Rentenbezug ist in jedem Fall die Erfüllung einer **Anwartschaftszeit** oder im Einzelfall eine Regelung, die diese Voraussetzung entfallen läßt.

Die wichtigsten Bestimmungen auf diesem Gebiet sind:

- Für den Bezug der *„normalen Altersrente"* und der *Berufs- und Erwerbsunfähigkeitsrente* müssen mindestens 60 Kalendermonate Beitragszeit geleistet sein.
- Bei Inanspruchnahme der *„flexiblen Altersrente"* und der auf das *60. Lebensjahr* vorgezogenen *Rentenleistungen* sind – neben weiteren Voraussetzungen – mindestens 180 Kalendermonate Beitragszeit nötig.

Den Beitragszeiten stehen weitgehend die sogenannten „Ersatzzeiten" gleich, die als Ausgleich dafür gelten, daß der Versicherte während eines bestimmten Zeitraums an Beitragsleistungen gehindert war. Auf diese Weise werden vor allem auch bestimmte Zeiten der Kindererziehung berücksichtigt. Am günstigsten ist dabei die Regelung für Kinder, die ab dem 1.1.1992 geboren worden sind: Für sie werden 3 Jahre als Ersatzzeit anerkannt, was derzeit zu einem monatlichen Rentenanspruch von ungefähr 100,- DM führt.

Daneben ist auch noch eine fiktive Erfüllung der Anwartschaftszeiten möglich. Hierdurch sollen ungewöhnliche Risiken ausgeglichen werden. Am wichtigsten ist der Fall, daß ein Versicherter in einem Zeitraum von bis zu 6 Jahren nach Abschluß seiner Ausbildung stirbt oder erwerbsunfähig wird. Hier genügt es für den Versicherungsschutz, daß er in den letzten 24 Monaten vor dem Schadensfall mindestens für 6 Monate Versicherungsbeiträge entrichtet hat. Bei Arbeitsunfällen und ähnlichen Ereignissen geht der Schutz sogar noch weiter (☞ 4.1.3).

Der Leistungsumfang

Wichtig ist zunächst, daß sämtliche Leistungen aus der Pflichtversicherung sowie ein Teil der freiwillig erworbenen Versicherungsansprüche *dynamisiert* sind. Ihre Höhe wird dadurch regelmäßig der allgemeinen Einkommensentwicklung angepaßt.

Die „Ausgangsrente", d. h. die Rente zu dem Zeitpunkt, zu dem der Versicherungsfall eintritt, wird seit 1992 unter Berücksichtigung folgender Faktoren berechnet:

- Entgeltpunkte
- Aktueller Rentenwert
- Rentenartfaktor
- Rentenzugangsfaktor (gilt erst für einen Rentenbeginn ab dem Jahr 2001).

Daraus ergibt sich die sogenannte *Rentenformel*.
Sie lautet wie folgt:

> **Rente**
> =
> Entgeltpunkte x aktueller Rentenwert x Rentenartfaktor x Rentenzugangsfaktor

Die einzelnen Begriffe bedeuten dabei:

- **Entgeltpunkte:** Sie werden für jedes Jahr des Arbeitslebens bestimmt und ergeben sich aus dem persönlich erzielten Jahreseinkommen. Dieses wird mit dem durchschnittlichen Jahreseinkommen aller Versicherten verglichen. Entspricht das persönliche Jahreseinkommen exakt dem Durchschnitt, so wird genau ein Entgeltpunkt zuerkannt. Unterschreitet das persönliche Jahreseinkommen das Durchschnittseinkommen, so wird entsprechend weniger als ein Entgeltpunkt zuerkannt; bei einem Überschreiten entsprechend mehr. Für bestimmte beitragsfreie Zeiten wie die der Kindererziehung werden die Entgeltpunkte vorgegeben; für die ersten 4 Jahre einer Berufstätigkeit vor dem 25. Lebensjahr werden jeweils mindestens 0,9 Entgeltpunkte angerechnet. Damit soll vor allem der während einer Lehrzeit typischerweise niedrige Verdienst ausgeglichen werden.

- **Aktueller Rentenwert:** Darunter versteht man den Betrag, um den ein Entgeltpunkt die Monatsrente (bei Rentenbeginn) steigert. Der aktuelle Rentenwert liegt jetzt bei etwa 44,– DM. Hat etwa jemand zu Rentenbeginn 50 Entgeltpunkte angesammelt, so hat er einen monatlichen Rentenanspruch von ungefähr 2200,– DM.
- **Rentenartfaktor:** Durch ihn werden die Renten den unterschiedlichen Bedürfnissen angepaßt.
  - Bei der *Alters- und der Erwerbsunfähigkeitsrente* beträgt dieser Faktor 1,0 und ändert daher die bisher gewonnenen Ergebnisse nicht.
  - Bei der *Berufsunfähigkeitsrente* lautet er hingegen 0,6667 und sorgt damit dafür, daß die Berufsunfähigkeitsrente nur 2/3 der Höhe einer Erwerbsunfähigkeitsrente erreicht. Dadurch soll für den Berufsunfähigen ein Anreiz zur Umschulung erreicht werden.
  - Bei der „*großen*" *Hinterbliebenenrente* sorgt der Faktor 0,6 dafür, daß der überlebende Ehepartner 60 % des Rentenanspruchs des Verstorbenen erhält. Einen Anspruch auf diese „große" Rente hat, wer bei Eintritt des Versicherungsfalles 45 Jahre alt ist, erwerbs- oder berufsunfähig ist oder mindestens ein Kind erzieht, das Anspruch auf Halbwaisenrente hat. Bei diesem Personenkreis geht der Gesetzgeber nämlich davon aus, daß die Aufnahme einer eigenen Erwerbstätigkeit im Regelfall nicht mehr zumutbar sein wird.
  - In den übrigen Fällen erhalten Witwen und Witwer dagegen nur die „kleine" Rente, bei der der Rentenartfaktor 0,25 ist. Die so sehr niedrig gehaltenen Renten sollen erreichen, daß der betroffene Personenkreis wieder erwerbstätig wird.
  - Bei der *Vollwaisenrente* schließlich wird ein Faktor von 0,2, bei der Halbwaisenrente von 0,1 angesetzt. Waisenrenten werden bis zur Vollendung des 18. Lebensjahres, bei Berufsausbildung und in einigen anderen Ausnahmefällen bis zur Vollendung des 25. Lebensjahres gezahlt.
- **Rentenzugangsfaktor:** Er sorgt bei der Altersrente ab dem Jahr 2001 dafür, daß bei einem Rentenbeginn vor dem 65. Lebensjahr die Rente abgesenkt und bei einem Rentenbeginn nach diesem Zeitpunkt erhöht wird.

Im Zusammenhang mit dem Leistungsumfang ist auch die **Beitragsbemessungsgrenze** von Bedeutung. Sie besagt, daß nicht in jedem Fall das gesamte Einkommen für die Berechnung der Sozialversicherungsabgaben herangezogen wird. Vielmehr bleibt besonders hohes Einkommen außer Betracht, weil bei dessen Berücksichtigung der Versicherungsgedanke nicht mehr beachtet wäre. Denn die Rente hätte dann in bestimmten Fällen eine Höhe, die für die Sicherung eines angemessenen Lebensstandards gar nicht nötig wäre. Hinzu kommt, daß der Bezieher eines hohen Einkommens in der Regel zur Eigenversorgung fähig ist. Für 1995 liegt die Beitragsbemessungsgrenze in der Rentenversicherung zum Beispiel bei 7800,– DM.

Wesentlich für die Höhe einer Rente ist weiter die **Versicherungsdauer.** Sie wird anhand der *Beitragszeiten*, der *Ersatzzeiten*, der *Anrechnungszeiten* und der *Zurechnungszeiten* errechnet.

Die *Anrechnungszeiten* werden nur bei der Berechnung der *Rentenhöhe*, nicht aber bei der Rentenanwartschaft, berücksichtigt. Anrechnungszeiten sind vor allem Zeiten schulischer Ausbildung, der Arbeitsunfähigkeit und der Arbeitslosigkeit bis 1995. Ab 1995 werden für Zeiten der Arbeitsunfähigkeit und der Arbeitslosigkeit aus den Geldern, die der Betreffende erhält, Beiträge abgeführt. Da diese Lohnersatzleistungen aber niedriger als der volle Arbeitslohn sind, sind natürlich auch die Beiträge und die dadurch begründeten Rentenanwartschaften geringer.

Zurechnungszeiten sind bei Eintritt von Berufs- oder Erwerbsunfähigkeit die zwischen dem Versicherungsfall (also dem Lebensalter, in dem der Unfall eintritt) und dem 60. Lebensjahr liegenden Zeiten. Der Versicherte wird dabei so behandelt, als habe er bis zu seinem 55. Lebensjahr alle Beiträge und zwischen dem 56. und dem 60. Lebensjahr 1/3 der möglichen Beiträge entrichtet. Damit will man erreichen, daß auch ein junger Versicherter eine ausreichende Rente bekommt. Denn würde man bei ihm nur die Beiträge berücksichtigen, die er tatsächlich geleistet hat, so wäre seine Rente zu niedrig. Damit würde sie ihre Lohnersatzfunktion nicht mehr erfüllen.

Das Beitragswesen

Finanziert wird die Rentenversicherung durch Beiträge, die grundsätzlich Arbeitnehmer und Arbeitgeber zu gleichen Teilen zu tragen haben und die sich aus einem bestimmten Prozentsatz des Bruttolohns ergeben. Lohnteile oberhalb der Beitragsbemessungsgrenze bleiben – wie schon erwähnt – unberücksichtigt. Unterhalb einer bestimmten Einkommensgrenze trägt der Arbeitgeber die Beiträge allein.
Sonstige Versicherte müssen meistens den gesamten Beitrag selbst zahlen.

Für Franz Förster bedeuten diese Grundsätze:

Von der Rentenversicherung wird er (von der Erfüllung der notwendigen Anwartschaftszeiten wird ausgegangen) Rente wegen Erwerbsunfähigkeit erhalten. Denn trotz seines hohen Einkommens war er dort von der Versicherungspflicht nicht befreit; nur der über der Beitragsermessungsgrenze liegende Lohnanteil bleibt „wirkungslos". Da er so gestellt wird, als ob er 60 Jahre alt wäre, wird die Rente relativ hoch ausfallen. Ohne Bedeutung ist es, daß sich der Unfall bei einem gefährlichen Sport ereignet hat, da die Rentenversicherung keine derartigen Risikoausschlüsse kennt.

4.1.2 Die Krankenversicherung

Auch im Bereich der Krankenversicherung ist eine starke Aufspaltung der gesetzlichen Versicherer zu sehen. Anders als im Bereich der Rentenversicherung hat dies aber auch praktische Auswirkungen, die sich vor allem im Bereich der Beitragshöhe und des Leistungsangebots zeigen.

Ebenso wie bei der Rentenversicherung soll nun ein kurzer Überblick über die Versicherten, die Träger, über Leistungsvoraussetzungen und Leistungsumfang sowie über das Beitragswesen gegeben werden:

Die Versicherten

Auch bei der gesetzlichen Krankenversicherung gibt es *Pflichtversicherte* und *freiwillig Versicherte*.

- **Pflichtversichert** sind vor allem folgende Personengruppen: Arbeiter und Angestellte, deren regelmäßiger Jahresverdienst 75 % der jeweiligen Beitragsbemessungsgrenze in der Rentenversicherung (Grenze für 1995: 5850,– DM) nicht übersteigt, Arbeitslose, die Leistungen der Bundesanstalt für Arbeit erhalten, Rentner und Studenten.
- **Freiwillig** können sich fast alle übrigen Personengruppen bei einer gesetzlichen Krankenkasse versichern. Wichtig ist dabei vor allem, daß eine freiwillige *Weiterversicherung* nur im Anschluß an den Ablauf eines Pflichtversicherungsverhältnisses regelmäßig möglich ist.
- Die Ausnahmen von der Versicherungspflicht wegen *Geringfügigkeit* eines Beschäftigungsverhältnisses gelten hier ebenso wie bei der Rentenversicherung.
- Die Absicherung von Beamten im Krankheitsfall schließlich ist auf andere Art geregelt: Beamte sind versicherungsfrei. Für Krankheitskosten, die sie als Privatpatient zunächst selbst tragen müssen, bekommen sie von ihrem Dienstherrn sogenannte „Beihilfeleistungen", die einen bestimmten

Prozentsatz der Rechnungen abdecken. Im übrigen sollen sie sich selbst durch den Abschluß privater Krankenversicherungen sichern. Dieses System hält sich nicht zuletzt deshalb, weil es für den Staat kostengünstiger ist als es Beiträge zu einer Pflichtversicherung der Beamten wären.

Die Versicherungsträger

Träger der gesetzlichen Krankenversicherung sind *Ortskrankenkassen, Innungskrankenkassen, Betriebskrankenkassen, landwirtschaftliche Krankenkassen, Angestellten-Ersatzkassen, Arbeiter-Ersatzkassen,* die *Seekrankenkassen* und die *Bundesknappschaft.*

Die Versicherungsfälle (Leistungsvoraussetzungen)

Die gesetzliche Krankenversicherung kennt **sechs Versicherungsfälle:** *Gesundheitsförderung, Krankheitsverhütung, Früherkennung von Krankheiten, Krankheit, Mutterschaft* und *Tod.*

- **Gesundheitsförderung** beinhaltet neben der allgemeinen Aufklärungsarbeit der Krankenkassen auch Maßnahmen zur Erhaltung und Förderung der Gesundheit.
- Durch die **Krankheitsverhütung** soll bereits das Entstehen von Erkrankungen verhindert werden. Hintergrund der hier gewährten Leistungen ist, daß Vorsorge besser – und auch billiger – als Heilen ist.
- Die **Früherkennung von Krankheiten** soll vor allem Krebserkrankungen so frühzeitig aufdecken, daß noch gute Heilungsaussichten bestehen.
- Unter **Krankheit** versteht man einen regelwidrigen Körper- oder Geisteszustand, der ärztlicher Behandlung bedarf und/ oder der Arbeitsunfähigkeit zur Folge hat.
Die Ursache einer Krankheit ist *unerheblich.* Auch Suchtleiden wie Alkohol- oder Drogensucht gelten als Krankheit.
Voraussetzung für die Anerkennung eines Krankheitsfalls ist allerdings, daß der regelwidrige Zustand voraussichtlich behoben oder wenigstens spürbar gebessert werden kann. Deshalb erbringt die Krankenversicherung *keine* Leistungen für *Gebrechen,* auch wenn sie ständige Pflegebedürftigkeit zur Folge haben sollten.
- Durch die Anerkennung der **Mutterschaft** als Versicherungsfall werden Leistungen auch für Schwangerschaft, Geburt und Wochenbett möglich. Diese gesonderte Regelung war nötig, weil eine normal ablaufende Schwangerschaft ja *keine* Krankheit darstellt.
- Durch den **Tod** als Versicherungsfall sollen besondere Aufwendungen abgedeckt werden, die in diesem Zusammenhang entstehen.
- Gemeinsames Merkmal aller Versicherungsfälle ist, wie wir sehen, ihre *vorübergehende* Natur. Dadurch unterscheidet sich die Krankenversicherung von anderen Versicherungen.

Voraussetzung für eine Leistungspflicht ist in allen Fällen, daß das Versicherungsverhältnis zu Beginn des Versicherungsfalls bestanden hat. Ein Ende des Versicherungsverhältnisses während der Dauer eines Versicherungsfalls läßt dagegen den Leistungsanspruch grundsätzlich unberührt.

Der Leistungsumfang

Bei den Leistungen unterscheidet man *Regelleistungen, Mehrleistungen* und *Ermessensleistungen.*

- **Regelleistungen** sind diejenigen, die eine Krankenkasse nach den gesetzlichen Vorschriften erbringen muß.
- **Mehrleistungen** sind solche Leistungen, deren Angebot der Gesetzgeber einer Krankenkasse freistellt. Bietet die Krankenkasse die Leistung allerdings an, so hat der Versicherte einen Rechtsanspruch auf sie.
- **Ermessensleistungen** sind diejenigen Leistungen, die eine Krankenkasse freiwillig gewährt.

Zu den wichtigsten **Leistungsansprüchen** bei den einzelnen Versicherungsfällen gehören:

- Im Rahmen der *Gesundheitsförderung* können die Krankenkassen Ermessenslei-

Abb. 7: Krankheit und Unfall trafen häufig die mittellose Bevölkerung, die vor der Einführung der Sozialversicherungen auf keinerlei Versorgung Anspruch hatte (Le petit Journal 23. April 1905: Die Bergung Verletzter nach dem Einsturz einer Baustelle)

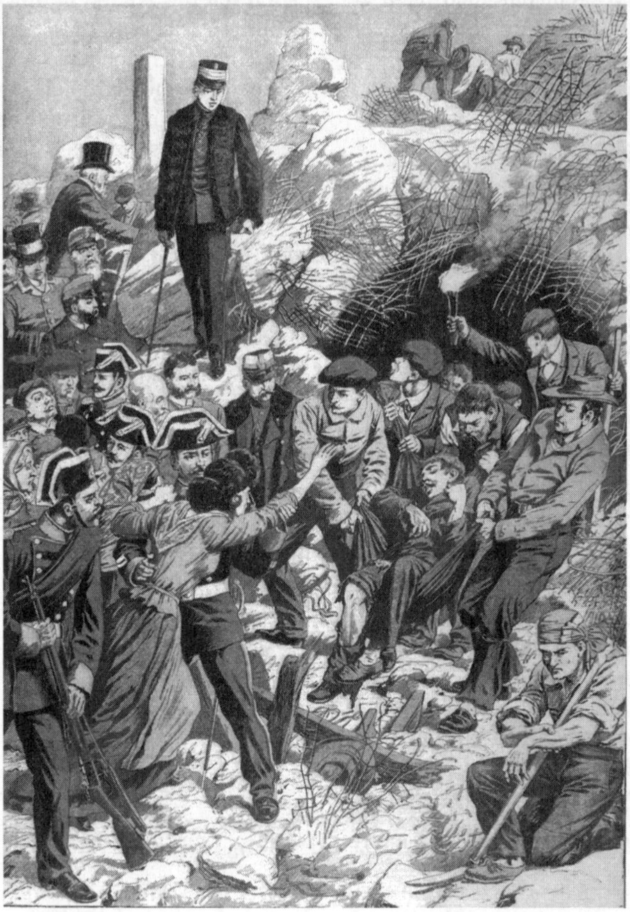

stungen zur Förderung der Gesundheit ihrer Versicherten vorsehen.
- Die wichtigsten Leistungen zur *Krankheitsverhütung* sind regelmäßige Zahnvorsorgeuntersuchungen (halbjährlich für Versicherte zwischen 6 und 20 Jahren) und medizinische Vorsorgeleistungen, durch die das Entstehen von Krankheiten verhindert werden soll.
- Im Rahmen der *Früherkennung von Krankheiten* bestehen ab einem bestimmten Lebensalter Ansprüche auf regelmäßige Vorsorgeuntersuchungen vor allem gegen Krebserkrankungen.
- Bei *Krankheit*: Anspruch auf *Krankenhilfe* und Gewährung von *Krankengeld*. Die Krankenhilfe umfaßt dabei Untersuchungen, ambulante und stationäre Heilbehandlung und die Gewährung notwendiger Arznei- und Hilfsmittel.
- *Das Krankengeld* hat *Lohnersatzfunktion* und wird gewährt, wenn das reguläre Arbeitsentgelt bei einer Krankheitsdauer von mehr als 6 Wochen vom Arbeitgeber nicht mehr fortbezahlt wird.
- Bei *Mutterschaft*: Hier besteht ein Anspruch auf ärztliche Betreuung während der Schwangerschaft sowie bei und nach

der Entbindung. Dieser Anspruch umfaßt insbesondere auch die Durchführung der *regelmäßigen Vorsorgeuntersuchungen*. Ferner sind die nötigen Arznei- und Hilfsmittel, die Hilfe durch eine Hebamme und die Pflege für die Zeit des Wochenbetts zu gewähren.

Schließlich besteht zum Ausgleich für den Bezug von Arbeitsentgelt Anspruch auf das sogenannte „*Mutterschaftsgeld*".

- Bei *Tod*: Hier wird zur Abdeckung von Beerdigungskosten und anderen Aufwendungen das *Sterbegeld* bezahlt. Im Rahmen der Kostendämpfungsmaßnahmen ist dieser Anspruch allerdings auf Personen beschränkt worden, die am 1.1.1989 Versicherte waren. Auch seiner Höhe nach ist das Sterbegeld begrenzt worden, und zwar auf 2100,– für Mitglieder der Krankenkassen und auf 1050,– DM für mitversicherte Familienangehörige.

Selbstbeteiligungen: Zum Zweck der Kostendämpfung sind in den letzten Jahren für die Versicherten bei einer Reihe von Kosten Selbstbeteiligungen oder Kostenvorbehalte eingeführt worden.

So werden Zahnregulierungen grundsätzlich nur bis zum 18. Lebensjahr und bis zu 80 % der notwendigen Kosten erstattet. Die Erstattung bei Zahnersatz beträgt 50 %, wobei sich dieser Satz auf 60 % erhöht, wenn der Versicherte in den Jahren zuvor regelmäßig seine Zahnvorsorgeuntersuchungen wahrgenommen hat.

Bei den Arznei- und Verbandsmitteln sind solche für geringfügige Erkrankungen von der Erstattungsfähigkeit ausgeschlossen; der Versicherte muß sie also selbst zahlen. Im übrigen gibt es für eine Reihe von Arzneimittelgruppen *Festpreise*. Dies bedeutet, daß der Versicherte bei der Wahl eines über der Grenze liegenden Medikamentes den Differenzbetrag selbst zahlen muß.

Schließlich muß der Versicherte pro Arzneimittel je nach Packungsgröße 3,–, 5,– oder 7,– DM zuzahlen. Diese Regelung soll bewirken, daß Arzneimittel nicht wahllos in Anspruch genommen und damit auf Kosten der Solidargemeinschaft verschwendet werden.

Härtefallregelungen: Nach den Härtefallregelungen entfallen die Selbstbeteiligungen bei Versicherten, die sie wirtschaftlich nicht tragen können. 1995 liegt diese Grenze bei einem Bruttoeinkommen von 1624,– DM; für den Ehepartner werden 609,– DM und für jedes Kind 406,– DM hinzugerechnet. Oberhalb dieser Grenze werden bis zu einem Bruttoeinkommen von 70 200,– DM Eigenbeteiligungen von mehr als 2 %, darüber solche von mehr als 4 % des Jahreseinkommens erstattet.

Bei Zahnersatz gibt es wegen der hohen Kosten noch eine spezielle Regelung: hier ist der maximale Eigenanteil in jedem Fall nicht höher als die dreifache Differenz zwischen dem monatlichen Bruttoeinkommen und der Härtefallgrenze. Damit werden vor allem bei einem geringfügigen Überschreiten der Härtefallgrenze unzumutbare Belastungen vermieden.

Die Familienhilfe

Sie erweitert den Kreis der Anspruchsberechtigten. Angehörige des Versicherten, die nicht selbst versichert sind und deren Einkommen eine bestimmte Grenze nicht überschreitet, sind im Rahmen der Familienhilfe *beitragsfrei* mitversichert. Sie haben Anspruch auf alle Leistungen, soweit diese ihrer Art nach auf sie anwendbar sind. Diese Einschränkung bedeutet letztlich nur, daß dieser Personenkreis kein Krankengeld erhält.

Das Beitragswesen

Hier gelten dieselben Grundsätze wie bei der Rentenversicherung.

Die prozentuale Höhe des **Beitrags** am Einkommen setzt die einzelne Kasse nach ihrem Finanzbedarf fest. Derzeit liegen die Beiträge (Arbeitgeber- und Arbeitnehmeranteil) etwa in einem Bereich zwischen 12 und 16 %. Dieser recht beträchtliche Unterschied erklärt sich daraus, daß sich bei einzelnen

Kassen ungünstige Risiken häufen, weil etwa die absoluten Einkommensbeträge der Versicherten niedrig sind oder weil im Kreis der Versicherten häufigere und schwerere Erkrankungen auftreten.

Durch das *Gesundheitsstrukturgesetz* wird zwischen den einzelnen Kassen ein Risikoausgleich geschaffen. Damit sollen die Beiträge in Zukunft weitgehend angeglichen werden.

Grundsätzlich ist ein Arbeitnehmer bei derjenigen *Allgemeinen Ortskrankenkasse* (AOK) versichert, in deren Bezirk er seine Beschäftigung ausübt. Häufig ist aber ein Wechsel zu einer Betriebskrankenkasse oder Ersatzkasse möglich. Für die Zukunft sieht das Gesundheitsstrukturgesetz eine weitgehend freie Wahl der Kasse durch den Versicherten vor. Dadurch soll Wettbewerb geschaffen werden, der die Kassen zu wirtschaftlichem Verhalten zwingt.

Für Franz Förster bedeuten diese Grundsätze:

Zur Zeit seines Unfalls war er wegen seines hohen Verdienstes nicht mehr in der gesetzlichen Krankenversicherung pflichtversichert. Leistungen der gesetzlichen Krankenversicherung wird er daher nur erhalten, falls er dort eine freiwillige Versicherung aufrecht erhalten hat. Dann hätte er, soweit seine Verletzungen ausgeheilt werden müssen, Anspruch auf die Versicherungsleistungen bei Krankheit. Der Umstand, daß er einen gefährlichen Sport ausgeübt hat, ist auch hier ohne Bedeutung.
Soweit er allerdings in Zukunft pflegebedürftig sein wird, erhält er von der Krankenversicherung keine Leistungen.

4.1.3 Die Unfallversicherung

Mit der Unfallversicherung verfolgt der Gesetzgeber zwei wesentliche Ziele: Die Vermeidung von Arbeitsunfällen und Berufskrankheiten durch Vorbeugung und die soziale Absicherung bei Arbeitsunfällen und gleichgestellten Tätigkeiten.

Auch hier soll wieder ein Überblick über die Versicherten, die Träger, die Leistungsvoraussetzungen, den Leistungsumfang und das Beitragswesen gegeben werden:

Die Versicherten

In der Unfallversicherung sind neben allen *Arbeitnehmern* und einigen sonstigen Gruppen (Studenten, Schüler, Kinder in Kindergärten) auch Personen abgesichert, die im Interesse der Allgemeinheit bestimmte Tätigkeiten ausüben. Dies sind vor allem:

- In der Gesundheitspflege, bei der Feuerwehr, dem Roten Kreuz oder ähnlichen Einrichtungen tätige Personen, die dort nicht in einem Arbeitsverhältnis stehen (also ehrenamtliche Helfer).
- Personen, die bei Unglücksfällen oder bei Gefahrenlagen für die Allgemeinheit (z.B. Überschwemmung) Hilfe leisten.
- Blutspender.

Die in der Unfallversicherung ebenfalls bestehende Möglichkeit der freiwilligen Versicherung hat dagegen nur geringe Bedeutung.

Die Versicherungsträger

Träger der Unfallversicherung sind die Berufsgenossenschaften. Im Gegensatz zu den sonstigen Trägern der Sozialversicherung besteht eine ihrer Hauptaufgaben darin, Unfallverhütungsvorschriften zu erlassen und zu überwachen.

Die Versicherungsfälle (Leistungsvoraussetzungen)

Die Unfallversicherung kennt drei Versicherungsfälle: Den *Arbeitsunfall*, den *Wegeunfall* und die *Berufskrankheit*.

- Ein **Arbeitsunfall** ist eine durch die versicherte Beschäftigung erfolgende, plötzliche äußere Einwirkung, die zu einer Gesundheitsschädigung oder zum Tod führt.

Die Abgrenzung zu einem nicht versicherten Schaden bei einer solchen Tätigkeit soll folgendes Beispiel zeigen:

> ✓ Ein Arbeiter versucht, an einer Eisensäge ein Werkstück zu schneiden. Dabei ist er unachtsam und schneidet sich mit der Säge zwei Finger ab.

Diese Verletzung ist durch die Arbeit entstanden.

> ✓ Derselbe Arbeiter hat bei einer Geburtstagsfeier reichlich Alkohol (2,0 Promille) genossen. Dennoch arbeitet er weiter. Durch seine Trunkenheit bedingt, greift er plötzlich ohne unmittelbare arbeitsmäßige Notwendigkeit in die Säge und verliert zwei Finger.

Auch dieser Unfall hat sich bei der Arbeit ereignet. Er ist aber, weil er auf die Risiken des Alkohols und nicht des Arbeitsplatzes zurückzuführen ist, nicht arbeitsbedingt und damit auch nicht durch die Unfallversicherung geschützt.

- Ein **Wegeunfall** ist ein Unfall, der sich auf dem *unmittelbaren* Weg zur und von der Arbeit oder einer sonstigen versicherten Tätigkeit (z.B. Schulweg) ereignet.
Umwege, die aus privater Veranlassung vorgenommen werden, sind nicht geschützt. Schutz besteht hingegen für solche Umwege eines einzelnen Versicherten, die zur Durchführung einer Fahrgemeinschaft vorgenommen werden.
- Eine **Berufskrankheit** schließlich ist eine Erkrankung, die durch die besonderen Risiken der beruflichen Beschäftigung verursacht ist. Berufskrankheiten werden als solche durch eine entsprechende Verordnung anerkannt.
Im medizinischen Bereich sind als Berufskrankheiten vor allem Infektionskrankheiten, z.B. Hepatitis, bedeutsam.

Der Leistungsumfang

Die Unfallversicherung bietet einen vielfältigen Katalog von Leistungen, so daß hier nur die wichtigsten wiedergegeben werden sollen:

- Durch die **Heilbehandlung** samt den dazu notwendigen Arznei- und Hilfsmitteln sollen die Gesundheitsschäden beseitigt oder abgemildert werden. Gleichzeitig soll eine Verschlechterung des Schadensbildes vermieden werden.
Soweit ein Versicherter gleichzeitig Ansprüche auf Heilbehandlung gegenüber seiner Krankenkasse hat, muß zunächst diese leisten.
- Durch den Anspruch auf **Pflege**, der in Form von Pflegegeld oder durch entsprechende Sachleistungen gewährt wird, wird dem Versicherten die für eine menschenwürdige Existenz notwendige Hilfe gewährt.
Im Gegensatz zu den anderen Versicherungen wird der Pflegefall also bei der Unfallversicherung abgedeckt.
- Die **Berufshilfe** soll eine Wiederherstellung der Erwerbsfähigkeit ermöglichen. Sie kann in einer Anpassung der Fähigkeiten für den bisherigen Beruf an die neue gesundheitliche Situation, aber auch in einer Umschulung bestehen. Den Ausfall von Arbeitseinkommen gleicht in dieser Zeit das sogenannte *Übergangsgeld* aus.
- **Übergangsgeld** wird auch gewährt, wenn ein Verletzter arbeitsunfähig ist und Arbeitsentgelt nicht (mehr) erhält.
- Eine **Verletztenrente** in Form einer zeitlich befristeten Rente oder – falls mit einer Änderung des Zustands nicht mehr zu rechnen ist – in Form einer Dauerrente erhält, wer länger als ein Vierteljahr nach dem Versicherungsfall um wenigstens 20 % in seiner Erwerbsfähigkeit gemindert ist. Der Anspruch auf eine Verletztenrente ist unabhängig von einer tatsächlichen Einkommenseinbuße. Dieses Ergebnis folgt aus ihrer Funktion, einen Ausgleich für den auf Dauer erlittenen Körperschaden darzustellen.

Die Höhe der Verletztenrente knüpft an den Jahresarbeitsverdienst zum Unfallzeitpunkt an. Weiterer Bestimmungsfaktor ist der Grad der Erwerbsminderung.

Die Rente beträgt dabei höchstens 2/3 des Jahresarbeitsverdienstes (bei 100 % Erwerbsminderung). Dies findet seine Berechtigung darin, daß diese Rente im Gegensatz zum normalen Arbeitslohn wesentlich geringeren Abzügen unterliegt und daß bestimmte Unkosten, die durch die Ausübung des Berufes entstehen, wegfallen.

Liegt die Erwerbsminderung unter 100 %, so wird als Rente nur ein entsprechender Prozentsatz aus den 2/3 des Jahresarbeitsverdienstes bezahlt.

Zusätzlich zur Rente können noch Zulagen für die Folgen schwerer Verletzungen gezahlt werden.

- Bei der **Witwenrente** wird, wie bei der Rentenversicherung, zwischen kleinem und großem Anspruch unterschieden. Die Voraussetzungen für den großen Anspruch sind dieselben wie bei der Rentenversicherung. Die *Höhe* der kleinen Witwenrente beträgt 3/10 des Jahresarbeitsverdienstes des Versicherten, die Höhe der großen Witwenrente 2/5.

Im *Gegensatz* zur Rentenversicherung gibt es eine *Witwerrente* nur dann, wenn die verstorbene Frau den Unterhalt der Familie überwiegend bestritten hatte.

- Die **Waisenrente** schließlich beträgt bei Halbwaisen 1/5 und bei Vollwaisen 3/10 des Jahresarbeitsverdienstes.

Das Beitragswesen

Die Beiträge zur Unfallversicherung tragen die Unternehmer allein. Diese Regelung beruht darauf, daß die Unfallversicherung eine Art gesetzliche Haftpflichtversicherung der Unternehmer ist. Die Höhe des Beitrags bestimmt sich nach der Gefahrenklasse des einzelnen Betriebs und nach den dort gezahlten Arbeitsentgelten.

Für Franz Förster bedeuten diese Grundsätze:

Ansprüche auf Leistungen der Unfallversicherung hat er nicht, da sich sein Unfall in der Freizeit ereignet hat.

4.1.4 Die Arbeitslosenversicherung

Die Arbeitslosenversicherung hat sich über ihre ursprüngliche Zielsetzung inzwischen weit hinaus entwickelt. Zu Beginn dieser Versicherung sollte nur eine Mindestabsicherung des Lebensbedarfs im Falle der Arbeitslosigkeit erreicht werden. Inzwischen soll die Arbeitslosenversicherung zumindest gleichrangig erreichen, daß Arbeitslosigkeit überhaupt vermieden werden kann.

Wie bisher soll auch hier ein Überblick über die Versicherten, den Träger, die Leistungsvoraussetzungen, den Leistungsumfang und das Beitragswesen gegeben werden:

Die Versicherten

Versichert sind hauptsächlich die gegen *Entgelt* tätigen *Arbeitnehmer*. Allerdings gibt es hiervon einige nicht unerhebliche Ausnahmen, deren wichtigste hier aufgezählt werden sollen:

- *Geringfügige Beschäftigungen* (der Begriff stimmt mit dem bei der Rentenversicherung überein),
- Arbeitnehmer ab Vollendung des *63. Lebensjahres* (hier ist derzeit eine soziale Absicherung durch den regelmäßig bestehenden Rentenanspruch gegeben),
- Bezieher von *Erwerbsunfähigkeitsrente* und
- nur *kurzzeitig* beschäftigte Arbeitnehmer. Der Begriff der Kurzzeitigkeit darf nicht mit der Geringfügigkeit verwechselt werden. Kurzzeitigkeit bedeutet vielmehr, daß eine Tätigkeit auf eine Arbeitszeit von weniger als der Hälfte der durchschnittlichen Arbeitszeit beschränkt ist. Die genaue Stundenzahl paßt der Gesetzgeber regelmäßig der Entwicklung der allgemeinen Arbeitszeit an.

Der Versicherungsträger

Träger der Arbeitslosenversicherung ist die **Bundesanstalt für Arbeit.**

Die Versicherungsfälle (Leistungsvoraussetzungen)

- Die **Arbeitslosigkeit:**
Arbeitslos ist, wer vorübergehend nicht oder nur kurzzeitig beschäftigt ist und wer der Arbeitsvermittlung für eine Tätigkeit als Arbeitnehmer zur Verfügung steht.
Die Verfügbarkeit für die Arbeitsvermittlung bedeutet, daß der Arbeitslose *beschäftigungswillig* und *beschäftigungsfähig* sein muß.
Die *Beschäftigungswilligkeit* setzt die Bereitschaft voraus, jede nach den bisherigen Verhältnissen zumutbare Arbeit anzunehmen. Dies soll durch zwei Beispiele verdeutlicht werden: Franz Förster, der ein hochspezialisierter Facharbeiter war, müßte im Falle seiner Arbeitsfähigkeit eine Tätigkeit als Hilfsarbeiter nicht annehmen. Ein Krankenpfleger hat seinen Arbeitsplatz an einem 10 Minuten von seiner Wohnung entfernten Krankenhaus verloren. An einem anderen Krankenhaus, das er in 45 Minuten erreichen kann, kann er einen gleichwertigen Arbeitsplatz bekommen.
Diese Tätigkeit ist ihm zumutbar; den längeren Weg muß er hinnehmen.
Beschäftigungsfähigkeit setzt voraus, daß einem Arbeitnehmer in seiner konkreten Lage überhaupt ein Arbeitsplatz vermittelt werden kann.

Beispiel: Eine Krankenschwester hat geheiratet und ein Kind bekommen. Nunmehr möchte sie wieder arbeiten, wobei sie aber aus familiären Gründen nur von 5–9 Uhr und dann wieder von 18–22 Uhr arbeiten könnte. Arbeitsplätze mit derartigen Schichtzeiten werden aber nicht angeboten. Damit fehlt die Beschäftigungsfähigkeit.

- **Kurzarbeit, Wintergeld** und **Schlechtwettergeld:**
Durch die Anerkennung dieser Fälle sollen Arbeitsplätze erhalten werden. Kann für absehbare Zeit nicht die volle Beschäftigung gewährleistet werden (Kurzarbeit) oder verhindern ungünstige Witterungsbedingungen in der Bauwirtschaft die Beschäftigung, so werden Ausgleichsleistungen (Wintergeld, Schlechtwettergeld) gewährt.
- **Arbeitsförderungsmaßnahmen:**
Sie zählen nicht zu den Versicherungsfällen im strengen Sinne. Aufgabe der Bundesanstalt für Arbeit ist es aber auch, durch geeignete Maßnahmen die Schaffung zusätzlicher Arbeitsplätze zu fördern.
- **Konkurs des Arbeitgebers:**
Fällt ein Arbeitgeber in Konkurs, so sind die Gehälter der Beschäftigten für einen bestimmten Zeitraum gesichert.

Der Leistungsumfang (hauptsächliche Ansprüche)

- Bei Arbeitslosigkeit: Wichtigster Anspruch ist das **Arbeitslosengeld.**
Die Höhe des Arbeitslosengeldes beträgt 60 % des ausfallenden Nettolohnes. Hat der Arbeitslose mindestens ein Kind, erhöht sich der Anspruch auf 67 %.
Anspruch auf Arbeitslosengeld besteht nur, wenn gewisse *Anwartschaftszeiten* erfüllt sind, innerhalb deren Beiträge zur Arbeitslosenversicherung geleistet worden sein müssen. Die Dauer der Bezugsberechtigung richtet sich dann nach der Dauer der vorangegangenen, beitragspflichtigen Beschäftigungszeiten und nach dem Lebensalter des Arbeitslosen.
Der Anspruch auf Arbeitslosengeld ist ein Versicherungsanspruch, der unabhängig von der sonstigen sozialen Situation des Arbeitslosen ist. Dadurch unterscheidet sich das Arbeitslosengeld von der **Arbeitslosenhilfe.**
Diese beträgt 53 % (mit mindestens einem Kind 57 %) des ausfallenden Nettolohnes. Ein Anspruch auf Arbeitslosenhilfe setzt

Abb. 8: Juli 1990: Arbeitssuchende im Arbeitsamt Berlin-Pankow

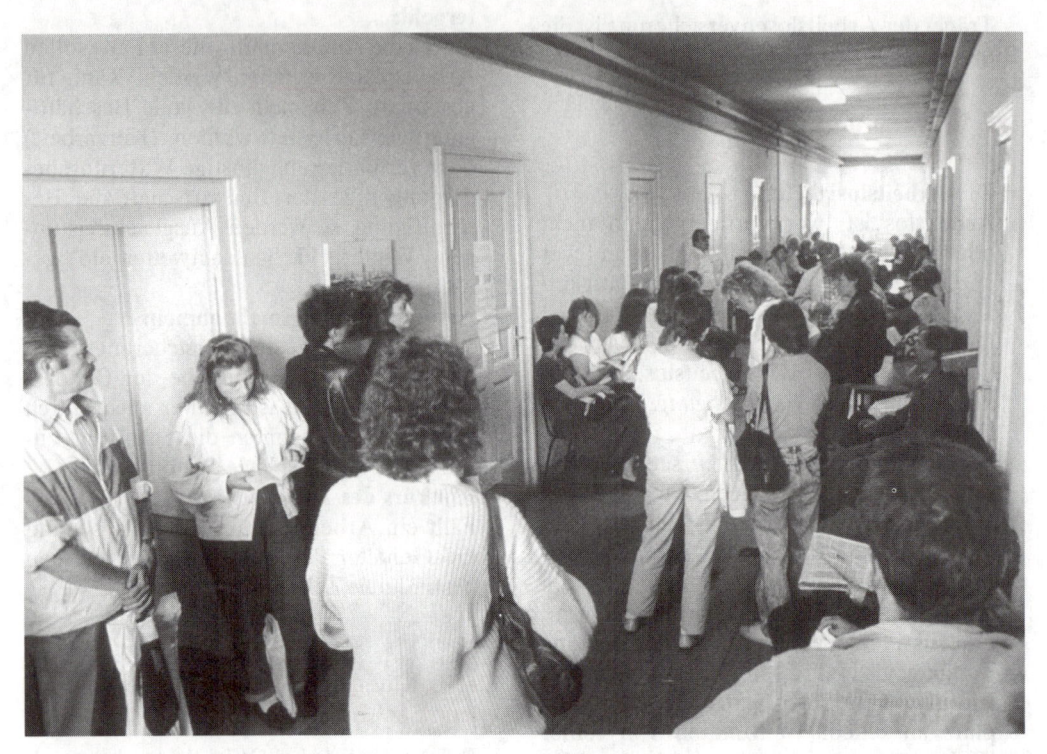

voraus, daß ein Anspruch auf Arbeitslosengeld nicht gegeben ist *und* daß der Arbeitslose *bedürftig* ist. Die Arbeitslosenhilfe ist also eine echte Sozialleistung. Sie setzt über die Bedürftigkeit voraus, daß der Arbeitslose seinen Lebensunterhalt weder durch andere Einkünfte noch durch die zumutbare Verwertung von Vermögen bestreiten kann. Sind ihm andere Personen (z.B. der Ehepartner, der Partner einer nichtehelichen Lebensgemeinschaft oder – bei Ledigen – Eltern) zum Unterhalt verpflichtet, so muß er auch diese Ansprüche geltend machen.

Schließlich kann der Arbeitslose noch an Maßnahmen zur *beruflichen Bildung* teilnehmen. Der Lebensunterhalt der Arbeitslosen wird in dieser Zeit durch sogenannte **Berufsausbildungsbeihilfen** gewährt.

- Bei *Kurzarbeit* und bei *witterungsbedingten Arbeitsausfällen* im Baugewerbe (Wintergeld, Schlechtwettergeld) werden Ausgleichszahlungen für den Lohnausfall ge-

währt. Sie orientieren sich alle in ihrer Höhe an dem Anspruch auf Arbeitslosengeld.
- Im Rahmen der *Arbeitsförderungsmaßnahmen* übernimmt die Bundesanstalt für Arbeit gegenüber dem Arbeitgeber für gewisse Zeiträume einen Teil der Lohnkosten, die der Beschäftigte verursacht. Dadurch soll die Einrichtung eines Arbeitsplatzes erleichtert werden.
- Beim Konkurs des Arbeitgebers wird das sogenannte *Konkursausfallgeld* bezahlt. Es deckt bislang noch nicht befriedigte Ansprüche auf Arbeitsentgelt aus den *letzten drei Monaten* vor Eröffnung des Konkursverfahrens ab.

✗Das Beitragswesen

Die Beiträge zur Arbeitslosenversicherung werden zu gleichen Teilen von Arbeitgebern und Arbeitnehmern aufgebracht. Die Höhe des Beitrags wird als bestimmter Prozentsatz des Arbeitsentgelts festgelegt. Die Beitragsbemessungsgrenze der Rentenversicherung bildet auch hier die Grenze des beitragspflichtigen Einkommens. Dadurch kann das Arbeitslosengeld auch nicht über einen bestimmten Höchstbetrag ansteigen.

Für Franz Förster bedeuten diese Grundsätze:

Infolge seiner Erwerbsunfähigkeit kann Franz Förster keine Arbeit mehr ausüben. Damit steht er der Arbeitsvermittlung nicht zur Verfügung. Er erhält keine Leistungen aus der Arbeitslosenversicherung. Dies ist freilich auch nicht nötig, da sein laufendes Einkommen ja durch seine Erwerbsunfähigkeitsrente gesichert ist.

4.1.5 Die Pflegeversicherung

Mit der Einführung der gesetzlichen Pflegeversicherung zum 1.1.1995 hat der Gesetzgeber eine langjährige Diskussion beendet. Vor allem die steigende Lebenserwartung, die Veränderung der Altersstruktur hin in Richtung auf immer mehr alte Menschen und der medizinische Fortschritt haben den Bedarf an Pflegeleistungen in der Vergangenheit stark ansteigen lassen. Pflege ist aber gleichzeitig sehr teuer. Deshalb waren die einzelnen Betroffenen, aber auch die Städte und Gemeinden als zuständige Sozialhilfeträger (☞ 4.2) mit der Finanzierung immer stärker überfordert. Durch eine allgemeine Versicherung soll nun der finanzielle Bedarf wenigstens zum Teil abgedeckt werden. Wie bei den anderen Versicherungen soll hier auch für die Pflegeversicherung ein Überblick über den Kreis der Versicherten, die Versicherungsträger, über Voraussetzungen und Umfang der Leistungen und über die Finanzierung der Beiträge gebracht werden:

Die Versicherten

Mit der Pflegeversicherung wollte der Gesetzgeber einen möglichst großen Teil der Bevölkerung erfassen. Deshalb ergeben sich gegenüber anderen Versicherungen durchaus Abweichungen beim Kreis der Versicherten. Insbesondere kennt die Pflegeversicherung nur *Pflichtversicherte* oder privat versicherungspflichtige Personen, *nicht* aber *freiwillig Versicherte*. Im einzelnen gilt:

- **Pflichtversichert** sind alle Personen, die in der gesetzlichen Krankenversicherung (☞ 4.1.2) versicherungspflichtig sind. Daneben sind aber auch alle freiwilligen Mitglieder der gesetzlichen Krankenversicherung hier pflichtversichert. Weiter sind aber auch all jene Personen pflichtversichert, die Behandlungsleistungen für Krankheit oder Unterhaltsleistungen aus Versorgungsgesetzen wie dem Bundesversorgungsgesetz (☞ 4.3.4) oder der Kriegsopferfürsorge beziehen.
- **Privat versicherungspflichtig** für den Pflegefall sind Beamte und alle Personen, die eine private Krankenversicherung mit einem Anspruch auf allgemeine Krankenhausleistungen unterhalten. Die privaten Versicherer sind verpflichtet, Leistungen wie die gesetzliche Pflegeversicherung zu erbringen. Auf diesem Weg besteht auch für den jetzt aufgeführten Personenkreis der Schutz der gesetzlichen Pflegeversicherung.

Die Versicherungsträger

Versicherungsträger der gesetzlichen Pflegeversicherung sind die sogenannten Pflegekassen. Um einen neuen, kostenträchtigen Verwaltungsapparat zu vermeiden, werden sie bei den bestehenden Krankenkassen eingerichtet. Für die privat Versicherungspflichtigen ist dagegen die jeweilige private Krankenkasse der Vertragspartner.

Der Versicherungsfall (Leistungsvoraussetzungen)

Die Pflegeversicherung kennt nur einen einzigen Versicherungsfall: die Pflegebedürftigkeit. Sie wird vom Gesetz wie folgt definiert: Pflegebedürftig ist, wer voraussichtlich für die Dauer von mindestens 6 Monaten wegen körperlicher, geistiger oder seelischer

Krankheit oder Behinderung für die gewöhnlichen und regelmäßig wiederkehrenden Verrichtungen des täglichen Lebens in mindestens erheblichem Maß der Hilfe bedarf.

Die Pflegebedürftigkeit kann auf die Behandlung *länger dauernder* Beeinträchtigungen abgestellt werden, da bei kurzfristigen – und damit voraussichtlich wieder zu beseitigenden – Beeinträchtigungen ja noch Krankheit vorliegt. Die Mindestdauer von 6 Monaten ist dabei ein Prognosewert. Er bedeutet, daß man zum Zeitpunkt der Entscheidung über die Gewährung von Pflegehilfe mit einer Pflegebedürftigkeit für mindestens diese Zeit rechnen muß.

Die Ursache der Pflegebedürftigkeit ist, wie die umfassende Aufzählung der entsprechenden Möglichkeiten beweist, gleichgültig. Es soll jeder Pflegebedürftige abgesichert sein.

Die Beeinträchtigung muß bei den Verrichtungen des täglichen Lebens zu einer Hilfsbedürftigkeit führen. Unter diesen Verrichtungen versteht man die Körperpflege, die Darm- und Blasenentleerung, das mundgerechte Zubereiten und die Aufnahme der Nahrung, die Mobilität in der Form des selbständigen Aufstehens und Zu-Bett-Gehens, des An- und Auskleidens, des Gehens, Stehens, Treppensteigens und des Verlassens der Wohnung sowie schließlich die hauswirtschaftliche Versorgung durch Einkaufen, Kochen, Reinigen der Wohnung und der Wäsche und ähnliche Vorgänge.

Bei dem Ausmaß der Pflegebedürftigkeit unterscheidet das Gesetz schließlich drei Stufen. Sie sind vor allem für das Ausmaß der gewährten Leistungen wichtig. Erheblich pflegebedürftig (**Pflegestufe I**) ist danach, wer bei Körperpflege, Ernährung oder Mobilität für wenigstens 2 Verrichtungen einmal täglich Hilfe benötigt und zusätzlich mehrfach in der Woche der Hilfe bei der hauswirtschaftlichen Versorgung bedarf. Schwerpflegebedürftig (**Pflegestufe II**) ist, wer neben mehrfacher wöchentlicher Hilfe bei der hauswirtschaftlichen Versorgung für mindestens einen der drei anderen Bereiche mindestens dreimal täglich zu verschiedenen Zeiten der Hilfe bedarf. Schwerstpflegebedürftig (**Pflegestufe III**) ist schließlich, wer zusätzlich zur Hilfe bei der hauswirtschaftlichen Versorgung für mindestens einen der drei anderen Bereiche rund um die Uhr – also auch nachts – der Hilfe bedarf.

Der Versicherungsfall (Leistungsumfang)

Die Leistungen der Pflegeversicherung für Aufwendungen der häuslichen Pflege beginnen am 1. April 1995, diejenigen für Aufwendungen der stationären Pflege am 1. Juli 1996.

Anspruchsberechtigt ist jeder Versicherte, wobei wie in der Krankenversicherung Familienangehörige ohne wesentliches eigenes Einkommen im Rahmen der Familienhilfe mitversichert sind. Sie erhalten bei Pflegebedürftigkeit also ebenfalls die vorgesehenen Leistungen.

Grundsätzlich sieht die Pflegeversicherung zwei Arten von Leistungen vor: **Sachleistungen** durch Pflege bis zu einem gewissen Gegenwert oder **Pflegegeld,** wenn der Pflegebedürftige seine Pflege – etwa durch Angehörige – selbst organisiert. Beide Leistungen können auch miteinander kombiniert werden, wobei sie dann aber jeweils nur anteilig gewährt werden. Lediglich bei stationärer Pflege in einem Pflegeheim werden nur Sachleistungen übernommen.

Sachleistungen werden in den drei Pflegestufen bis zu einem Wert von monatlich 750,–, 1 800,– und 2 800,– DM (Stand: 1995) übernommen; in der stationären Pflege bis zu 2 800,– DM. Für Schwerstpflegebedürftige gibt es in besonderen Härtefällen sogar Leistungen bis zu 3 750,– DM bzw. 3 300,– DM bei stationärer Pflege.

Das Pflegegeld beträgt in den einzelnen Pflegestufen pro Monat 400,–, 800,– und 1 300,– DM.

Weiterhin können Pflegebedürftige einmal im Jahr für bis zu 4 Wochen statt des Pflegegeldes Kurzzeitpflege in einem Wert bis zu 2 800,– DM in Anspruch nehmen. Dies wird besonders dann bedeutsam, wenn der sonst pflegende Angehörige einmal krank wird oder in den Urlaub geht.

Schließlich können die Pflegekassen auch Zuschüsse bis höchstens 5 000,– DM für die „Verbesserung des Pflegeumfeldes" gewähren. Dies können etwa Umbaumaßnahmen in einer Wohnung sein, um sie für die Benutzung durch einen Rollstuhlfahrer auszubauen.

Das Beitragswesen

Die Beiträge zur gesetzlichen Pflegeversicherung werden je zur Hälfte durch den Arbeitgeber und den Arbeitnehmer aufgebracht, falls in dem jeweiligen Bundesland ab 1995 als Ersatz für die zusätzliche Belastung der Arbeitgeber ein gesetzlicher Feiertag gestrichen wurde. Andernfalls tragen die Arbeitnehmer den Beitrag alleine. Die Beitragshöhe beträgt 1 % des jeweils beitragspflichtigen Einkommens, wobei die Beitragsbemessungsgrenze wie in der Krankenversicherung bei monatlich 5.850,– DM (Stand: 1995) liegt.

Ab 1.7.1996 wird der monatliche Beitrag auf 1,7 % steigen; für die Finanzierung soll nach derzeitigem Stand ein zweiter Feiertag oder ein Urlaubstag abgeschafft werden.

Wer in einer privaten Versicherung gegen das Pflegefallrisiko versichert ist, muß seine Beiträge in vollem Umfang selbst zahlen. Beamte sind aber dadurch entlastet, daß sie sich nur für den nicht durch die Beihilfe abgedeckten Teil ihres Pflegerisikos absichern müssen. Arbeitnehmer, die ein Einkommen oberhalb der Beitragsbemessungsgrenze haben, erhalten wie bei der Krankenversicherung auch Zuschüsse von ihrem Arbeitgeber.

4.2 Grundzüge des Sozialhilferechts

4.2.1 Die Aufgaben der Sozialhilfe

Sozialhilfe ist eine *subsidiäre Hilfe*. Sie hat die Aufgabe, dort einzuspringen, wo andere Hilfen nicht vorhanden oder nicht ausreichend sind. Die Anerkennung der Sozialhilfe als staatliche Aufgabe ist auch eine Folge der Bestimmungen des Grundgesetzes, die die Wahrung der Menschenwürde als oberstes Ziel beinhalten. Eine Wahrung der Menschenwürde setzt aber voraus, daß jedem Menschen ein Mindestmaß an Lebensgrundlagen gewährt wird.

Die Aufgaben der Sozialhilfe zerfallen in zwei große Gruppen:

- Die Hilfe zum Lebensunterhalt und
- die Hilfe in besonderen Lebenslagen.

4.2.2 Die Hilfe zum Lebensunterhalt

Fall: Maria Meier hat vor einem Monat den Vater ihres Sohnes, den mittellosen Studenten Max Meier, geheiratet. Sie hat keinen Beruf erlernt und widmet sich ganz der Erziehung ihres erst 3 Monate alten Kindes. Die Eltern von Max und Maria Meier sind gestorben; weitere Verwandte ebenfalls nicht vorhanden. Nun kommt Max Meier, der bisher seine Familie von Gelegenheitsarbeiten, die er neben dem Studium verrichtet hat, ernährt hat, bei einem selbst verschuldeten Unfall ums Leben. Maria Meier fragt sich, ob und welche Ansprüche sie in bezug auf die Sozialhilfe hat.

Maria Meier hat Anspruch auf Gewährung von Sozialhilfe. Denn alle vorrangig einzusetzenden Möglichkeiten, ihren eigenen und den Unterhalt des Kindes zu sichern, scheiden aus:

- *Selbsthilfe* durch *Arbeit* ist ihr nicht zumutbar. Zwar müßte sie grundsätzlich jede Arbeitsmöglichkeit nutzen, also z.B. als ungelernte Kraft Putz- oder Fließbandarbeit annehmen. Die Pflege und Erziehung eines eigenen Kindes hat aber Vorrang. Der Betreuung von Säuglingen und Kleinkindern darf sich eine Mutter ganztags widmen; sie muß auch nicht stundenweise arbeiten.
- *Selbsthilfe* durch Verwertung eigenen *Vermögens* oder sonstigen *Einkommens* (z.B. Zinsen aus Spargutbaben) scheidet bei ihr ebenfalls aus. Vorhandenes Vermögen muß allerdings grundsätzlich zur Lebenshaltung aufgebracht werden, ehe Anspruch auf Sozialhilfe besteht. Ausgenommen sind nur angemessene Grundlagen der Lebensführung wie ein kleines, eigenes Haus oder geringe Sparrücklagen.
- Schließlich bestehen auch keine *Ansprüche* auf *Unterhaltsleistungen* (z.B. gegen Angehörige in *gerader* Linie oder gegen sonstige Ersatzpflichtige wie einen Unfallverursacher). In diesem Zusammenhang ist noch auf eine wichtige Besonderheit hinzuweisen: Stehen einem Antragsteller auf Sozialhilfe zwar Ansprüche gegen andere Personen zu, ist ihm aber die Durchsetzung nicht zuzumuten, so kann der Sozialhilfeträger diese Ansprüche auf sich überleiten. Das bedeutet: Sozialhilfe wird gewährt. In Höhe der erbrachten Leistungen macht der Sozialhilfeträger dann die Ansprüche gegen den Verpflichteten geltend.

Maria Meier ist nun für sich und ihr Kind Hilfe zum Lebensunterhalt zu gewähren. Diese Hilfe umfaßt sogenannte *laufende* und sogenannte *einmalige* Leistungen.

- Die **laufenden Leistungen** sollen die regelmäßig anfallenden Kosten des Lebensunterhaltes decken. Sie umfassen insbesondere die Übernahme der Miete für eine angemessene Wohnung und die Zahlung eines durch den sogenannten *Regelsatz* festgelegten Geldbetrags. Er beträgt (1995) etwa 530,- DM für den „Haushaltsvorstand" und etwa 270,- DM für ein kleines Kind (darauf wird das Kindergeld angerechnet). Der Regelsatz deckt dann die Kosten einer üblichen, bescheidenen Lebenshaltung ab. Es müssen also insbesondere die Ausgaben für Ernährung, Pflege der Bekleidung, Strom und kleine (!) Anschaffungen hieraus bestritten werden.

Außerdem übernimmt der Sozialhilfeträger im Rahmen der laufenden Leistungen die Beiträge für die gesetzliche Krankenversicherung.
- Mit den **einmaligen Leistungen** werden nicht regelmäßig anfallende, aber notwendige Ausgaben abgedeckt. Hierbei kann der Sozialhilfeträger Geldbeträge gewähren oder die Leistungen auch in Naturalien erbringen.

Beispiele sind etwa die notwendige Anschaffung eines Wintermantels oder von Babyausstattung. Hier können dem Sozialhilfeempfänger anstatt Geld auch entsprechende neue oder auch gebrauchte Stücke übergeben werden.

4.2.3 Die Hilfe in besonderen Lebenslagen

Neben der Hilfe zum Lebensunterhalt kennt das Sozialhilferecht zahlreiche Hilfsverpflichtungen in besonderen Lebenslagen. Darunter fällt etwa neben Krankenhilfe, Hilfe für Schwangere und Blindenhilfe vor allem die auch für den Bereich der medizinischen Hilfspersonen bedeutsame Eingliederungshilfe für Behinderte.

In die Problematik soll der nachstehende Fall einführen:

✓ **Fall:** Ein Krankenpfleger arbeitet bei einem Projekt zur Betreuung sozial auffälliger Familien mit. Dabei fällt ihm auf, daß die 3jährige Sabine Schmitz nur lallende Äußerungen von sich gibt und daß sie häufig verkrampfte Bewegungsabläufe zeigt. Was kann oder muß der

> Krankenpfleger Ihrer Ansicht nach unternehmen?

Behinderte sollen so weit wie möglich in die Gesellschaft eingegliedert werden. Das Sozialhilferecht sieht hierfür einen breiten Katalog von Maßnahmen vor. Dabei ist vor allen Dingen ein Anspruch auf ärztliche Betreuung, auf heilpädagogische Maßnahmen für Kinder im Vorschulalter, auf eine angemessene schulische und berufliche Ausbildung und auf Unterstützung im Berufsleben gegeben.

Zwar muß der Sozialhilfeträger diese Leistungen nur dann erbringen, wenn keine andere Stelle oder Person hierzu verpflichtet ist. Das Gesetz sieht aber vor, daß er zunächst Leistungen erbringen muß, wenn sich nicht innerhalb 4 Wochen nach Eintritt des Bedarfs klären läßt, wer leistungspflichtig ist. Der Berechtigte darf also nicht durch einen Zuständigkeitsstreit hingehalten werden.

Diese Zielsetzungen lassen sich aber nur verwirklichen, wenn die zuständigen Stellen von Behinderungen erfahren. Nur dann kann die Hilfe gezielt angeboten werden. Deshalb müssen bei minderjährigen Behinderten – die folgenden Ausführungen gelten nicht für voll geschäftsfähige Behinderte – zunächst die Eltern auf die Behinderung hingewiesen und aufgefordert werden, ein Gespräch mit einem Arzt oder dem Gesundheitsamt zu führen. Bleiben derartige Aufforderungen wiederholt erfolglos, so *muß* das Gesundheitsamt benachrichtigt werden. Der Krankenpfleger wird hier also zunächst das Gespräch mit den Eltern suchen.

4.3 Überblick zu weiteren wichtigen Sozialgesetzen

4.3.1 Bundesausbildungsförderungsgesetz (BAföG)

> ✓ **Fall:** Der 20jährige Hans Huber möchte gerne Betriebswirtschaft studieren. Seine Eltern leben von monatlich insgesamt 1800,– DM.
> Hat Hans Huber für dieses Studium Ihrer Meinung nach Anspruch auf staatliche Ausbildungsförderung?

Hans Huber hat einen solchen Anspruch. Nach dem BAföG wird unter Umständen – vor allem, wenn eine auswärtige Unterbringung notwendig ist – bereits ein ab der 10. Klasse stattfindender Besuch von weiterführenden Schulen aller Art gefördert. In der Hauptsache dient das BAföG aber dazu, auch finanziell schlechter gestellten Studenten ein Hochschulstudium zu ermöglichen.

Diese Förderung beschränkt sich allerdings im Normalfall auf eine erste Ausbildung und auf die dafür notwendige Zeit. Hans Huber muß also das Studium zügig durchführen und darf nicht etwa bummeln.

Die Leistungen nach dem BAföG werden zur Hälfte als Zuschuß, zur anderen Hälfte nur als zinsloses Darlehen gewährt. Nach Abschluß des Studiums muß dieser Teil des Geldes zurückbezahlt werden.

Ansprüche auf Ausbildungsförderung nach dem BAföG bestehen im übrigen nur, wenn der in Ausbildung Befindliche unterstützt werden muß. Auf den Förderungsanspruch werden deshalb sowohl das eigene Einkommen des in Ausbildung Befindlichen als auch das seiner Eltern angerechnet. Lediglich gewisse Grundbeträge, die zur Sicherung eines bescheidenen Lebensbedarfs dienen, bleiben von der Anrechnung ausgenommen. Der Freibetrag für Eltern beträgt derzeit (1995) in unserem Fall rund 1900,– DM monatlich.

Hans Huber wird also die vollen Förderungsbeträge erhalten.

4.3.2 Bundeserziehungsgeldgesetz

> ✓ **Fall:** Das Ehepaar Müller bekommt 1995 sein erstes Kind. Frau Müller ist Lehrerin, Herr Müller Krankenpfleger.
> Da das Einkommen von Frau Müller höher ist, möchte sie nach Ablauf der Mutterschutzfrist wieder arbeiten. Herr Müller möchte zumindest zwei Jahre lang das Kind erziehen. Er fragt sich, ob er dann auch das Erziehungsgeld bekommen kann und ob sein Arbeitsplatz gesichert ist. Was meinen Sie?

Das Bundeserziehungsgeldgesetz will es Eltern erleichtern, sich in der ersten Lebensphase ganz der Erziehung des Kindes zu widmen und auf Erwerbstätigkeit zu verzichten. Dieses Ziel wird im wesentlichen auf zwei Wegen verfolgt: durch das *Erziehungsgeld* und den *Erziehungsurlaub*.

- Das **Erziehungsgeld** wird für 2 Jahre gezahlt. Es steht nach Wahl der Eltern der Mutter oder dem Vater zu, wobei sich die Eltern auch abwechseln dürfen.
  Voraussetzung ist, daß in dieser Zeit der erziehende Elternteil allenfalls eine *Teilzeitbeschäftigung* ausgeübt. Teilzeitbeschäftigung ist dabei jede Tätigkeit, die vom zeitlichen Umfang her noch nicht zu einer Versicherungspflicht bei der Arbeitslosenversicherung führen würde. Das Erziehungsgeld wird allerdings nur innerhalb gewisser Einkommensgrenzen gewährt. Diese sind für die ersten 6 Monate nach der Geburt recht großzügig, während sie danach sehr eng bemessen sind. Das frühere Einkommen des „pausierenden" Elternteils bleibt dabei außer Betracht.

- Der **Erziehungsurlaub** sichert einem Arbeitnehmer ab 1992 für den Zeitraum bis zu 3 Jahren seinen Arbeitsplatz. Der Arbeitgeber darf in dieser Zeit grundsätzlich nicht kündigen.

Das Ehepaar Müller kann also seine Pläne weitgehend in die Tat umsetzen. Auch Herr Müller bekommt für 2 Jahre Erziehungsgeld und den von ihm gewünschten Erziehungsurlaub.

4.3.3 Bundeskindergeldgesetz

> ✓ **Fall:** Eine Familie hat 1995 drei Kinder im Alter von 8, 6 und 3 Jahren. Welche Kindergeldleistungen hat sie zu erwarten?

Der Gesetzgeber gleicht die Belastungen, die eine Familie durch die Erziehung von Kindern zu tragen hat, teilweise wieder aus. Dabei benutzt er bislang (Stand 1995) zwei Wege: Einmal wird in Höhe fester Beträge Kindergeld nach dem Bundeskindergeldgesetz gezahlt.

Zum anderen werden bei der Besteuerung des Einkommens **Kinderfreibeträge** eingeräumt. Diese betragen zur Zeit bei einem Ehepaar pro Kind und Jahr 4 104,– DM. Je höher nun das Einkommen prozentual besteuert ist, desto höher ist die steuerliche Entlastung durch Kinder. Ein gewisser Ausgleich für diejenigen Eltern, die keine oder nur sehr wenig Steuern zahlen müssen, wird durch eine monatliche Zusatzzahlung zum Kindergeld in diesen Fällen erreicht. Der Zuschlag beträgt bis zu 19 % des Kinderfreibetrags, was monatlich 65,– DM pro Kind ausmacht.

Das **Kindergeld** beträgt zur Zeit für das 1. Kind 70,– DM, für das 2. Kind 130,– DM, für das 3. Kind 220,– DM und für das 4. und jedes weitere Kind 240,– DM pro Monat.

Schon ab einem mittleren Einkommen wird allerdings das Kindergeld gekürzt. Dadurch kann die Zahlung für das 2. Kind auf monatlich 70,- DM und für weitere Kinder auf monatlich 140,- DM absinken.

Kindergeld wird für Kinder bis zu 16 Jahren bezahlt. Bei einer über dieses Lebensalter hinaus andauernden Ausbildung sowie in einigen Ausnahmefällen wird das Kindergeld auch länger – bis zum 27. Lebensjahr – bezahlt.

Ein Kindergeldanspruch besteht nicht mehr, wenn in einem Ausbildungsverhältnis monatlich mindestens 750,- DM brutto bezogen werden.

Die Familie in unserem Beispiel hat also – wenn das Kindergeld nicht gekürzt wird – monatlich 420,- DM Kindergeld zu erwarten. Zahlt sie bei der Einkommensteuer einen Satz von 25 %, so beträgt die steuerliche Entlastung durch die Kinderfreibeträge zusätzlich rund 3 080,- DM pro Jahr (gerechnet aus einem Freibetrag von insgesamt 12 312,- DM).

Diese Bestimmungen sind jedoch immer stärkerer Kritik ausgesetzt, denn der Kinderfreibetrag wirkt steuertechnisch auf die Einkommensspitze. Damit gilt: Je höher das Einkommen, desto höher der Steuersatz, aber desto höher natürlich auch die Entlastung. Bei einer Einkommenssteuer von 50 % würde in unserem Beispiel eine Entlastung von rund 6 160,- DM eintreten.

Ab 1996 sollen deshalb die Eltern ein Wahlrecht zwischen Kinderfreibeträgen und einem spürbar erhöhten Kindergeld haben. Dieses soll 200,- DM (ab 1997: 220,- DM) für das 1. und 2. Kind, 300,- DM für das 3. Kind und 350,- DM für jedes weitere Kind betragen. Damit wird die Wahl der – ebenfalls erhöhten – Kinderfreibeträge nur noch bei sehr hohen Einkommen noch größere Entlastungen bringen. Das Gesetzgebungsverfahren war aber bei Drucklegung noch nicht abgeschlossen. Ob die Bestimmungen so in Kraft treten, kann deshalb nicht mit Sicherheit gesagt werden.

4.3.4 Bundesversorgungsgesetz

Das Bundesversorgungsgesetz sorgt für sozialen Schutz bei gesundheitlichen und wirtschaftlichen Schäden, die im Zusammenhang mit dem Militärdienst stehen. Die Leistungsansprüche umfassen im Grundsatz einen der Unfallversicherung entsprechenden Katalog. Es werden also insbesondere Heilbehandlungen, Wiedereingliederungshilfen und Rentenleistungen gewährt.

4.3.5 Kinder- und Jugendhilfegesetz

✗

Das frühere Jugendwohlfahrtsgesetz ist wesentlich geändert und als Kinder- und Jugendhilfegesetz in das Sozialgesetzbuch aufgenommen worden. Es soll eine geordnete Erziehung der in Deutschland lebenden Kinder sichern. Die staatlichen Aufgaben werden dabei von **Jugendämtern** wahrgenommen. Eine Zusammenarbeit mit anderen, nicht staatlichen Organisationen wie z.B. Kirchen ist vorgesehen.

Die Jugendämter haben dabei folgende hauptsächliche Aufgabenbereiche:
- Schutz von Pflegekindern
- Mitwirkung im Vormundschaftswesen
- Unterstützung bei der Erziehung
- Durchführung der Jugendgerichtshilfe bei Strafverfahren gegen Jugendliche und Heranwachsende
- Durchführung von Freizeit- und Erholungsbetreuung von Kindern und Jugendlichen.

Bei der Durchführung der einzelnen Aufgabenbereiche sind folgende Punkte von besonderer Wichtigkeit:
- Wer ein **Pflegekind** bei sich aufnimmt, bedarf dazu der vorherigen Erlaubnis des Jugendamtes. Aufnahme eines Pflegekindes bedeutet dabei, daß sich ein Kind unter 16 Jahren regelmäßig für einige Zeit (nicht unbedingt den ganzen Tag) bei einer frem-

den Familie befindet. Die Aufnahme bei nahen Verwandten (z.B. den Großeltern) ist also ohne Genehmigung zulässig.
Das Jugendamt überprüft die Pflegefamilien auf ihre Eignung und achtet darauf, daß die Pflegekinder dort ordnungsgemäß betreut werden.

- Im Bereich des *Vormundschaftswesens* ist besonders auf die **Amtspflegschaft** für nichteheliche Kinder hinzuweisen. Dadurch soll sichergestellt werden, daß das Kind seine Ansprüche gegen den Vater durchsetzen kann. Der Gesetzgeber mißtraut hier den Müttern. Er befürchtet, daß die Mütter aus Unkenntnis oder falscher Rücksichtnahme die Ansprüche des Kindes gegen den Vater nicht geltend machen würden.
- **Erziehungshilfen** werden auf freiwilliger Basis vorgenommen. Vor allem durch Beratung soll erreicht werden, daß Probleme (z.B. eine Neigung zum Herumstreunen) behoben werden können.
- Die **Jugendgerichtshilfe** erforscht bei Straftaten Jugendlicher und Heranwachsender das familiäre Umfeld. Sie soll durch eine Ausleuchtung der familiären Situation dazu beitragen, daß die Gerichte die stark erzieherisch geprägten Sanktionsmöglichkeiten des Jugendstrafrechts richtig einsetzen können.
- Durch die **Freizeit- und Erholungsbetreuung** soll vor allem Kindern aus sozial schwächeren Familien eine sinnvolle Gestaltung ihrer Freizeit und ihrer Ferien ermöglicht werden.

4.3.6 Opferentschädigungsgesetz

✓ **Fall:** Der 38jährige Kaufmann Siegfried Schulz betreibt einen kleinen Kiosk. Er ist selbständig tätig und weder kranken- noch rentenversichert.
Eines Abends lauert ihm ein Räuber, der nicht ermittelt werden kann, auf. Er sticht Siegfried Schulz von hinten nieder und nimmt ihm seine Tageseinnahmen ab. Siegfried Schulz muß 6 Wochen im Krankenhaus behandelt werden und ist anschließend noch 1 Jahr erwerbsunfähig. Kann er ihrer Ansicht nach Ersatzansprüche durchsetzen?

Ohne das Opferentschädigungsgesetz würde bei Siegfried Schulz das soziale Netz versagen. Da er weder kranken- noch rentenversichert ist, erhält er von diesen Versicherungen natürlich auch keine Leistungen. Auch ein *Unfall* im Sinne der gesetzlichen Unfallversicherung liegt bei dem Opfer einer vorsätzlichen Straftat nicht vor.

Ansprüche gegen den Täter hat Siegfried Schulz zwar rechtlich gesehen schon. Er kann sie aber nicht durchsetzen, weil er ihn ja überhaupt nicht kennt. Selbst wenn er diesen Täter kennen würde, wäre ihm vermutlich auch nicht sehr viel mehr geholfen. Denn eine Vollstreckung gegen Straftäter scheitert meistens daran, daß dort weder Geld noch sonstige pfändbare Gegenstände zu holen sind.

Diese Lücke schließt das **Opferentschädigungsgesetz.** Wer – wie hier – Opfer einer *vorsätzlichen* Straftat wird, die *nicht* durch den Gebrauch eines Kraftfahrzeugs begangen wurde, hat denselben Schutz wie bei einem Versicherungsfall nach dem Bundesversorgungsgesetz.

Siegfried Schulz erhält also die Kosten seiner Krankenhausbehandlung erstattet und außerdem eine zeitlich begrenzte Erwerbsunfähigkeitsrente.

Geschützt waren früher in erster Linie nur Deutsche. Seit den fremdenfeindlichen Straftaten der letzten Jahre ist allerdings auch der Schutz für Ausländer stark ausgeweitet worden. Sie haben einmal Ansprüche nach dem Opferentschädigungsgesetz, wenn sie Staatsangehörige eines Mitgliedsstaates der Europäischen Gemeinschaft sind, entsprechende zwischenstaatliche Vereinbarungen getroffen sind oder wenn die Gegenseitigkeit gewährleistet ist. Letzteres ist dann der Fall, wenn ein anderer Staat Deutschen vergleichbare Ansprüche gibt. Daneben sind aber auch Ausländer geschützt, die sich rechtmäßig länger als 6 Monate im Bundesgebiet aufhalten oder aufhalten wollen. Damit sind praktisch auch Asylbewerber in den Schutzbereich des Gesetzes einbezogen.

4.3.7 Wohngeldgesetz

✓ **Fall:** Ein junges Ehepaar bewohnt in München (Wohngeldklasse VI) eine 1985 errichtete Zweizimmerwohnung mit einer kleinen Küche, Dusche und Zentralheizung. Die monatliche Miete ohne Heizkosten beträgt 680,- DM.
Das im Sinne des Wohngeldgesetzes maßgebliche Einkommen des Ehepaars liegt bei monatlich 1 600,- DM. Es will wissen, ob und gegebenenfalls wieviel Wohngeld ihm zusteht.

Das Ehepaar hat Anspruch auf **Wohngeld**. *Wohngeldberechtigt* ist jeder Mieter oder Eigentümer von Wohnraum in der Bundesrepublik, wenn

- er einen eigenen Haushalt führt und
- sein Einkommen gewisse Grenzen nicht übersteigt.

Ein *eigener Haushalt* liegt immer dann vor, wenn der betreffende Wohnraum der Lebensmittelpunkt des Antragstellers ist. Das trifft hier zu, da die Wohnung Mittelpunkt einer eigenständigen Lebensführung ist.

Bei mehreren antragsberechtigten Mitgliedern einer Familie ist im übrigen nur der Haushaltungsvorstand maßgeblich. Die Einkommensgrenzen legt das Gesetz nach der Familiengröße, der örtlichen Mietbelastung und Baujahr sowie Ausstattung der Wohnung fest.

Die Einzelheiten können aus der *Wohngeldfibel* entnommen werden, die kostenlos beim Bundesministerium für Raumordnung, Bauwesen und Städtebau, 53179 Bonn, Deichmanns Aue, bezogen werden kann.

Die Ermittlung des **maßgeblichen Einkommens** ist relativ kompliziert. Sie soll hier nur in ganz groben Zügen dargestellt werden:

Zunächst werden alle Jahreseinkünfte des Haushalts in Geld oder Geldeswert festgestellt. Das bedeutet, daß z.B. auch eine regelmäßige Unterstützung durch Angehörige in Form von Geld oder Naturalleistungen (Lebensmittel) berücksichtigt wird. Hiervon werden alle Aufwendungen zur Erzielung dieser Einkünfte abgezogen. Für Familien und verschiedene Personengruppen gibt es besondere Freibeträge. Die Abzüge durch Einkommensteuer und Sozialversicherungsbeiträge werden pauschal mit 30 % des Einkommens berücksichtigt. Ein steuer- und sozialversicherungspflichtiger Arbeitnehmer kann also bei einer ganz pauschalen Prüfung, ob er Wohngeld beantragen soll, von seinem Bruttoeinkommen mindestens 1/3 abziehen.

4.4 Grundzüge des Arbeits- und Arbeitsschutzrechts

4.4.1 Der Arbeitsvertrag

XXX

Der Begriff des Arbeitsvertrages

Der *Arbeitsvertrag* gehört rechtlich zur Gruppe der **Dienstverträge.** Kennzeichen dieser Verträge ist, daß gegen Zahlung einer Vergütung eine *Tätigkeit* zu erbringen ist. Darin unterscheidet sich der Dienstvertrag vom **Werkvertrag,** bei dem ein bestimmter Erfolg (das Werk) geschuldet wird.

Die Abgrenzung des **Arbeitsvertrages** zu den anderen Dienstverträgen erfolgt dadurch, daß beim Arbeitsvertrag der eine Teil, nämlich der *Arbeitnehmer*, seine Tätigkeit *fremdbestimmt* und *unselbständig* erbringt.

Art und Inhalt seiner Tätigkeit und der zeitliche Rahmen werden ihm regelmäßig vorgegeben. Der Arbeitnehmer ist mit seiner Tätigkeit in einen bestimmten Betriebsablauf eingebunden.

Am Beispiel einer Arzthelferin soll dies verdeutlicht werden: Der Arzt, der sic beschäftigt, gibt ihr die Arbeitszeit vor. Er weist sie an, welche Aufgaben sie zu erfüllen hat.

Der Abschluß des Arbeitsvertrages

✓ **Fall:** Die Krankenschwester Jutta Jung liest in der Zeitung folgendes Stellenangebot: „Privatklinik Dr. Fischer sucht examinierte Krankenschwester. 38-Stunden-Woche im Schichtbetrieb, Kost und Logis kostenfrei im Hause, Gehalt 3500,– DM pro Monat. Sie stellt sich dort vor. Der Inhaber, Dr. Fischer, sagt zu ihr am Ende dieses Gesprächs nur: „Sie können zu Beginn des nächsten Monats anfangen."
Pünktlich zum Beginn des nächsten Monats nimmt Jutta Jung ihre Arbeit auf. Nach zwei Wochen kommen ihr Zweifel, ob sie überhaupt einen Arbeitsvertrag geschlossen hat. Was meinen Sie?

Arbeitsverträge können grundsätzlich *formfrei* abgeschlossen werden. Eine mündliche Vereinbarung, wie sie hier getroffen worden ist, ist also wirksam.

Häufig schreiben aber gesetzliche Bestimmungen oder Tarifverträge für Arbeitsverhältnisse Schriftform vor. Hier ist besonders das Berufsbildungsgesetz zu nennen. Es fordert für alle Ausbildungsverträge Schriftform. Im Interesse einer besseren Beweisbarkeit sollten so wichtige Verträge wie Arbeitsverträge freilich auch ohne entsprechende Vorschrift schriftlich abgefaßt werden.

An dieser Stelle ist auch darauf einzugehen, aus welchen Quellen sich der Inhalt eines Arbeitsvertrags ergibt. Diese sind: Verfassung (1), Gesetz (2), Tarifvertrag (3), Betriebsvereinbarung (4) und Arbeitsvertrag (5).

Dabei gelten das Rang- und das Günstigkeitsprinzip.

Das **Rangprinzip** besagt, daß innerhalb der oben genannten Quellen eine Regelung auf niedrigerer Stufe einer höherrangigen grundsätzlich nicht widersprechen darf.

Die Ausnahme ist das **Günstigkeitsprinzip**. Es bedeutet, daß auf einer tieferen Stufe Regelungen getroffen werden dürfen, die für den Arbeitnehmer besser sind als diejenigen der höheren Stufe. Eine Verschlechterung ist dagegen unzulässig.

Ein Beispiel soll dies verdeutlichen: Ein Tarifvertrag sieht für Bank- und Versicherungsangestellte vor, daß Arbeitsverträge – obwohl das Gesetz dies nicht verlangt – schriftlich zu schließen sind. Dies ist zulässig, weil zugunsten der Arbeitnehmer die Beweislage verbessert wird. In einer Betriebsvereinbarung eines Autowerks legen Betriebsrat und Arbeitgeberseite fest, zum Wegfall von „unnötigem Schriftkram" künftig Lehrverträge nur noch mündlich zu schließen. Dies ist wegen der entgegenstehenden gesetzlichen Bestimmung des Berufsbildungsgesetzes unzulässig.

Der Inhalt des Arbeitsvertrages

✓ **Fall:** Die Geschichte der Jutta Jung geht weiter. Als sie ihr erstes Gehalt erhält, bemängelt sie die Abzüge für Steuer und Versicherung. Sie sei von einem Nettogehalt von 3500,– DM ausgegangen.
Für den folgenden Monat hat sie der Betriebsleiter in zwei Wochen zur Nachtschicht eingeteilt. Jutta Jung bringt vor, daß sie zu dieser Zeit nicht arbeiten müsse. Eines Nachts im Winter fallen dann große Mengen Schnee. Die Schneefräse der Klinik fällt aus; die Gemeinde kann zunächst den Verbindungsweg zur Hauptstraße nicht räumen. Unter Hinweis darauf, daß jederzeit Notfälle eintreten könnten, drückt der Betriebsleiter der verdutzten Jutta Jung und einigen anderen gerade für den Pflegedienst entbehrlichen Kräften Schneeschaufeln in die Hand und fordert sie auf, die etwa 400 Meter lange Straße zu räumen.
Jutta Jung erwidert dann, sie mache diese Arbeit nicht. Sie sei Kranken-

> schwester und keine Schneeräumerin. Wie ist Ihrer Ansicht nach die Rechtslage?

Der Arbeitsvertrag regelt die gegenseitigen Pflichten von Arbeitgeber und Arbeitnehmer. Eine abschließende Aufzählung ist kaum möglich, da sich aus der Eigenart einzelner Arbeitsverträge zu viele Besonderheiten ergeben können. Es lassen sich aber doch Hauptgruppen regelmäßig bestehender **Pflichten** herausarbeiten.

Für den Arbeitnehmer sind besonders bedeutsam:

- **Pflicht zur Arbeitsleistung:**
  Der Arbeitnehmer muß *persönlich* diejenigen Aufgaben erfüllen, die er laut Arbeitsvertrag übernommen hat. Ort und Zeit der Arbeitsleistung ergeben sich dabei entweder aus dem Vertrag selbst oder aus den dort festgelegten Regelungsbefugnissen.
  Der Arbeitnehmer ist dabei verpflichtet, seine Tätigkeit so gut auszuführen, wie es ihm möglich ist.

  Für Jutta Jung bedeutet dies:

  Im Arbeitsvertrag war Schichtarbeit vereinbart. Sie muß deshalb die Nachtschichten übernehmen. Zum Schneeräumen ist sie dagegen normalerweise nicht verpflichtet. Das gehört nicht zu den Aufgaben einer Krankenschwester, die sie nach dem Vertrag zu erfüllen hat.

  Jeder Arbeitsvertrag steht aber unter dem Vorbehalt, *zumutbare Nottätigkeiten* zu übernehmen, wenn dies erforderlich ist. Hier ist wegen der Eigenart eines Klinikbetriebs die jederzeitige Zugänglichkeit auch mit Fahrzeugen nötig. Das Räumen eines relativ kurzen Straßenstücks zusammen mit anderen Personen ist Jutta Jung bei normaler Gesundheit auch zumutbar.

- **Pflicht zum Gehorsam:**
  Anordnungen, die einem Arbeitnehmer im Rahmen seiner Aufgaben gegeben werden, hat er bestmöglich auszuführen.
  Ausnahme: Der Arbeitnehmer muß nichts tun, was eine Straftat oder Ordnungswidrigkeit darstellen würde.

- **Treuepflicht:**
  Der Arbeitnehmer hat generell die Interessen des Arbeitgebers bestmöglich zu wahren. Er ist zur Verschwiegenheit verpflichtet. Es ist ihm untersagt, selbständig oder durch eine Tätigkeit bei einem anderen Arbeitnehmer seinem Arbeitgeber Konkurrenz zu machen (Wettbewerbsverbot).

Für den *Arbeitgeber* sind besonders bedeutsam:

- **Pflicht zur Zahlung des Arbeitsentgelts:**
  Der Arbeitgeber muß dem Arbeitnehmer zum Fälligkeitszeitpunkt die vereinbarte Vergütung bezahlen. Normalerweise steht im Arbeitsvertrag ausdrücklich, ob *Brutto-* oder *Nettobezüge* vereinbart sind.
  Fehlt es wie hier bei Jutta Jung daran, so ist der vereinbarte Arbeitslohn Bruttolohn. Die Abzüge sind also zu Recht vorgenommen worden. Zur Einbehaltung der Lohnsteuer und der Arbeitnehmeranteile zur Sozialversicherung ist der Arbeitgeber übrigens gesetzlich verpflichtet.

- **Fürsorgepflicht:**
  Sie beinhaltet insbesondere, daß der Arbeitgeber den Arbeitsplatz so sicher wie möglich ausgestalten muß.

- **Gleichbehandlungsgrundsatz:**
  Dem Arbeitgeber ist es nicht erlaubt, ohne vernünftigen Grund einzelne Arbeitnehmer oder Arbeitnehmergruppen anders als andere zu behandeln. Zahlt ein Arbeitgeber z.B. ab einer gewissen Dauer der Betriebszugehörigkeit Gehaltszuschläge, dann muß er sie allen Arbeitnehmern mit entsprechender Beschäftigungsdauer gewähren.

- **Beschäftigungspflicht:**
  Der Arbeitnehmer hat einen Anspruch darauf, die vereinbarte Tätigkeit auch ausüben zu dürfen. Das ist insbesondere bei Berufen bedeutsam, wo die einschlägigen Fähigkeiten nur durch ständige Berufsausübung erhalten werden.

Die Folgen von Pflichtverletzungen

> **Fall:** Jutta Jung ist jetzt 2 Jahre bei der Privatklinik Dr. Fischer beschäftigt. Da naht für sie ein „schwarzer Freitag": Am Abend zuvor hatte sie vergessen, ihren Wecker zu stellen. So kommt sie erstmals in diesen zwei Jahren eine Stunde zu spät zum Dienst.
> Am Nachmittag, es ist Winter und die Straßen sind eisig, muß sie mit einem Wagen der Klinik zur Post fahren. Durch einen leichten Fahrfehler rutscht sie in den Graben; am Wagen entsteht ein Schaden von 5 000,– DM.
> Am Abend erklärt ihr Dr. Fischer: „Wegen Ihrer Unpünktlichkeit und des Unfalls sind Sie fristlos entlassen. Den Schaden am Wagen müssen Sie natürlich zahlen." Sind diese Erklärungen Ihrer Meinung nach rechtmäßig?

Pflichtverletzungen können sowohl Arbeitgeber als auch Arbeitnehmer begehen. Sie können zu *Schadensersatzansprüchen* führen.

Zu beachten ist dabei, daß Arbeitgeber für **Personenschäden** persönlich nicht haften. Diese Regelung trifft die *Reichsversicherungsordnung,* weil die Arbeitnehmer durch die Ansprüche gegen die Unfallversicherung bereits abgesichert sind. Dasselbe gilt für Personenschäden, die sich Arbeitnehmer eines Betriebs gegenseitig zufügen. Ausnahme: Wird ein Personenschaden *vorsätzlich* herbeigeführt, gilt die persönliche Haftung.

Für **Sachschäden** haften dagegen Arbeitgeber und Arbeitnehmer im Grundsatz voll. Für Arbeitnehmer gab es früher bereits eine wichtige Einschränkung: die sogenannte gefahrgeneigte Arbeit. Darunter verstand die Rechtsprechung solche Tätigkeiten, bei denen auch einem an sich sorgfältigen Arbeitnehmer einmal ein Fehler unterlaufen konnte. Das bekannteste Beispiel dafür war das Führen von Kraftfahrzeugen. Hier hatte ein Arbeitnehmer bei nur leichter Fahrlässigkeit keine Ersatzansprüche des Arbeitgebers zu befürchten. Bei mittlerer Fahrlässigkeit wurde der Schaden geteilt; lediglich bei grober Fahrlässigkeit und Vorsatz haftete ein Arbeitnehmer voll.

Heute beschränkt die Rechtsprechung die **Haftung des Arbeitnehmers** generell und nicht mehr nur bei den gefahrgeneigten Tätigkeiten. Der Hintergrund dieser Entwicklung ist, daß Arbeitnehmer heute vielfach mit so hohen Sachwerten umgehen müssen, daß sie ein umfassender Regreßanspruch ihres Arbeitgebers für immer finanziell ruinieren könnte. Daher bestehen heute voll Regreßansprüche des Arbeitgebers nur noch bei Vorsatz oder grober Fahrlässigkeit eines Arbeitnehmers. Bei *leichter Fahrlässigkeit* ist er hingegen freigestellt. Bei mittlerer Fahrlässigkeit wird der Schaden geteilt. Das bedeutet aber nicht, daß der Arbeitnehmer mit einem bestimmten Prozentsatz haften würde. Vielmehr wird ihm nur der Betrag verbleiben, den der Arbeitgeber durch zumutbare Versicherungen nicht abdecken kann. Das ist bei einem Kraftfahrzeug etwa der Abschluß einer Vollkaskoversicherung, bei der ein Arbeitnehmer dann den Selbstbehalt, zum Beispiel 1 000,– DM, zu zahlen hätte.

Weiter können Pflichtverletzungen für den jeweils „geschädigten Teil" ein *Kündigungsgrund* sein. Nähere Ausführungen dazu sind im nächsten Kapitel enthalten.

Für Jutta Jung bedeutet dies: Für den Unfall haftet sie nicht, weil man ihr nur *leichte* Fahrlässigkeit vorwerfen kann. Erst recht ist dieser Unfall, wie auch die einmalige Verspätung, kein Grund zur Kündigung.

Beendigung des Arbeitsvertrages und Zeugniserteilung

> **Fall:** Nach dem „schwarzen Freitag" ist das Klima zwischen Dr. Fischer und Jutta Jung mehr als angespannt. Kurze Zeit später sagt Dr. Fischer in Anwesenheit mehrerer Angestellter der Klinik zu Jutta Jung: „Seit Sie Ihren Freund haben, träumen Sie nur noch. Gestern haben

> Sie Medikamente vertauscht. Wenn ich nicht aufgepaßt hätte, wäre der Patient jetzt tot." Diese Vorwürfe entbehren jeder Grundlage. Nunmehr überlegt sich Jutta Jung, ob sie nicht fristlos kündigen kann. Was meinen Sie?

Normalerweise gehen wir davon aus, daß ein Arbeitsverhältnis durch *Kündigung* beendet wird. Daneben gibt es aber noch eine Reihe anderer Gründe, die hier kurz behandelt werden sollen:

- Der *Tod des Arbeitnehmers* beendet ein Arbeitsverhältnis immer.
- Der *Tod des Arbeitgebers* beendet ein Arbeitsverhältnis nur, wenn die geschuldete Arbeitsleistung an seine Person gebunden war (z.B. Pflegeleistungen).
- Eine *auflösende Bedingung* beendet ein Arbeitsverhältnis nur dann, wenn dadurch keine Kündigungsschutzvorschriften umgangen werden (z.B. Beendigung mit Erreichung des 65. Lebensjahres, weil dann ein Rentenanspruch besteht).
- Der *Aufhebungsvertrag* ist eine einvernehmliche Beendigung eines Arbeitsverhältnisses durch *übereinstimmende* Erklärungen von Arbeitnehmer und Arbeitgeber.
  Aufhebungsverträge werden oft mit Abfindungen verbunden. Arbeitnehmer sollten mit ihrem Abschluß zurückhaltend sein, weil dann oft wichtige soziale Schutzrechte, die eine Kündigung verhindern würden, aufgehoben werden.
- Ein *befristetes Arbeitsverhältnis* endet automatisch durch Zeitablauf. Auch hier ist Vorsicht geboten. Befristungen führen ja auch dazu, daß kein Kündigungsschutz besteht. Daher sind sie nur aus sachlichen Gründen (z.B. Aushilfstätigkeit) und bis Ende 1995 nach dem Beschäftigungsförderungsgesetz bei der erstmaligen Vereinbarung eines Arbeitsverhältnisses erlaubt. Werden ohne diese Voraussetzungen mit einem Arbeitnehmer fortgesetzte befristete Arbeitsverhältnisse abgeschlossen (sog. Kettenarbeitsverträge), so gilt das Arbeitsverhältnis als unbefristet.

Bei der **Kündigung** wird zwischen der *ordentlichen* und der *außerordentlichen* oder *fristlosen* Kündigung unterschieden.

- Die **ordentliche** Kündigung eines Arbeitsverhältnisses war früher für Arbeiter und Angestellte mit unterschiedlichen Fristen möglich. Dies war ein Verstoß gegen den Gleichheitsgrundsatz und damit verfassungswidrig. Inzwischen hat der Gesetzgeber diese Fristen vereinheitlicht. Heute ist die Kündigung grundsätzlich mit einer Frist von 4 Wochen zum Fünfzehnten oder zum Ende eines Kalendermonats statthaft. Bei längerdauernden Arbeitsverhältnissen erhöhen sich diese Fristen auf bis zu sieben Monate; ab einer Beschäftigungsdauer von 2 Jahren ist die Kündigung auch nur noch zum Monatsende möglich.
- Eine **fristlose** Kündigung beendet das Arbeitsverhältnis sofort. Sie muß aber innerhalb von *zwei Wochen*, nachdem der Kündigende den betreffenden Grund erfahren hat, ausgesprochen werden. Auf Verlangen sind die Gründe schriftlich mitzuteilen.

Nur die *ordentliche* Kündigung des *Arbeitnehmers* ist ohne jede Einschränkung möglich.

Für den Arbeitgeber ist dieses Kündigungsrecht weitgehend eingeschränkt: Gewisse Arbeitnehmergruppen wie Betriebsräte, werdende Mütter, Schwerbehinderte und Wehrpflichtige können fast nie ordentlich gekündigt werden (siehe dazu auch die Ausführungen über die soziale Absicherung des Arbeitnehmers). Daneben gilt in Betrieben, die regelmäßig mehr als 5 Arbeitnehmer beschäftigen, eine Einschränkung durch das *Kündigungsschutzgesetz*. Arbeitsverhältnisse, die länger als 6 Monate bestehen, dürfen dann nur noch aus betriebs-, personen- oder verhaltensbedingten Gründen gekündigt werden. Der Betriebsrat hat dabei weitgehende Mitwirkungsrechte.

Die außerordentliche Kündigung bedarf für beide Seiten eines *wichtigen Grundes*. Er liegt dann vor, wenn das gegenseitige Vertrauen so nachhaltig beeinträchtigt ist, daß eine Fortsetzung des Arbeitsverhältnisses auch bis zum nächstmöglichen, ordentlichen Kündigungstermin nicht mehr zumutbar erscheint.

In unserem Fall kann Jutta Jung fristlos kündigen. Derart massive, ungerechtfertigte Verdächtigungen in Gegenwart Dritter muß sie nicht hinnehmen.

Für Dr. Fischer kann seine Äußerung sehr teuer werden: Er muß Jutta Jung nämlich solange weiter bezahlen, bis sie eine angemessene neue Stellung gefunden hat. Jutta Jung muß freilich auch jede zumutbare Anstrengung unternehmen, um eine solche Stelle zu finden.

Bei Beendigung eines Arbeitsverhältnisses kann der Arbeitnehmer ein **Zeugnis** verlangen. Dieses Zeugnis ist zwar wohlwollend abzufassen, doch muß es auf der anderen Seite auch *wahrheitsgemäß* sein. Das bedeutet, daß alle wesentlichen Tatsachen über das Arbeitsverhältnis anzugeben sind.

Läßt ein Arbeitgeber bewußt negative Ereignisse weg oder erdichtet er Fähigkeiten des Arbeitnehmers, so drohen ihm Schadensersatzansprüche.

Man unterscheidet im übrigen das *einfache* und das *qualifizierte* Zeugnis. Während das einfache Zeugnis nur Art und Dauer der Tätigkeit angibt, ist das qualifizierte Zeugnis zusätzlich auf die Leistung und das dienstliche Verhalten zu erstrecken.

Arbeitszeugnis

Zeugnis

Frau Jutta Jung, geb. am 23.2.63, war vom 1. Januar 1993 bis zum 30. Juni 1995 in unserem Krankenhaus als Krankenschwester angestellt.

Das Krankenhaus Neustadt ist ein Akut-Krankenhaus mit 630 Betten. Es besteht aus sechs Kliniken und zwei Belegabteilungen. Frau Jung war auf der unfallchirurgischen Frauenstation eingesetzt.

Frau Jung hat sich während einer angemessenen Einarbeitungszeit sehr gut in das Stationsteam integriert, ist kooperativ und verläßlich. Sie ist von schneller Auffassungsgabe und erledigt anfallende Arbeiten sofort. Frau Jung ist in der Lage, sich in neue Situationen hineinzudenken und ihre Pflege anzupassen. Sie beherrscht ihr Fachgebiet souverän. Sie war stets bestrebt, ihre Fachkompetenz zu erweitern und nahm regelmäßig an Fortbildungsveranstaltungen teil. Dadurch ist sie zu einer kompetenten Ansprechpartnerin für die Kolleginnen und Krankenpflegeschülerinnen geworden.

Neben ihrer fachlichen Qualifikation sind auch ihre menschlichen Eigenschaften hervorragend. Bei Mitarbeitern und Vorgesetzten ist sie gleichermaßen beliebt. Ebenso verhält sie sich den Patientinnen gegenüber stets höflich, aufmerksam und korrekt.

Frau Jung verläßt uns auf eigenen Wunsch. Wir verlieren in ihr eine verantwortungsbewußte und engagierte Krankenschwester.

Wir danken ihr für ihre positive Arbeit und wünschen ihr für die Zukunft alles Gute.

Unterschrift
Pflegedienstleitung

4.4.2 Das kollektive Arbeitsrecht

Koalitionsfreiheit und Tarifpartner

Das Grundgesetz gewährleistet die **Koalitionsfreiheit.** Darunter versteht man, daß sich Arbeitgeber und Arbeitnehmer ohne staatliche Einflußnahme als Tarifpartner zusammenschließen dürfen, um ihr Interesse an einer Regelung der Arbeits- und Wirtschaftsbedingungen zu verfolgen.

Ganz wesentlich gehört zur Koalitionsfreiheit auch die Tarifautonomie. **Tarifautonomie** bedeutet, daß die Tarifpartner die Arbeitsbedingungen weitgehend selbst aushandeln dürfen. Nicht der Staat setzt also Löhne und Arbeitszeit fest, sondern die Tarifpartner regeln dies selbst.

Trotzdem gibt es auf dem Gebiet der Arbeitsbedingungen zahlreiche gesetzliche Bestimmungen. Sie verfolgen im wesentlichen zwei Ziele:

Einmal soll ein gewisser **Mindeststandard** an Arbeitsbedingungen und sozialer Sicherheit verbindlich sein. Neben zahlreichen Arbeitsschutzvorschriften ist etwa an den Mindesturlaub nach dem Bundesurlaubsgesetz zu denken.

Zum anderen sind längst nicht alle Arbeitgeber und Arbeitnehmer organisiert, d.h. Mitglied eines Arbeitgeberverbandes oder einer Gewerkschaft. Auch für diese Arbeitsverhältnisse sollen aber gewisse Mindestregelungen gelten. Ein wichtiges Instrument, einen solchen Mindeststandard durchzusetzen, ist auch die *Allgemeinverbindlicherklärung* von Tarifverträgen. Ihr Inhalt gilt dann unabhängig von der Frage einer Organisation für alle Arbeitsverhältnisse des betreffenden Zweiges (z.B. für alle Arbeitsverhältnisse im Baugewerbe). Notwendig ist dies vor allem in Branchen, in denen es viele kleine Firmen gibt. Denn die Arbeitnehmer sind dort sehr stark zersplittert und können sich nur erschwert organisieren.

Abschließend sollen noch zwei wichtige Begriffe erläutert werden: *Gewerkschaft* und *Arbeitgeberverband*.

Gewerkschaften sind auf Dauer angelegte Zusammenschlüsse von Arbeitnehmern. Ihre Zielsetzung muß sich auf die Regelung der Arbeits- und Wirtschaftsbedingungen richten: Sie müssen überbetrieblich (Ausnahme bei Bahn und Post im Hinblick auf deren Größe) und verhandlungsfähig sein.

Die beiden Merkmale der Überbetrieblichkeit und Verhandlungsfähigkeit bedürfen noch einer kurzen Erörterung:

Überbetrieblichkeit ist notwendig, weil es sonst der Arbeitgeber in der Hand hätte, durch Einstellungen und Entlassungen die Zusammensetzung der Gewerkschaft zu beeinflussen.

Verhandlungsfähigkeit besagt, daß die Gewerkschaft in der Lage sein muß, so viel Druck auszuüben, daß der Abschluß eines Tarifvertrages erreicht werden kann. Durch dieses Erfordernis will man verhindern, daß sich auch kleine Splittergruppen als Gewerkschaft betätigen können.

Arbeitgeberverbände sind Zusammenschlüsse von Unternehmern, die der Regelung der Arbeits- und Wirtschaftsbedingungen dienen. Der Beitritt ist – wie bei der Gewerkschaft auch – freiwillig. Im Gegensatz zum einzelnen Arbeitnehmer kann aber auch der einzelne, keinem Verband angehörende Unternehmer einen Tarifvertrag abschließen.

Tarifvertrag und Betriebsvereinbarung

In den **Tarifverträgen** regeln Gewerkschaften und Arbeitgeber umfassend die Arbeitsbedingungen. Meist wird zwischen *Lohn- bzw. Gehaltstarifverträgen* und *Mantel- bzw. Rahmentarifverträgen* unterschieden.

Im *Lohntarifvertrag* wird die Höhe des Arbeitsentgelts festgelegt.

Hier ist eine Laufzeit von einem Jahr üblich; in letzter Zeit ist allerdings eine Tendenz zu längeren Laufzeiten sichtbar geworden.

Die *Manteltarifverträge* regeln die übrigen Arbeitsbedingungen wie Arbeitszeit, Schichteinteilung, Arbeitsschutzmaßnahmen und vieles mehr. Sie haben in der Regel Laufzeiten von mehreren Jahren.

Im Bereich der medizinischen Hilfspersonen sind besonders der **Bundesangestelltentarifvertrag** (BAT) für den Bereich der Krankenpflege und der von einer Arbeitsgemeinschaft mehrerer Arbeitnehmerverbände abgeschlossene **Tarifvertrag für Arzthelferinnen** bedeutend.

Betriebsvereinbarungen sind für einen Betrieb insgesamt gültige Regelungen, die der Betriebsrat mit dem Arbeitgeber schließt.

Sie ergänzen häufig Tarifverträge (z.B. Festlegung der nur allgemein bestimmten Wochenarbeitszeit auf genaue Termine für den einzelnen Betrieb) oder treffen zusätzliche Regelungen (z.B. über Sonderleistungen eines Betriebs für seine Arbeitnehmer wie den verbilligten Bezug von Jahreswagen).

Betriebsverfassungs- und Personalvertretungsrecht

✓ **Fall:** In der Praxis des Arztes Dr. Emsig sind drei Arzthelferinnen angestellt. Eine von ihnen, Andrea Alt, regt die Gründung eines Betriebsrates an. Hat dieses Vorhaben Ihrer Ansicht nach Erfolgsaussichten?

Die Personalvertretung der Arbeitnehmer wird im Bereich der Privatwirtschaft normalerweise durch **Betriebsräte,** im öffentlichen Dienst dagegen durch **Personalräte** wahrgenommen. Im Grundsatz ist die Aufgabenstellung aber identisch.

Die Einrichtung eines Betriebsrates erfordert aber, daß der Betrieb ständig mindestens 5 Arbeitnehmer beschäftigt. Das Vorhaben von Andrea Alt hat deshalb keine Erfolgsaussichten. Diese Entscheidung des Gesetzgebers erklärt sich aus der Funktion eines Betriebsrats:

Der Betriebsrat hat vor allem dort Mitwirkungsbefugnisse, wo es um die Organisation der täglichen Arbeit, um Arbeitssicherheit und um Fragen der Personalorganisation (Eingruppierung in bestimmte Vergütungsgruppen, Versetzung, Kündigung etc.) geht.

In einem sehr kleinen Betrieb wird die persönliche Beziehung zwischen Arbeitgeber und Arbeitnehmern normalerweise noch so intensiv sein, daß diese Fragen in einem persönlichen Gespräch besser geklärt werden können.

Die persönliche Stellung des Betriebsrats wird dadurch gestärkt, daß sein Arbeitgeber ihm keine ordentliche Kündigung aussprechen darf. Dadurch soll verhindert werden, daß ein Arbeitgeber sich gezielt eines unbequemen Betriebsrats entledigt.

Der Arbeitskampf

Der Arbeitskampf wird durch *Streik* und *Aussperrung* geführt. Im Hinblick auf die Tarifautonomie hat der Gesetzgeber darauf verzichtet, für einen Arbeitskampf gesetzliche Regeln aufzustellen. Allerdings hat die Rechtsprechung wichtige Grundsätze entwickelt, die hier dargestellt werden sollen:

- Ein **Streik** ist per Definition in seinem Anwendungsbereich eingeschränkt. Er muß auf die Wahrung der *Arbeitsbedingungen* gerichtet sein. Das schließt den sogenannten „politischen Streik" aus.
Weiterhin gelten folgende Grundregeln:
- Es darf keine *Friedenspflicht* mehr bestehen. Während des Laufs eines Tarifvertrags ist damit ein Streik nicht erlaubt.
- Der Streik muß das *letzte Mittel* sein. Die Tarifpartner müssen also vorher eine Einigung durch Verhandlung und gegebenenfalls durch einen Vermittler (die sogenannte Schlichtung) versucht haben.
- Der Streik muß *satzungsgemäß* beschlossen sein. Der erforderliche Prozentsatz der stimmberechtigten Mitglieder muß also für einen Streik gestimmt haben.
- Der Streik darf keine *völlig unverhältnismäßigen* Folgen haben. Hieraus ergibt sich

Abb. 9: 1989: Streik gegen den Pflegenotstand

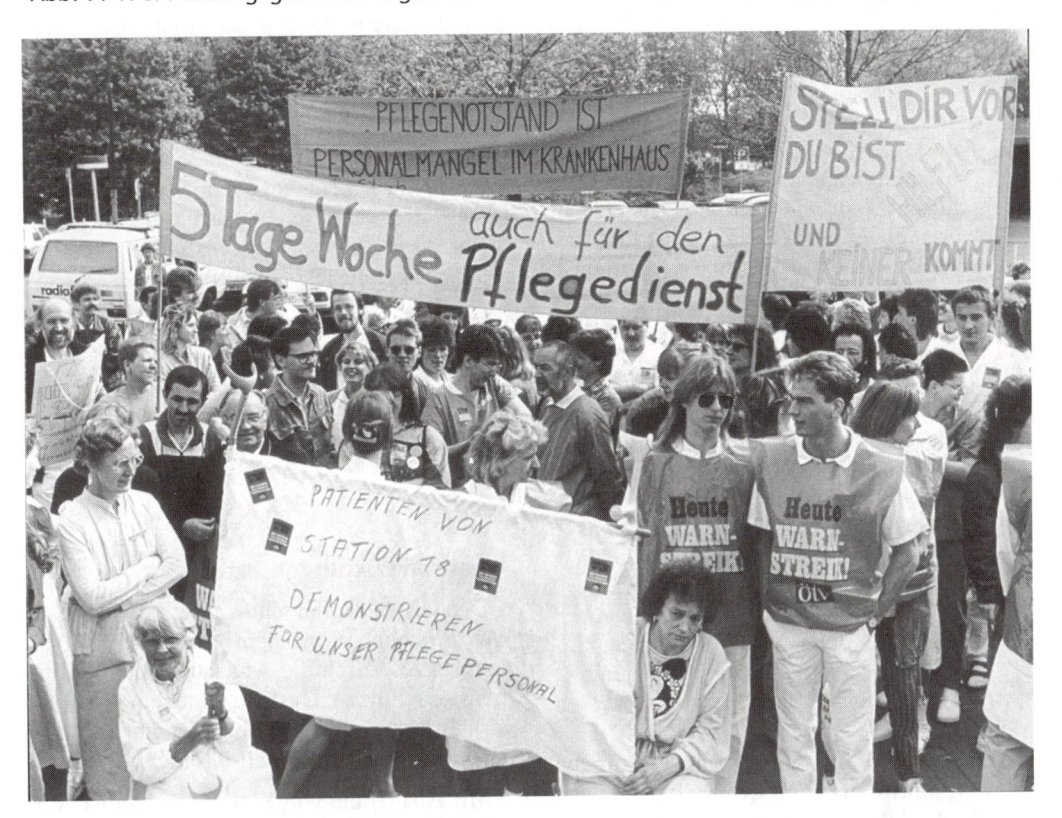

eine Pflicht der Arbeitnehmer, für lebensnotwendige Leistungen oder zur Vermeidung hoher Schäden sogenannte *Notdienste* einzurichten. Würde also im Bereich von Krankenhäusern gestreikt, müßte für lebensnotwendige Operationen und die entsprechende Betreuung der Patienten trotzdem Vorsorge getroffen werden.
- Kurze *Warnstreiks* sind bereits während der laufenden Tarifverhandlungen statthaft, um durch diesen Druck frühzeitiger ein Verhandlungsergebnis erreichen zu können.
- Die **Aussperrung** ist das Gegengewicht der Arbeitgeberseite.
Hierdurch werden auch die an sich arbeitswilligen Arbeitnehmer an der Ausübung ihrer Tätigkeit gehindert. Die Gewerkschaft muß so höhere Streikgelder zahlen. Durch diesen finanziellen Druck soll ihre Bereitschaft zu neuen Verhandlungen erhöht werden.
Die Aussperrung unterliegt dem Gebot der Verhältnismäßigkeit. Streikt also nur eine relativ geringe Anzahl von Arbeitnehmern, so dürfen die Arbeitgeber nicht in beliebiger Höhe aussperren. Sie müssen vielmehr auf ein angemessenes Verhältnis achten.
- Hat ein Arbeitskampf zur Folge, daß in einem anderen Betrieb der Branche nicht mehr gearbeitet werden kann, so entfällt dadurch der Gehaltsanspruch auch in diesem Betrieb. Seit der Neufassung des Arbeitsförderungsgesetzes erhalten die Arbeitnehmer in solchen Fällen auch keine Leistungen der Arbeitslosenversicherung mehr. Diese Regelung hat das Bundesverfassungsgericht inzwischen als verfassungsgemäß anerkannt.

4.4.3 Das Berufsausbildungsverhältnis

xxx

✓ **Fall:** Linda Lässig hat gerade ihr erstes Ausbildungsjahr als Arzthelferin abgeschlossen. Als ihr Lehrherr nach den Noten in der Berufsschule fragt, erfährt er, daß Linda Lässig in allen Fächern die Note „ausreichend" hat. Ihr Arbeitseifer in der Praxis gibt dagegen keinen Anlaß zu Klagen.
Trotzdem verlangt der Lehrherr von Linda Lässig, daß sie sich binnen der nächsten 3 Monate überall auf „befriedigend" zu verbessern habe. Andernfalls werde er ihr kündigen. Als die Noten nicht erreicht werden, erhält Linda Lässig mit einer Frist von 8 Wochen die Kündigung zum nächsten Quartalsende. Der Lehrherr meint, so könne man eine Angestellte durchaus entlassen, zumal sein Betrieb nicht dem Kündigungsschutzgesetz unterliege. Hat er recht?

Das Berufsbildungsgesetz gilt wie für die meisten Berufsausbildungsverhältnisse auch für die Ausbildung zur Arzthelferin. Zu beachten ist allerdings, daß für manche Berufe die Ausbildung in speziellen Gesetzen geregelt ist. Das gilt insbesondere für die Ausbildung von Krankenpflegepersonen. Sie richtet sich nach dem *Krankenpflegegesetz.* Ausschlaggebend dafür ist, daß diese Ausbildung weitgehend schulisch (Krankenpflegeschulen) erfolgt.

Im **Berufsbildungsgesetz** sind für Ausbildungsverhältnisse folgende wichtige Bestimmungen enthalten:

- Der Vertrag über eine Berufsausbildung muß *schriftlich* geschlossen werden. Alle wesentlichen Regelungen sind auf diese Weise festzuhalten.
- Der Auszubildende hat Anspruch auf eine Vergütung.
- Nach Ablauf einer Probezeit von höchstens 3 Monaten ist die ordentliche Kündigung durch den Arbeitgeber ausgeschlossen.

Das Krankenpflegegesetz enthält für die dort geregelte Ausbildung weitgehend inhaltsgleiche Vorschriften.

In unserem Fall kann Linda Lässig nicht gekündigt werden. Denn ein Grund für eine außerordentliche Kündigung, die allein möglich wäre, ist nicht gegeben: Solange Linda Lässig das schulische Ausbildungsziel erreicht, ist der Zweck des Ausbildungsvertrages nicht gefährdet.

4.4.4 Soziale Absicherung des Arbeitnehmers

xxx

Arbeitsplatzschutzgesetz

Das Arbeitsplatzschutzgesetz will den *Wehrpflichtigen* vor einem Verlust seines Arbeitsplatzes durch die Ableistung des Wehrdienstes schützen. Deshalb endet ein Arbeitsverhältnis durch eine Einberufung nicht, sondern ruht nur für die Zeit des Wehrdienstes.

Mit Ausnahme von Kleinbetrieben ist von seiten des Arbeitgebers während der Wehrdienstzeit eine ordentliche Kündigung nicht erlaubt. Eine Kündigung durch den Wehrpflichtigen bleibt dagegen weiterhin möglich.

Arbeitszeitgesetz

✓ **Fall:** Die Arzthelferin Sabine Schulz ist bei dem praktischen Arzt Dr. Huber beschäftigt, der eine Landarztpraxis betreibt. Dr. Huber, der an sich ein sehr angenehmer Chef ist, hat nur eine Besonderheit: Jeden Mittwoch macht er nachmittags und abends seine Hausbesuche und nimmt Sabine Schulz dabei mit.
Die Arbeitszeit am Mittwoch hat er so geregelt: 8.00–12.30 Uhr Dienst in der Praxis; 13.30–21.30 Uhr Patientenbesuche. Muß Sabine Schulz Ihrer Ansicht nach diese Arbeitszeiten hinnehmen?

Das Arbeitszeitgesetz gibt den über 18 Jahren alten Arbeitnehmern – für die bis zu 18 Jahre alten gilt das Jugendarbeitsschutzgesetz – einen Mindestschutz für die Dauer ihrer täglichen Beschäftigung.

Die *regelmäßige*, werktägliche Arbeitszeit darf 8 Stunden täglich nicht überschreiten. Sie kann jedoch ohne besondere Genehmigung auf bis zu 10 Stunden verlängert werden, wenn der Durchschnitt von 8 Stunden innerhalb von 6 Kalendermonaten bzw. (bei Wochenarbeitszeiten) von 24 Wochen nicht überschritten wird. Somit ist es zum Beispiel möglich, von Montag bis Mittwoch und am Freitag jeweils 7,5 Stunden und am Donnerstag 10 Stunden zu arbeiten. In Tarifverträgen oder Betriebsvereinbarungen können abweichende Regelungen getroffen werden. Insbesondere kann an bis zu 60 Tagen im Jahr die Arbeitszeit *ohne Ausgleich* auf bis zu 10 Stunden verlängert werden. Darüber hinaus können auch die zuständigen Aufsichtsbehörden Ausnahmen zulassen.

Nach spätestens 6 Stunden Arbeitszeit besteht ein Anspruch auf eine Pause. Schließlich ist zu beachten, daß zwischen 2 Arbeitsschichten mindestens 11 (in einigen Bereichen nur 10) Stunden Ruhezeit liegen müssen.

Sabine Schulz muß also die lange Arbeitszeit am Mittwoch nicht hinnehmen, wenn ihr Arbeitgeber ohne Genehmigung den Rahmen von 10 Stunden überschritten hat.

Bundesurlaubsgesetz

✓ **Fall:** Der Krankenpfleger Sebastian Schulz ist seit 3 Monaten beim Krankenhaus der Stadt Neuberg beschäftigt. Da überrascht er seinen Chef mit der Mitteilung, ab Montag der kommenden Woche werde er seinen Erholungsurlaub von 5 Wochen nehmen und in die USA fliegen.
Sein Chef erwidert, Sebastian Schulz müsse sich mit dem Urlaub schon nach den betrieblichen Belangen richten. Jetzt bekomme er sowieso noch keinen. Schließlich gebe es seines Wissens auch nur 4 Wochen. Wer hat Ihrer Ansicht nach recht?

Nach dem Bundesurlaubsgesetz hat jeder Arbeitnehmer Anspruch auf einen *jährlichen Erholungsurlaub* von *24 Werktagen* (dazu rechnen auch Samstage). Bestimmten Arbeitnehmergruppen wie Jugendlichen oder Schwerbehinderten steht ein zusätzlicher Anspruch zu.

Tarifverträge sehen heute freilich fast überall eine längere Urlaubsdauer vor. Der Durchschnitt dürfte bei 30 Arbeitstagen liegen.

Für den Urlaubsanspruch besteht bei Beginn des Beschäftigungsverhältnisses eine *Wartezeit*. Sie beträgt 6 Monate. Hierdurch soll erreicht werden, daß ein Arbeitnehmer zunächst einmal vollständig in einen Betrieb eingegliedert werden kann.

Den *Zeitpunkt* des Urlaubs bestimmt im Zweifel der Arbeitgeber. Er muß allerdings berechtigte Belange des Arbeitnehmers beachten. So wird einem Arbeitnehmer mit schulpflichtigen Kindern jedenfalls ein Teil seines Urlaubs in den Schulferien zu geben sein. Während eines Urlaubs darf ein Arbeitnehmer grundsätzlich *keiner Erwerbstätigkeit* nachgehen. Ausgenommen ist lediglich eine Tätigkeit, die mit dem Erholungszweck vereinbart werden kann (Beispiel: Ein Büroangestellter findet Ausgleich durch leichte Arbeit in der Landwirtschaft und erhält dafür einige Mark bezahlt). Eine *Abgeltung* des Urlaubsanspruchs ist nur erlaubt, wenn ein Einbringen des Urlaubs aus wichtigen Gründen nicht möglich war.

In unserem Fall muß Sebastian Schulz also zunächst weiterarbeiten. Erst nach 6 Monaten kann er mit einem Urlaub rechnen, dessen Zeitpunkt freilich nicht er alleine festlegen kann. Dagegen irrt sich sein Chef über die Dauer des Urlaubsanspruchs. Je nach Alter stehen Sebastian Schulz bei seiner Beschäftigung im Öffentlichen Dienst zwischen 26 und 30 Arbeitstage Urlaub zu.

Entgeltfortzahlungsgesetz

✓ **Fall:** Die Krankenschwester Helene Huber macht mit ihrem Auto einen Sonntagsausflug. Den vorhandenen Sicherheitsgurt trägt sie mit Absicht nicht. Als sie versucht, eine auf 40 km/h beschränkte Kurve mit 70 km/h zu durchfahren, schleudert ihr Fahrzeug in den Graben. Helene Huber wird, weil sie keinen Sicherheitsgurt benutzt hat, am Kopf erheblich verletzt. Sie ist 5 Wochen arbeitsunfähig. Zu ihrer Verwunderung will ihr Arbeitgeber ihr für diese Zeit das Gehalt nicht zahlen, weil die Arbeitsunfähigkeit grob schuldhaft herbeigeführt sei. Hat der Arbeitgeber Ihrer Meinung nach recht?

Für die ersten 6 Wochen einer Arbeitsunfähigkeit durch *Krankheit* erhalten Arbeitnehmer ihr Arbeitsentgelt grundsätzlich von ihrem Arbeitgeber weiterhin bezahlt. Dieser Anspruch war früher für Arbeiter und Angestellte in unterschiedlichen Gesetzen geregelt. Jetzt ist er für beide Berufsgruppen einheitlich im Entgeltfortzahlungsgesetz enthalten.

Allerdings sind einige Voraussetzungen zu beachten:

- Die Erkrankung muß dem Arbeitgeber ohne Verzögerung angezeigt werden und, wenn sie länger als 3 Tage dauert, vor Ablauf des dritten Tages durch eine Arbeitsunfähigkeitsbescheinigung eines Arztes belegt werden. Der Arbeitgeber kann diese Bescheinigung aber auch schon früher verlangen.
- Die Erkrankung darf *nicht schuldhaft* herbeigeführt sein. Die Rechtsprechung ist hier allerdings zugunsten der Arbeitnehmer recht großzügig. Grenzen finden sich allerdings bei der Ausübung besonders gefährlicher Sportarten, bei grober Verletzung von Arbeitsschutzvorschriften und bei grob verkehrswidrigem Verhalten.
- Beruht die Erkrankung auf einem Verschulden Dritter, gehen durch die Entgeltfortzahlung des Arbeitgebers Ersatzansprüche insoweit auf ihn über.

In unserem Fall wird Helene Huber tatsächlich keine Entgeltfortzahlung erhalten. Wohl schon die erhebliche Geschwindigkeitsüberschreitung, jedenfalls aber das Nichtanlegen des Sicherheitsgurtes werden als grobes Verschulden eingestuft.

Schließlich erhalten Arbeitnehmer ihr Entgelt auch weiterbezahlt, wenn sie *ohne Verschulden* für verhältnismäßig kurze Zeit ihre Arbeitsleistung nicht erbringen können. Das kann z.B. der Fall sein, wenn sie für 2 Stunden als Zeuge zu einem Gerichtstermin müssen. Der betreffende Anspruch ist aber nicht im Entgeltfortzahlungsgesetz, sondern in § 616 BGB enthalten.

Jugendarbeitsschutzgesetz

✓ **Fall:** Die 16jährige Martina Meier befindet sich in der Berufsausbildung zur Arzthelferin. Am Donnerstag hat sie von 8.00–14.00 Uhr insgesamt 7 Stunden Berufsschulunterricht. Dennoch besteht ihr Chef darauf, daß sie anschließend noch in die Praxis kommt, weil er donnerstags immer soviel Arbeit hat. Martina Meier meint, das müsse sie nicht. Zu Recht?

Das Jugendarbeitsschutzgesetz stellt für die Beschäftigung von Kindern und Jugendlichen eine Reihe zusätzlicher Schutzvorschriften auf. Die wichtigsten sind:

- Die Beschäftigung von Kindern (bis zu 14 Jahren) oder Jugendlichen bis zu 15 Jahren ist grundsätzlich *verboten*.
  Allerdings sind, vor allem im Alter ab 13 Jahren, auch bei Kindern gewisse Ausnahmen möglich. Es muß sich aber um leichte und kurzdauernde Tätigkeiten (z.B. Austragen von Zeitschriften) handeln. Jugendliche unter 15 Jahren, die keiner vollen Schulpflicht mehr unterliegen, dürfen in Ausbildungsverhältnissen oder mit leichten Tätigkeiten bis zu 7 Stunden täglich beschäftigt werden.

- Die *Beschäftigungsdauer* für die übrigen Jugendlichen ist grundsätzlich auf 8 Stunden täglich und 40 Stunden pro Woche begrenzt.
- Bei frühzeitigem (Beginn vor 9 Uhr) oder längerem Berufsschulunterricht (mehr als 5 Unterrichtsstunden) ist der Rest des Tages beschäftigungsfrei zu halten.
- Jugendliche haben ein Anrecht auf *erweiterte Ruhepausen*. Sie dürfen grundsätzlich – hier gibt es aber viele Ausnahmen – in der Zeit von 20.00–6.00 Uhr, an Samstagen und an Sonntagen nicht beschäftigt werden.
- Schließlich ist ihr *gesetzlicher Urlaubsanspruch* erweitert.
  Entscheidend für die Urlaubsdauer ist das Alter zu Beginn des betreffenden Kalenderjahres. Der Urlaub beträgt unter 16 Jahren 30 Werktage, unter 17 Jahren 27 Werktage und unter 18 Jahren 25 Werktage.

Im Fall hat Martina Meier mit ihrer Ansicht recht. Sowohl vom Zeitpunkt als auch von der Dauer des Berufsschulunterrichts her ist ihr für den Rest des Tages freizugeben.

Mutterschutzgesetz

> ✓ **Fall:** Karin Kurz bewirbt sich um eine Stelle als Bürokraft. Als sie nach dem Bestehen einer Schwangerschaft gefragt wird, verweigert sie darauf die Antwort. Durfte sie das Ihrer Ansicht nach? Dennoch ist Karin Kurz eingestellt worden. Sie hat einen unbefristeten Arbeitsvertrag. Am 2. Mai erfährt sie dann, daß sie schwanger ist. Der Beginn dieser Schwangerschaft liegt erhebliche Zeit nach der Aufnahme ihrer Arbeit. Am 4. Mai kündigt ihr der Arbeitgeber wegen Arbeitsmangels zum 30. Juni. Was muß Karin Kurz tun?

Das Mutterschutzgesetz hat im wesentlichen zwei Zielsetzungen:
- Durch eine angemessene Gestaltung des Arbeitsablaufes (z.B. durch Schaffung von Sitzgelegenheiten) und durch Beschäftigungsverbote für Schwangere soll die Gesundheit von Mutter und Kind gewährleistet werden. Im Bereich der medizinischen Hilfsberufe sind dabei vor allem folgende **Beschäftigungsverbote** von Bedeutung:
  - Arbeiten, bei denen regelmäßig Lasten von mehr als 5 Kilo oder gelegentlich von mehr als 10 Kilo Gewicht *ohne mechanische Hilfe gehoben, bewegt* oder *befördert* werden müssen oder bei denen auch beim Einsatz mechanischer Hilfen entsprechende Belastungen auftreten.
  - Arbeiten, bei denen *nach* dem fünften Schwangerschaftsmonat täglich mehr als 4 Stunden gestanden werden muß.
  - Arbeiten, die häufig unnatürliche Körperhaltungen erfordern (z.B. Strecken und Beugen). Jegliche Beschäftigung 6 Wochen vor dem errechneten Entbindungstermin und 8 Wochen nach der Entbindung. Diese Frist verlängert sich bei Früh- und Mehrfachgeburten auf 12 Wochen.

  Von diesen Verboten sind allerdings ebenso wie von dem Verbot von Sonntags-, Nacht- oder Mehrarbeit in vielen Fällen Ausnahmen möglich.

- Zum zweiten will das Mutterschutzgesetz der Mutter die Angst vor einem Verlust des Arbeitsplatzes nehmen und auch auf diese Weise zu einem ungestörten Verlauf der Schwangerschaft beitragen. Für den Arbeitgeber einer Schwangeren gelten während der Schwangerschaft und bis zu 4 Monaten nach der Entbindung durch das Mutterschutzgesetz weitgehende **Kündigungsverbote**. Nach herrschender Auffassung darf er in dieser Zeit weder ordentlich noch außerordentlich kündigen. Allerdings kann er sich im Einzelfall, wenn nicht eine der wenigen Ausnahmen vom Kündigungsschutz gilt, die Kündigung von der für den Arbeitsschutz zuständigen Obersten Landesbehörde genehmigen lassen.
  Durch das Bundeserziehungsgesetz ist dieser Kündigungsschutz praktisch auf drei Jahre verlängert worden. Denn solange der Erziehungsurlaub in Anspruch genommen

wird, kann der Arbeitgeber ebenfalls nicht kündigen.
- Eine Schwangerschaft soll dem Arbeitgeber mitgeteilt werden. Wird nun einer Schwangeren gekündigt und will sie den Kündigungsschutz nach dem Mutterschutzgesetz in Anspruch nehmen, so muß sie die Schwangerschaft – falls vorher noch keine Mitteilung erfolgt ist – spätestens 2 Wochen nach Zugang der Kündigung mitteilen. Hat eine Arbeitnehmerin ihre Schwangerschaft zum Zeitpunkt der Kündigung noch nicht gekannt, so genügt eine Mitteilung 2 Wochen nach Kenntniserlangung.
- Schließlich enthält das Mutterschutzgesetz noch Regelungen zu Gunsten der Mütter, die ihren Beruf nach der Entbindung wieder ausüben. Ihnen sind angemessene Arbeitsunterbrechungen zum Stillen einzuräumen.

In unserem Fall muß Karin Kurz ihrem Arbeitgeber also spätestens bis zum 18.Mai die Schwangerschaft mitteilen. Dann verliert die Kündigung ihre Wirkung.

Im Zusammenhang mit dem Mutterschutzgesetz soll auch die Zulässigkeit der Frage nach einer Schwangerschaft bei Bewerbungen besprochen werden. Diese Frage ist *unzulässig*.

Die Antwort auf unzulässige Fragen darf verweigert werden. Karin Kurz durfte also schweigen. Da ein solches Schweigen aber meist zur Nichteinstellung führt, erlaubt die Rechtsprechung auch, solche Fragen bewußt unrichtig zu beantworten. Ob freilich ein Arbeitsverhältnis, das zu Beginn so belastet wird, auf Dauer gedeihlich ist, ist eine ganz andere Frage.

Schwerbehindertengesetz

Das Schwerbehindertengesetz hat zum Ziel, Nachteile für behinderte Arbeitnehmer auszugleichen.

Als **schwerbehindert** gilt, wer zumindest für mehr als 6 Monate in seiner Erwerbsfähigkeit um mindestens 50 % gemindert ist.

Das Gesetz versucht, seine Ziele auf verschiedenen Wegen zu erreichen:

- Arbeitgeber, die mindestens 16 Arbeitsplätze haben, müssen im Regelfall mindestens 6 % der Arbeitsplätze (also mindestens einen) mit Schwerbehinderten besetzen.
Dadurch soll das Angebot an Arbeitsplätzen erhöht werden. Allerdings funktioniert diese Absicht in der Praxis schlecht, weil die Arbeitgeber diese Beschäftigungspflicht durch die Zahlung einer verhältnismäßig geringen monatlichen Ausgleichsabgabe abgelten können.
- Schwerbehinderte können *ordentlich* nur mit Zustimmung der Hauptfürsorgestelle gekündigt werden. Auch für die außerordentliche Kündigung gelten Besonderheiten.
- Schließlich haben Schwerbehinderte zum Ausgleich ihrer besonderen Belastung Anspruch auf 5 Arbeitstage Zusatzurlaub im Jahr.

5 Berufsbezogene Gesetzeskunde

Geschichtliche Entwicklung der Krankenpflege

XXX

Seit es Leben gibt, wird es von Krankheiten begleitet und dem Bedürfnis, diese zu heilen. Dabei sind **pflegerische Maßnahmen** schon immer ein unlösbarer Bestandteil der **Heilkunde** gewesen.

Die Krankheitsursachen und -verläufe wurden anfangs auf dem Hintergrund religiös magischer Vorstellungen gedeutet und dementsprechend waren die Heilmaßnahmen nur empirisch (erfahrungswissenschaftlich) und meist wenig erfolgreich.

Die Stärkung der eigenen Abwehrkräfte und die Wiederherstellung des „inneren Gleichgewichts" bildeten lange Zeit die beste Möglichkeit, Krankheiten zu besiegen. Dies wurde erreicht durch die Beachtung der von HIPPOKRATES beschriebenen und noch heute gültigen Pflegeregeln: Es muß Sorge getragen werden um Licht und Luft, Speise und

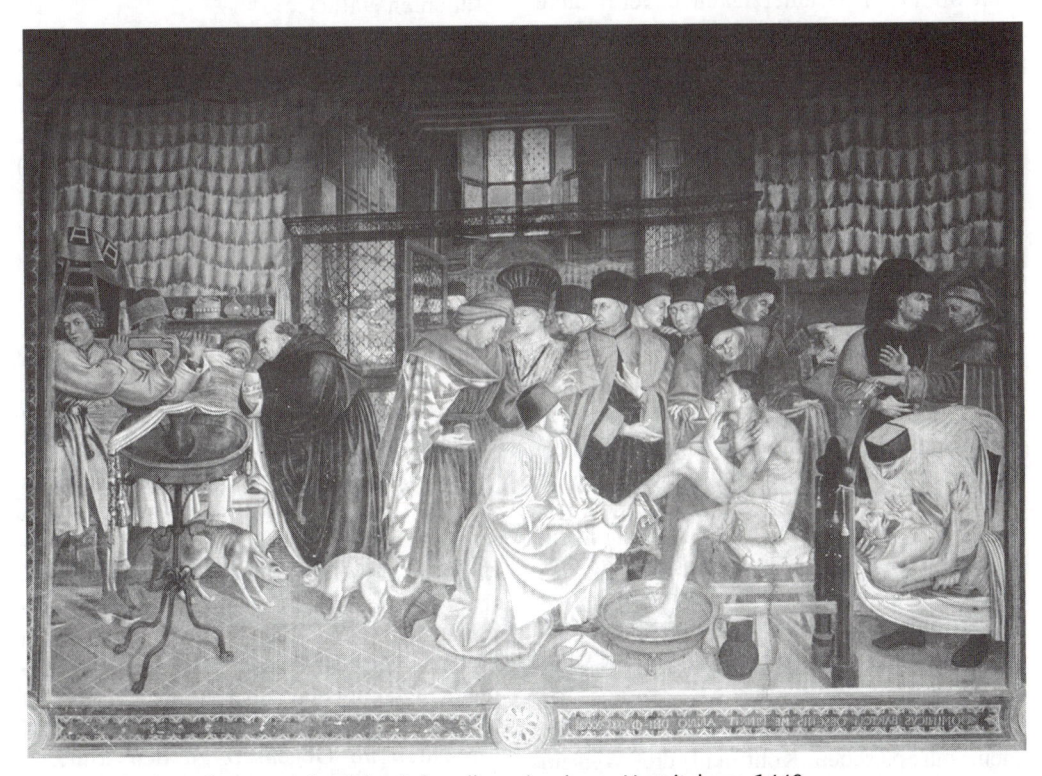

Abb.10: Kankenpflege und ärztliche Behandlung in einem Hospital um 1440

Trank, Arbeit und Ruhe, Schlaf und Wachen, Ausscheidungen und Absonderungen sowie Anregungen des Gemüts.

In den frühen Hochkulturen (z.B. Mesopotamien, Ägypten, Griechenland) wurde auch einer geregelten Lebensführung mit entsprechenden Hygienevorschriften besondere Bedeutung für die Krankheitsvorsorge beigemessen.

Im ersten Jahrtausend unserer Zeitrechnung zeigten sich die Auswirkungen der christlichen Botschaft auf die Krankenpflege. Im Gedanken tätiger Nächstenliebe (Diakonie) wurden Gebäude zur Aufnahme von Fremden und Hilfsbedürftigen errichtet und von Pflegepersonen beider Geschlechter betreut.

Nach seiner Entstehung im frühen Mittelalter war das „Krankenhaus", **Hospital** oder **Spital** genannt, zumeist Klöstern und christlichen Orden angeschlossen. Es war zunächst eine Stätte der Barmherzigkeit, in der Kranke aus den unteren sozialen Schichten Pflege und geistlichen Beistand, aber keine qualifizierte ärztliche Behandlung erhielten. Anfangs waren diese Häuser mit heilbaren und unheilbar Kranken, aber häufig auch mit anderen Personen wie Bettlern und Landstreichern gefüllt.

Nur wer wirtschaftlich gut gestellt war, konnte die teuere ärztliche Behandlung in Anspruch nehmen und sich zu Hause pflegen lassen. Diese häusliche Pflege wurde zumeist von den weiblichen Angehörigen durchgeführt.

Im späten Mittelalter führten die Bevölkerungszunahme und die Stadtentwicklung zu einem engeren Zusammenleben unter damals hygienisch sehr ungünstigen Bedingungen. Dieser Umstand und die Ausweitung des Handels begünstigten die Ausbreitung von Infektionskrankheiten und den Ausbruch von Epidemien (z.B. Pest, Lepra oder Cholera).

Zu diesem Zeitpunkt entwickelte sich auf dem europäischen Kontinent die **Medizin** allmählich zu einer **Wissenschaft** (z.B. durch Gründung von Universitäten, Aufstellung von Studienordnungen usw.). Die Laien wurden immer mehr aus der Heilkunde verdrängt und bestimmte Bereiche wie Geburtshilfe und die chirurgischen Tätigkeiten von der wissenschaftlichen Medizin zunächst abgetrennt.

Entsprechend dem wachsenden Bedarf kam es im 16.–18. Jahrhundert zur Gründung und Übernahme von Spitälern durch die Städte. Es entstanden neue ordensähnliche Pflegegemeinschaften wie etwa die *Barmherzigen Brüder* oder die *Vinzentinerinnen.* Durch die Trennung von Krankenpflege und reiner Fürsorge wandelten sich die Spitäler zu **Krankenhäusern** nach unserem heutigen Verständnis um. Gebärende, Findelkinder, Waisenkinder oder Geisteskranke wurden in eigenen Häusern untergebracht. Im Krankenhaus dagegen war ständig ein Arzt anwesend, die Patienten wurden nach Krankheitsarten getrennt und es fand klinischer Unterricht für Studenten statt.

Erste Hinweise auf eine **geregelte Ausbildung** in der Krankenpflege finden sich zu Beginn des 17. Jahrhunderts beim *Pflegeorden der Barmherzigen Schwestern*. Allmählich löst sich im Verlauf der folgenden 200 Jahre die Krankenpflege als selbständige, auf die medizinische Behandlung ausgerichtete Tätigkeit ab.

1781 schuf der Arzt FRANZ ANTON MAI eine **erste Krankenwärterschule,** um diese Situation zu verbessern. Aber die sehr schlechten Arbeitsbedingungen und das geringe soziale Ansehen der Pflegetätigkeit brachten keinen weitreichenden Erfolg.

Eine Verbesserung der Situation trat durch die Bestrebungen von THEODOR FLIEDNER in der Mitte des vorigen Jahrhunderts ein. Er übertrug die Ausbildung seiner nach moralischer Eignung ausgewählten *Diakonissen* einem Arzt und machte sie so zu echten Helferinnen des Arztes. Diese gut ausgebildeten Diakonissen übernahmen auch die Verwaltung zahlreicher Krankenhäuser und erreichten im Gegensatz zu den früheren ordensunabhängigen Krankenwärterinnen ein hohes Sozialprestige.

Auch die Behörden zeigten jetzt Interesse an qualifiziertem Pflegepersonal, das zumindest lesen und schreiben können sollte, gesund sein mußte und einen rechtschaffenen Lebenswandel führen sollte.

Es wurde versucht, Ausbildungsrichtlinien für die damals als Krankenwärter bzw. Krankenwärterinnen bezeichnete Berufsgruppe festzusetzen. Gerade die raschen Fortschritte und neuen wichtigen Erkenntnisse der Medizin in der zweiten Hälfte des 19. Jahrhunderts, vor allem die Antisepsis und Asepsis und die Verbesserung der operativen Behandlungsmöglichkeiten, stellten höhere Anforderungen an das Krankenhauspersonal.

Weil zudem jetzt auch mehr Pflegepersonen als früher benötigt wurden, errichteten viele öffentliche Krankenhäuser eigene Krankenpflegeschulen mit hausinternen Abschlußprüfungen.

Zu dieser Zeit äußerten berühmte Ärzte der naturwissenschaftlichen Schulen, wie z.B. RUDOLF VIRCHOW, Kritik an der konfessionell gebundenen Krankenpflege. Sie sahen in der Ausübung der Krankenpflege außerhalb kirchlicher Organisationen einen modernen *Frauenberuf*. Diese Meinung paßte zum damals entstehenden bürgerlichen Frauenbild, das geprägt war durch die zunehmende Übernahme von sozialen Aufgaben durch Frauen und bis in die heutige Zeit erhalten blieb.

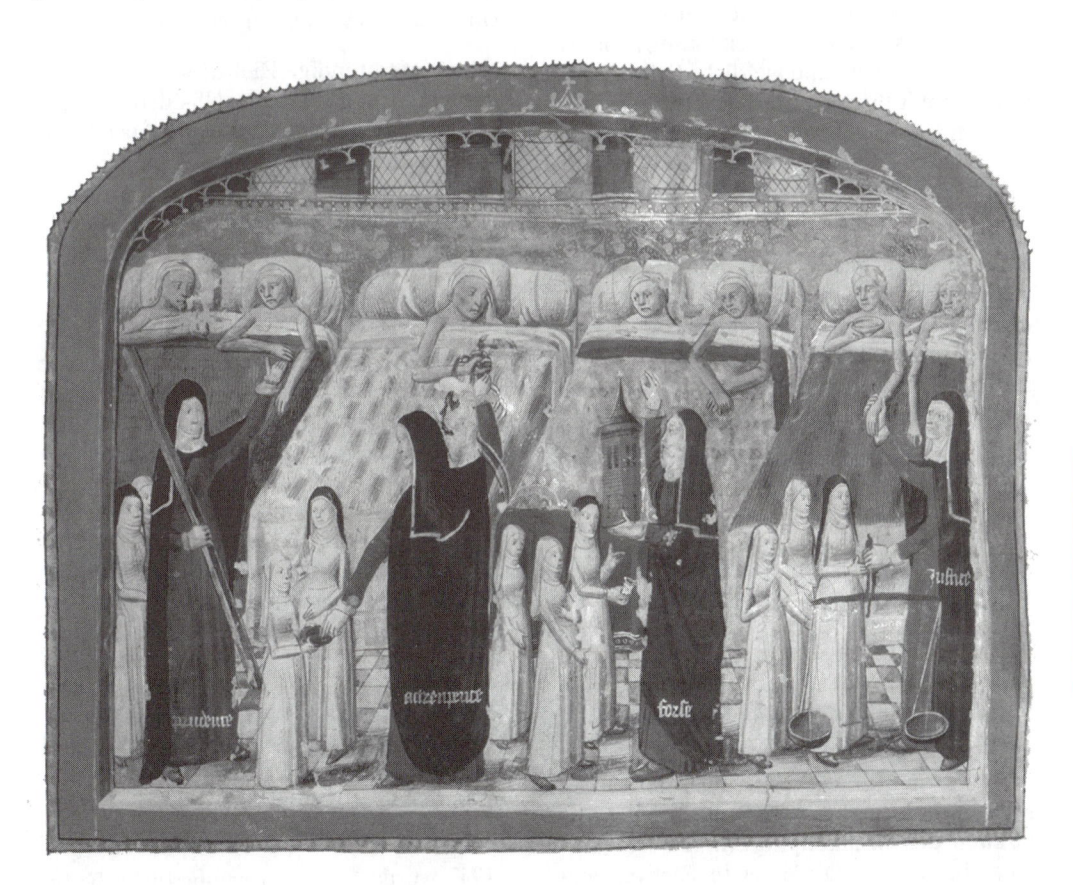

Abb. 11: Früher Krankenpflegeunterricht: Französische Buchmalerei von 1482 mit Darstellungen aus dem Leben im "Hotel de Dieu" in Paris

Das erfolgreiche Wirken von FLORENCE NIGHTINGALE unterstützte diese Ansichten. Diese Frau organisierte während des Krimkriegs eine gute Versorgung der Verwundeten. Zu Friedenszeiten gründete sie dann in England eine Krankenpflegeschule mit dem Ziel, die Krankenpflege zu einem öffentlich anerkannten Beruf mit fundierter Ausbildung zu machen.

Die schlechte Versorgung von Verwundeten auf den Schlachtfeldern veranlaßte den Schweizer HENRI DUNANT zur Gründung des *Roten Kreuzes*. Seine Bemühungen um eine bessere Pflege von Kranken und Verwundeten waren gefolgt von einer weiteren Verbreitung der Idee einer **öffentlichen Krankenpflege.**

Um die Jahrhundertwende entstanden an großen öffentlichen Krankenhäusern konfessionell gebundene und weltliche Schwesternschaften mit ihren Mutterhäusern. Zu dieser Zeit wurde auch die Berufsbezeichnung **Krankenschwester** bzw. **Schwester** für weibliches Pflegepersonal üblich. Die Schwesterntracht wurde zur Berufskleidung.

Geburtenrückgang und hohe Säuglingssterblichkeit ließen in diesen Jahren eine eigene Berufsgruppe der *Säuglings- und Kinderschwester* entstehen. Sie befaßte sich speziell mit den Problemen der Säuglings-, Kleinkinder- und Kinderpflege.

Zu dieser Zeit bestanden auch große, vor allem soziale Probleme bei den sogenannten *„freien Schwestern"*. Diese waren meist in der häuslichen Krankenpflege tätig und hatten im Gegensatz zu den Krankenhausschwestern ein geringeres Ansehen.

Die Krankenschwestern arbeiteten damals zumeist ohne rechtlichen Schutz und mußten mit ungeregelter Arbeitszeit und geringem Arbeitslohn zufrieden sein.

AGNES KARLL wies öffentlich auf diesen Mißstand hin und rief 1903 die **Berufsorganisation der Krankenpflegerinnen Deutschlands** ins Leben. Dieser erste Fachverband bot seinen Mitgliedern Arbeitsplatzvermittlung, Beratung bei Arbeits- und Rechtsfragen und die Möglichkeit zum Abschluß von Versicherungen zu annehmbaren Bedingungen.

Erstmals zu Beginn des 20. Jahrhunderts wurde von Seiten der deutschen Bundesstaaten eine einheitliche Ausbildung des Krankenpflegepersonals angestrebt. Zwischen 1907 und 1920 wurde eine **Staatliche Prüfung** nach einem einjährigen, später zweijährigen Kurs an einer Krankenpflegeschule eingeführt.

Die nun folgende nationalsozialistische Herrschaft versuchte, die bis dahin gegründeten zahlreichen konfessionell oder parteipolitisch gebundenen und freien Schwesternschaften (z.B. Rotes Kreuz, Diakoniegemeinschaft, Caritasverband, Reichsbund der freien Schwestern usw.) im *Fachausschuß für Schwesternwesen* gleichzuschalten.

Das tiefergründige Ziel dieser Zwangszusammenführung war, die NS-Ideologie auf alle Schwesternverbände und die Ausbildung der Krankenschwestern zu übertragen. Das 1938 erlassene „Reichsgesetz zur Ordnung der Krankenpflege" sollte das Berufsrecht reichseinheitlich regeln. Es wurde aber aufgrund der Kriegsereignisse nie vervollständigt.

Nach Kriegsende fanden sich die früheren Schwesternschaften auf nationaler Ebene wieder und schlossen sich zu freiberuflichen Berufsverbänden wie der Deutschen Schwesterngemeinschaft (DSG), der Berufsorganisation der Krankenpflegerinnen Deutschlands als Agnes-Karll-Verband oder der Arbeitsgemeinschaft Deutscher Schwesternverbände (ADS) zusammen.

Bis heute wurden zahlreiche allgemeine und auch fachspezifische Krankenpflege-Berufsverbände ins Leben gerufen, die auf nationaler und internationaler Ebene und mit den Spitzenverbänden der freien Wohlfahrtspflege verbunden sind und zusammenarbeiten.

1957 wurde das bundeseinheitliche **Krankenpflegegesetz** geschaffen, 1959 folgte die Prüfungsordnung.

1985 beschloß der Deutsche Bundestag eine Anpassung dieser Bestimmungen an die Ausbildungrichtlinien der Europäischen Gemeinschaft (EG). Damit wurde dem Krankenpflegepersonal die Anerkennung innerhalb der EG ermöglicht. Die Ausbildung befähigt jetzt auch zur ambulanten und häuslichen Krankenpflege.

Die in den nun folgenden Kapiteln dargestellten zahlreichen gesetzlichen Bestimmungen in den Bereichen Medizin und Krankenpflege sind durch den raschen Fortschritt auf diesen Gebieten notwendig geworden. Für eine optimale Betreuung und Behandlung der Patienten ist heute eine enge Zusammenarbeit von Ärzten, Pflegepersonal, anderen medizinischen Berufen und einem leistungsfähigen Verwaltungsapparat unerläßlich. Dieses Zusammenspiel in einem Gesamtbereich, der für den einzelnen nicht mehr überschaubar ist, kann nur noch mit entsprechenden gesetzlichen Regelungen funktionieren. Aus diesen Gründen sind eine gute, einheitliche Ausbildung, ständige Fort- und Weiterbildung, voller Einsatz und innere Verbundenheit mit dem Beruf notwendig.

Gesetze sind aber auch erforderlich, weil die neuen Errungenschaften der Medizin Mißbrauch ermöglichen (z.B. Medikamentenmißbrauch) und Gefahrenquellen (Röntgenstrahlen, radioaktive Substanzen) darstellen können. Schließlich kann auch der Patient selbst zur Gefahrenquelle für andere werden (übertragbare Krankheiten, AIDS usw.). Auch hier muß das Gesetz schützen.

Das Handeln der im Gesundheitswesen tätigen Personen wird auch von der **Berufsethik** geprägt. Wie aus der Geschichte der Krankenpflege hervorgeht, war das Handeln nach den Grundsätzen der christlichen Nächstenliebe und der Fürsorge für den Hilfsbedürftigen wesentliche Grundlage für die Pflegeberufe. Daran hat sich bis heute nichts geändert. Der häufig hilflose Kranke sollte ein moralisch einwandfreies Verhalten der medizinisch betreuenden und pflegenden Personen erwarten können. Ebenso wichtig sind ausreichende pflegerische und seelische Zuwendung.

Für viele Berufe im Gesundheitswesen, insbesondere für die Pflegeberufe, ist deshalb eine innere Bereitschaft und Hingabe zum Umgang mit kranken, teilweise unheilbar kranken oder durch ihre Krankheit abstoßend wirkenden Menschen erforderlich.

Die Achtung vor dem Leben und vor der Würde des Menschen auch angesichts von scheinbarer Sinnlosigkeit des Lebens, Krankheit, Leid und Tod sowie die Toleranz sind unverzichtbare Wertgrundlagen und Maßstäbe verantwortlichen Handelns.

Ethische Probleme ergeben sich auch aus der Möglichkeit, über menschliches Leben zu verfügen (Abtreibungsproblematik, Reanimation, Organtransplantation, Sterbehilfe und Gentechnik).

Die Anforderungen dieser Berufsethik müssen aus der inneren Haltung eines Menschen heraus mit dem Gewissen als individuelle Entscheidungshilfe bewältigt werden und lassen sich nicht durch Gesetze erzwingen.

Im Rahmen dieses Buches werden die für Pflegeberufe und andere medizinische Berufe bedeutsamen Fragen und Probleme nicht weiter erörtert. Hierzu gibt es weiterführende Literatur (z.B. *Abermeth* und *Illhardt*; ☞ Literaturverzeichnis).

5.1 Das Gesundheitswesen: Aufbau und Aufgaben

Das Gesundheitswesen teilt sich in folgende Bereiche:

- **Öffentliches Gesundheitswesen** mit den *Gesundheitsbehörden* aller Ebenen, die sich hauptsächlich der Gesundheitspflege, der Überwachung von Gesundheitseinrichtungen und der gesundheitlichen Gesamt-

situation sowie der Seuchenbekämpfung widmen,
- **Krankenhauswesen** mit seinen verschiedenen Trägern und Behandlungsschwerpunkten,
- **Bereich der ambulanten Versorgung** durch niedergelassene Ärzte, der die Betreuung Kranker und Vorsorge- bzw. Früherkennungsmaßnahmen umfaßt.

Das oberste gemeinsame Ziel aller im Gesundheitswesen tätigen Einrichtungen hat die WHO wie folgt festgelegt:

„Gesundheit ist nicht nur das Freisein von Krankheiten, sondern der Zustand des vollständigen körperlichen, psychischen und sozialen Wohlbefindens."

5.1.1 Internationale Gesundheitsbehörden

Weltgesundheitsorganisation (World Health Organization = WHO)

Am 7. April 1948 wurde die WHO als Sonderbehörde der United Nations Organization (UNO) gegründet. Der Hauptsitz ist in *Genf*, außerdem gibt es noch 6 weitere Regionalbüros; das für Europa ist in Kopenhagen.

Die Organe der WHO sind die Vollversammlung (faßt die Beschlüsse), der Exekutivrat (überwacht die Beschlußdurchführung) und das Sekretariat (Verwaltung und Beaufsichtigung der Regionalbüros).

Die WHO hat zum Ziel, die Gesundheit der Völker aller Länder zu schützen und zu fördern. Sie bearbeitet fast alle international wichtigen Gesundheitsfragen und unterstützt alle Regierungen beim Aufbau und der Weiterentwicklung ihres Gesundheitswesens.

Wichtige Aufgaben sind:
- Seuchenbekämpfung
- Bekämpfung von Infektionskrankheiten wie z.B Tuberkulose, Malaria, Cholera, Gelbfieber, Fleckfieber, Pest, Kinderlähmung, Geschlechtskrankheiten, AIDS
- Kontrolle aller suchterzeugenden Arzneimittel und Rauschgifte
- internationale Standardisierung von Heilmitteln
- weltweite Förderung der Ausbildung und Fortbildung von Personal für das Gesundheitswesen, vor allem in den Entwicklungsländern.

An jedem Jahrestag der Gründung findet der *Weltgesundheitstag* statt, der einem für alle Länder bedeutsamen gesundheitspolitischen Thema gewidmet ist.

Europarat und Europäische Gemeinschaft (EG)

Im Westen Europas befassen sich auch Europarat und EG neben ihren vielfältigen Aufgaben im Wirtschafts- und Sozialbereich mit Gesundheitsfragen.

Der 1949 gegründete *Europarat* hat 20 Mitgliedsstaaten und seinen Sitz in *Straßburg*. Er paßt die Erkenntnisse, Richtlinien und Normen der WHO an die politischen und wirtschaftlichen Verhältnisse der Mitgliedsländer an und gibt grundsätzliche Empfehlungen und Rechtsgrundlagen für die Durchführung.

Wichtige Aufgaben sind:
- Berücksichtigung der Gesunderhaltung des Menschen bei Stadt- und Landesplanung, Luftreinhaltung, Lärmbekämpfung und Arbeitsplatzgestaltung
- Zusammenarbeit beim Austausch von Blut und Blutprodukten und bei Organspenden und Organtransplantationen
- Rehabilitation Behinderter.

Die *Europäische Gemeinschaft* mit ihren derzeit 15 Mitgliedsländern und Hauptsitz in Brüssel bemüht sich um eine einheitliche Rechtssituation im Gesundheitswesen. Schwerpunkte dabei sind:

- gegenseitige Anerkennung von Prüfungszeugnissen und Diplomen,
- Arzneimittel- und Lebensmittelrecht,

5.1.2 Gesundheitsbehörden auf Bundesebene

Bundesministerium für Gesundheit (BMG)

Die oberste Gesundheitsbehörde auf Bundesebene war bis zum Januar 1991 das *Bundesministerium für Jugend, Familie, Frauen und Gesundheit (BMJFFG)* mit Sitz in Bonn.

Ein Teil der ursprünglichen Zuständigkeiten war 1977 auf das *Bundesministerium für Arbeit und Sozialordnung* übergegangen (z.B. Krankenhauswesen, medizinische Rehabilitation, Gebührenordnung, Arbeits- und Sozialrecht).

Am 18. Januar 1991 wurden die umfassenden Aufgaben des BMJFFG erweitert und aufgeteilt auf die folgenden neu geschaffenen Ministerien:

- *Bundesministerium für Gesundheit*
- *Bundesministerium für Familie und Senioren*
- *Bundesministerium für Frauen und Jugend*

Für den Gesundheitsbereich zuständig ist jetzt das **Bundesministerium für Gesundheit.** Seine Aufgabengebiete umfassen:

- Gesundheitsschutz, Impfwesen, Krankheits- und Seuchenbekämpfung
- Gesundheitserziehung, Gesundheitsfürsorge, Rehabilitation
- internationales Gesundheitswesen
- Berufe des Gesundheitswesens
- Hygiene, Umweltradioaktivität
- Forschungsförderung
- Krankenhaus- und Pflegesatzwesen, Altenpflege
- Krankenversicherung
- Apotheken- und Arzneimittelwesen, Arzneimittelsicherheit
- Lebensmittelwesen, Schlachttier- und Fleischbeschau.

Das BMG wird von Kommissionen, Fachausschüssen und Beiräten, von denen der bedeutendste der *Bundesgesundheitsrat* ist, beraten und unterstützt.

Wichtige, dem BMG nachgeordnete Dienststellen sind außerdem:

- **Bundeszentrale für gesundheitliche Aufklärung** mit Sitz in Köln. Sie erarbeitet Richtlinien zur praktischen Gesundheitserziehung und Gesundheitsaufklärung, koordiniert diesen Bereich und bildet das dazu erforderliche Personal aus und weiter.
- **Deutsches Institut für Medizinische Dokumentation und Information** in Köln. Es muß alle in- und ausländischen Informationen aus dem Gebiet der Medizin und ihrer Randgebiete erfassen, auswerten und speichern.
- **Bundesamt für Sera und Impfstoffe.** Es arbeitet als selbständige Bundesoberbehörde, erforscht und prüft Sera und Impfstoffe, läßt sie für den Gebrauch zu und überwacht ihre Anwendung.

Nachfolgeeinrichtungen des Bundesgesundheitsamtes

Das 1952 errichtete Bundesgesundheitsamt mit Sitz in Berlin war eine zentrale wissenschaftliche Einrichtung des Bundes auf dem Gebiet des öffentlichen Gesundheitswesens mit einer bis zum Kaiserlichen Gesundheitsamt und späteren Reichsgesundheitsamt reichenden über 118jährigen Tradition.

Mit seiner Zentralabteilung und sieben wissenschaftlichen angegliederten Instituten widmete es sich besonders den Arbeitsfeldern: Bekämpfung von Infektionskrankheiten, Umwelthygiene, Strahlenschutz, gesundheitlicher Verbraucherschutz, Epidemiologie, Veterinärmedizin und Arzneimittelsicherheit.

Mit dem *BGA-Nachfolgegesetz* wurde das Bundesgesundheitsamt am 1. Juli 1994 in vier voneinander unabhängige Bereiche überführt. Das frühere BGA-Institut für Wasser-,

Boden- und Lufthygiene wird Teil des Bundesumweltamtes und gehört damit zum Geschäftsbereich des Bundesministeriums für Umwelt, Naturschutz und Reaktorsicherheit.

Im Geschäftsbereich des Bundesministeriums für Gesundheit wurden drei selbständige Bundesoberbehörden mit Sitz in Berlin gegründet:

Robert Koch-Institut

Bundesinstitut für Infektionskrankheiten und nichtübertragbare Krankheiten

Die Aufgaben umfassen:

- Erkennung, Verhütung und Bekämpfung von übertragbaren und nicht übertragbaren Krankheiten, AIDS-Zentrum
- Epidemiologische Untersuchungen von Krankheiten sowie Dokumentation und Information
- Risikoerfassung und -bewertung bei gentechnisch veränderten Organismen und Produkten, Durchführung des Gentechnikgesetzes, Humangenetik

Bundesinstitut für gesundheitlichen Verbraucherschutz und Veterinärmedizin

Die Aufgaben umfassen:

- Sicherung des Gesundheitsschutzes im Hinblick auf Lebensmittel, Tabakerzeugnisse, kosmetische Mittel und sonstige Bedarfsgegenstände, Pflanzenschutz- und Schädlingsbekämpfungsmittel sowie Chemikalien
- Dokumentation und Information zum Vergiftungsgeschehen sowie Schutz des Menschen vor Krankheiten, die von Tieren auf Menschen übertragen werden können
- Zulassung von Tierarzneimitteln sowie Ersatz- und Ergänzungsmethoden zu Tierversuchen und Tierschutz

Bundesinstitut für Arzneimittel und Medizinprodukte

Die Aufgaben umfassen:

- Die Bewertung und Zulassung von Arzneimitteln auf der Grundlage analytischer, pharmakologischer und klinischer Prüfungen
- Überwachung des Verkehrs mit Betäubungsmitteln
- zentrale Risikoerfassung sowie Durchführung von Maßnahmen zur Risikoabwehr bei Medizinprodukten.

Die Gesundheitsbehörden auf Bundesebene haben keine gesetzgebende Gewalt. Sie dürfen aufgrund ihrer Erfahrungen und Forschungstätigkeit Gesetze vorschlagen und bei Gesetzesentwürfen beraten. Sie müssen auch die Einhaltung der erlassenen Gesetze überwachen.

Die Gesetze auf dem Gebiet des Gesundheitswesens werden teilweise vom Bundestag, teilweise aber auch von den Länderparlamenten erlassen. Im einzelnen richtet sich das nach der Zuständigkeitsverteilung zwischen Bund und Ländern (☞ 1.2.6).

5.1.3 Gesundheitsbehörden der Bundesländer

Oberste Landesbehörden

Auf Landesebene liegt die oberste Zuständigkeit für Gesundheitsfragen bei einem *Ministerium* (in den Stadtstaaten beim *Senatsamt*), das meistens neben diesem Bereich noch verwandte Gebiete wie z.B. Arbeits- und Sozialrecht behandelt.

Die wichtigsten Aufgaben dieser Gesundheitsbehörden sind:

- durch entsprechende Verwaltungsvorschriften für die Durchführung der vom Bund erlassenen Gesetze zu sorgen,
- Vorbereitung und Beratung von Gesetzen, die auf Landesebene erlassen werden dürfen,
- Aufsicht über nachgeordnete Dienststellen,
- Aufsicht über Krankenhäuser,
- Überwachung des Arzneimittelverkehrs,

- Überwachung der Berufstätigkeit von ärztlichen und nicht ärztlichen Heilberufen und teilweise Mitwirkung bei den Prüfungen nicht ärztlicher Heilberufe.

Mittelbehörden

Größere Bundesländer haben in ihren einzelnen Regierungsbezirken eigene leitende Gesundheitsbehörden eingerichtet, die Mittelbehörden. Diese übernehmen für den Regierungsbezirk die ihnen von der obersten Landesbehörde zugeteilten Aufgaben im Bereich Gesundheitswesen.

Medizinaluntersuchungsämter

Sie sind meist für einen Regierungsbezirk zuständig. Ihre wichtigste Aufgabe ist die *Seuchenbekämpfung*. Sie führen z.B. mikrobiologische Untersuchungen zur Ermittlung von Infektionsquellen durch, sie kontrollieren Dauerausscheider von Krankheitskeimen und überwachen die Beschäftigten der Lebensmittelbetriebe.

Teilweise führen sie auch Fortbildungskurse aus dem Fachbereich Hygiene durch, wie z.B. die Ausbildung zur Hygienefachschwester.

Die *Chemischen Untersuchungsämter* müssen die einwandfreie Beschaffenheit und vorschriftsmäßige Zusammensetzung der Lebensmittel überwachen.

Gesundheitsämter

Gesundheitsämter sind die untersten Gesundheitsbehörden des Öffentlichen Gesundheitsdienstes. Sie entstanden 1934 durch das *Gesetz über die Vereinheitlichung des Gesundheitswesens*

Ziel dieses Gesetzes war es, mit Hilfe der in allen Landkreisen und kreisfreien Städten errichteten Gesundheitsämter die Aufgaben des Öffentlichen Gesundheitsdienstes einheitlich zu gestalten und durchzuführen.

Mittlerweile haben einige Bundesländer, so auch Bayern, ein neues *Gesetz über den Öffentlichen Gesundheitsdienst* erlassen. Dabei wurden die Grundvorstellungen bewahrt und den aktuellen Bedürfnissen und der derzeitigen Situation im Gesundheits- und Krankheitsbereich angepaßt. In einigen Ländern sind die Gesundheitsämter staatliche Dienststellen, in anderen Teil der Kommunalverwaltung.

Das Gesundheitsamt leistet als eine Art Gesundheitspolizei die eigentliche praktische Arbeit des Staatlichen Gesundheitsdienstes in der Bevölkerung.

Der Leiter des Gesundheitsamtes ist der *Amtsarzt*, dem medizinisches Fachpersonal, Sozialarbeiter und Verwaltungspersonal zur Seite stehen.

Die wichtigsten Aufgabenbereiche des Gesundheitsamts sind:

- Beobachtung der Gesundheitsverhältnisse im Bezirk und Überwachung der Einhaltung von Gesundheitsgesetzen
- Überwachung von in Gesundheitsberufen tätigen Personen, Arztpraxen, Krankenhäusern und ähnlichen Einrichtungen, Rettungsdiensten sowie des Leichen- und Bestattungswesens
- Aufsicht über Apotheken und den Verkehr mit Arzneimitteln und Giften
- Sicherung und Überwachung der allgemeinen Hygiene, der Wasser-, Gewerbe-, Umwelt- und der Lebensmittelhygiene
- Bekämpfung und Verhütung übertragbarer Krankheiten. Dieser Bereich umfaßt auch Impfungen, geeignete Desinfektionsmaßnahmen und die Überwachung von Bakterienträgern
- Gesundheitsfürsorge: Mütterberatung, Schul- und Jugendärztlicher Dienst, Fürsorge bei bestimmtem Erkrankungen und bei Behinderungen usw.
- Erstellung amtsärztlicher Zeugnisse
- Amts-, gerichts- und vertrauensärztliche Tätigkeit
- Gesundheitserziehung der Bevölkerung, Aufklärung, Beratung.
  Hier sind besonders aktuell die Beratungsstellen für Alkoholkrankheit, Drogenabhängigkeit, AIDS und psychische Erkrankungen.

Beim Gesundheitsamt erfolgt nur eine meist kostenlose Beurteilung und Beratung. Ärztliche Maßnahmen werden nur durchgeführt, wenn sie für die Erfüllung der Aufgabenbereiche unerläßlich sind (z.B. Röntgen der Lunge, Stuhluntersuchung auf Bakterien, Impfungen usw.). Für alle übrigen Untersuchungsmaßnahmen und alle Therapien werden die Betroffenen an die zuständigen Stellen (z.B. niedergelassener Arzt, Krankenhaus usw.) verwiesen.

5.1.4 Rechtliche Grundlagen des Krankenhauswesens

Krankenhausarten

Ein Krankenhaus ist eine Einrichtung, in der durch ärztliche und pflegerische Leistungen Krankheiten, Leiden oder Körperschäden festgestellt, geheilt oder gelindert werden oder Geburtshilfe geleistet wird. Im Krankenhaus werden die zu versorgenden Patienten untergebracht und verpflegt.

Eine Krankenhausaufnahme ist erforderlich, wenn die Schwere der Krankheit es nicht mehr zuläßt, zu Hause oder ambulant behandelt zu werden.

Das Krankenhaus zeichnet sich weiterhin dadurch aus, daß spezialisierte, meist sehr kostenaufwendige, technisch-apparative Untersuchungen vorgenommen werden können. Außerdem kommen spezielle wissenschaftliche Erkenntnisse zu den praktischen ärztlichen und pflegerischen Erfahrungen hinzu.

Da die Häufigkeit der Erkrankungen, die einen Krankenhausaufenthalt erfordern, und die Schwierigkeiten bei der Erkennung und Behandlung der verschiedenen Krankheiten sehr unterschiedlich sind, gibt es dementsprechend auch verschiedene Krankenhausarten.

Nach ihrer Aufgabenstellung kann man die Krankenhäuser einteilen in:

- **Allgemeine Krankenhäuser** oder **Akutkrankenhäuser:** Sie nehmen Patienten auf, die wegen einer akuten Erkrankung eine stationäre Behandlung benötigen. Sie sind in der Regel für einen bestimmten Einzugsbereich vorgesehen und die Verweildauer ist meist kurz.
  Diese Akutkrankenhäuser *lassen sich weiter* nach ihrer Bettenzahl und den verfügbaren Fachabteilungen *unterteilen in*:
  - **Krankenhäuser der Grund- und Regelversorgung:** Diese Häuser verfügen meist über die drei Hauptfachrichtungen Innere Medizin, Chirurgie und Gynäkologie/Geburtshilfe, die Möglichkeit zur Intensivbehandlung und zur Behandlung von Infektionskrankheiten (Isolierstation). Dazu sind die erforderliche apparative und laborchemische Ausstattung und das entsprechende Fachpersonal vorhanden. Oft werden noch andere Fachbereiche (HNO-, Augen-, Kinderheilkunde usw.) über ein *Belegarztsystem* abgedeckt. Zu dieser Gruppe gehören auch die **Fachkrankenhäuser** mit nur einer Fachrichtung (meist Kinderheilkunde, Orthopädie, HNO usw.).
  Betreut werden in diesen Krankenhäusern Patienten mit den häufiger vorkommenden Krankheiten, deren Behandlung keine Spezialkenntnisse oder besondere Einrichtungen erfordert.
  - **Schwerpunktkrankenhäuser:** Sie haben ca. 400–500 Betten und neben den Hauptfachrichtungen weitere Fachabteilungen wie z.B. Urologie, Kinderheilkunde, Orthopädie, Psychiatrie o.ä.. Sie können umfangreichere Labor- und Röntgenuntersuchungen durchführen und verfügen über besondere Funktionseinrichtungen wie z.B. Strahlentherapie. Hier können auch kompliziertere und mit mehr Aufwand zu diagnostizierende und behandelnde Krankheitsfälle versorgt werden.
  - **Zentralkrankenhäuser:** Diese Krankenhäuser der Maximalversorgung erreichen eine Bettenzahl bis zu 1000. Es sind nahezu alle Fachrichtungen vertreten

und die Innere Medizin und die Chirurgie in *Teilgebietsfachabteilungen* wie z.B. Thoraxchirurgie, Hämatologie, Kardiologie, Nephrologie usw. aufgeteilt.

Auch *Labor* und *Röntgen* sind hier eigene große Fachabteilungen mit gesonderter fachärztlicher Leitung. Die Tendenz zur Spezialisierung im Hinblick auf die materielle und personelle Ausstattung ist hier weit fortgeschritten. Es können nahezu alle Erkrankungen diagnostiziert und therapiert werden.

Mit sämtlichen, meist hochspezialisierten Fachdisziplinen, der größten Bettenzahl (bis zu 2000) und nach neuesten wissenschaftlichen Erkenntnissen ausgestattet, stehen die **Universitätskliniken** an der Spitze.

Eine wichtige Aufgabe der Zentralkrankenhäuser ist auch die Ausbildung des medizinischen Fach- und Pflegepersonals in der angegliederten Universität und den Berufsfachschulen.

- **Sonderkrankenhäuser:**
Sie nehmen *nur bestimmte Patientengruppen* oder Patienten mit speziellen, meist chronischen Erkrankungen auf. Beispiele dafür sind: psychiatrische Krankenhäuser, Kurkrankenhäuser, Rehabilitationskliniken, Suchtkliniken, Gefängniskrankenhäuser usw. Der Einzugsbereich ist auch überregional und die Verweildauer oft lang.

- **Krankenhausergänzende Einrichtungen:**
Hierzu zählen Tageskliniken, Nachtkliniken, Krankenheime, Nachsorgekliniken. Sie sind häufig den Krankenhäusern angegliedert und stehen den Patienten, die nur noch eine teilweise stationäre Betreuung benötigen, zur Verfügung. Sie entlasten dadurch die Krankenhäuser.

- **Belegkrankenhäuser:**
Der Träger des öffentlichen oder privaten Krankenhauses sorgt für die Unterbringung, Verpflegung und pflegerische Betreuung des Patienten und für die Ausstattung der Klinik. Die ärztliche Leistung wird von einem Belegarzt, d.h. einem in eigener Praxis tätigen, niedergelassenen Arzt erbracht und mit dem Patienten gesondert abgerechnet.

Das Belegarztsystem ist wichtig für Krankenhäuser der Grund- und Regelversorgung, die dadurch noch mehrere Fachbereiche ohne allzu großen Mehraufwand abdecken können. Außerdem ist es erforderlich für Fachärzte, die viele Erkrankungen ihres Fachgebiets nur mit kleineren operativen Eingriffen behandeln können, wie z.B. Gynäkologen, HNO-Ärzte, Augenärzte usw.

Trägerschaft und Krankenhausleitung

Der **Krankenhausträger** ist die für das Krankenhaus verantwortliche natürliche oder juristische Person.

In der Bundesrepublik unterscheiden wir:

- *Öffentliche Krankenhäuser:*
Die Träger sind die Bundesländer, Landkreise und Städte.
Beispiele: Universitätsklinik, Kreiskrankenhaus, Städtisches Krankenhaus.
- *Frei-gemeinnützige Krankenhäuser:* Sie gehören religiösen, humanitären oder sozialen Vereinigungen, häufig einem Verband der freien Wohlfahrtspflege (Caritas, Rotes Kreuz, Diakonisches Werk).
- *Private Krankenhäuser:*
Sie müssen als Gewerbebetriebe von den zuständigen Behörden genehmigt werden und sind teilweise auf Gewinn ausgerichtet.

Die **Krankenhausleitung** besteht bei den öffentlichen und gemeinnützigen Häusern aus jeweils einem vom Träger ausgewählten

- *Ärztlichen Leiter(in) bzw. Ärztlichen Direktor(in)*
- *Pflegedienstleiter(in) bzw. Krankenpflegedirektor(in)*
- *Verwaltungsleiter(in) bzw. Verwaltungsdirektor(in)*

Diesen sind je nach Zuständigkeit die Ärzte, der Pflegedienst, die diagnostischen und therapeutischen Einrichtungen und deren Personal, die Verwaltung, Technik und Versorgung unterstellt.

Durch diese Regelung sind die Bereiche der Ärztlichen Versorgung, der Krankenpflege und der Verwaltung nach außen hin deutlich abgetrennt, sie sind aber *gemeinsam* für das Wohl der Patienten und die Wirtschaftlichkeit und Qualität der Krankenhausarbeit verantwortlich.

Die Krankenhausfinanzierung

Das *Gesetz zur Neuordnung der Krankenhausfinanzierung* (KHNG) wurde zuletzt 1991 in einer Neufassung veröffentlicht. Ziel dieses Krankenhausfinanzierungsgesetzes ist, die Krankenhäuser wirtschaftlich zu sichern. Dadurch soll eine bedarfsgerechte Versorgung der Bevölkerung mit leistungsfähigen, eigenverantwortlich wirtschaftenden Krankenhäusern gewährleistet werden und die Pflegesätze sollen sozial tragbar bleiben.

Die Krankenhäuser sind wirtschaftlich gesichert durch öffentliche Fördermittel und die Einkünfte aus den Pflegesätzen.

- **Öffentliche Fördermittel:**
Sie werden nur an Krankenhäuser vergeben, die in den *Krankenhausbedarfsplan* bzw. in das Investitionsprogramm eines Landes aufgenommen sind. Sie werden gewährt für den Neubau, Umbau und Erweiterungsbau von Krankenhäusern und die Anschaffung und Wiederbeschaffung von medizinisch-technischen und anderen Ausstattungsgegenständen mit Ausnahme von Großgeräten.
- **Pflegesätze.**
Nähere Regelungen über die Pflegesätze finden sich in der *Bundespflegesatzverordnung (BPflV)*. Sie ist in neuer Form 1986 in Kraft getreten.
Pflegesätze sind „*Benutzerkosten*", die von den Patienten selbst oder ihren Kostenträgern bezahlt werden. Sie müssen dem Patienten oder seinem gesetzlichen Vertreter schriftlich bekanntgegeben werden.
Mit dem Pflegesatz werden alle allgemeinen Krankenhausleistungen wie ärztliche Behandlung, Pflege, Versorgung mit Arzneimitteln, Unterkunft und Verpflegung anläßlich eines stationären Aufenthalts abgedeckt. Zu den Leistungen zählen auch alle vom Krankenhaus veranlaßten Leistungen Dritter und die aus medizinischen Gründen notwendige Mitaufnahme von Begleitpersonen.

Die *allgemeinen Krankenhausleistungen* sollen eine im Hinblick auf die Leistungsfähigkeit des Krankenhauses und die Art und Schwere der Erkrankung medizinisch zweckmäßige und ausreichende Versorgung des Patienten umfassen.

Für spezielle Abteilungen eines Krankenhauses, die besondere, meist sehr kostenintensive Leistungen erbringen (z.B. Dialyseabteilung, Geburtshilfe usw.) können andere Pflegesätze vereinbart werden.

Pflegesätze werden bei den Pflegesatzverhandlungen zwischen dem Krankenhausträger und den Krankenkassen für einen bestimmten Zeitraum festgelegt. Sie müssen von den zuständigen Länderbehörden genehmigt werden. Die Pflegesätze werden bemessen an den vorausberechenbaren Selbstkosten eines sparsam wirtschaftenden, leistungsfähigen Krankenhauses.

Unter Berücksichtigung der voraussichtlichen Belegung, der Selbstkosten und eventuellen Mehrbelastungen (z.B. durch schwierige, teurere Operationen wie Organtransplantationen usw.) erhalten die einzelnen Krankenhäuser ein bestimmtes Budget (**Haushaltsplan**). Höhere Einkünfte oder zu geringe Einnahmen werden dann nur noch zu einem bestimmten Prozentsatz (meist 75 %) ausgeglichen. Dadurch sollen die Krankenhäuser zu weiterer Wirtschaftlichkeit angeregt werden.

Gesundheitsstrukturgesetz (GSG)

Durch das am 21.12.1992 erlassene Gesundheitsstrukturgesetz (Gesetz zur Sicherung und Strukturverbesserung der gesetzlichen Krankenversicherung) ist das Krankenhausfinanzierungsgesetz geändert worden. Dieses neue Gesetz strebt eine **Verzahnung der ambulanten und stationären Versorgung** der Patienten an.

Die Krankenhäuser erhalten durch dieses Gesetz die Möglichkeit der ambulanten vorstationären und nachstationären Behandlung. Ins Krankenhaus eingewiesene Patienten dürfen jetzt auch ohne Unterkunft und Pflege zeitlich befristet auf die vollstationäre Behandlung vorbereitet werden (z.B. Durchführung von EKG, Röntgen, Ultraschall, Laboruntersuchungen, Narkosefähigkeitsuntersuchung usw.). Damit die Patienten zum frühestmöglichen Zeitpunkt wieder nach Hause entlassen werden können und der Behandlungserfolg weiterhin gesichert ist, erlaubt das Gesetz auch eine zeitlich begrenzte nachstationäre Behandlung (z. B. Verbandwechsel, Fädenentfernung, Kontrolluntersuchungen usw.).

Das Gesundheitsstrukturgesetz erweitert ausserdem die Möglichkeit des **ambulanten Operierens.** Bisher mußten die Kosten für eine Operation bei Kassenpatienten über die Tagessätze eingebracht werden. Eine eigene Vergütung für die Operation gab es, von einigen Ausnahmen abgesehen, nicht. In Zukunft kann das Krankenhaus die ambulanten Operationen gemäß einer ausgehandelten Fallpauschale mit der zuständigen Krankenkasse abrechnen.

Ab 1996 ist für alle Operationen auch bei stationärer Behandlung entsprechend der Schwere des vorliegenden Falls eine Abrechnung nach **Fallpauschalen** vorgesehen.

Die stationäre konservative (= nicht operative) Behandlung einer Krankheit wird wohl auch weiterhin bis auf wenige Ausnahmen nach Tagessätzen abgerechnet werden.

Eine sich für die Versorgung von stationären Patienten möglicherweise negativ auswirkende Neuregelung ist die *Deckelung* des Budgets im Gesundheitswesen, die zunächst für die Jahre 1993–1995 festgelegt wurde. Ein Krankenhaus bekommt jetzt pro Jahr nur eine bestimmte Summe Geldes zur Verfügung gestellt und muß damit, ohne mit weiteren Zuschüssen rechnen zu können, bis zum Jahresende seine Kosten decken.

Diese neu aufgezwungene „Wirtschaftlichkeit" kann nur durch deutliche Sparmaßnahmen auch im personellen Bereich erreicht werden und wird künftig zu neuen Betriebsformen auch kommunaler Krankenhäuser (vom „Regiebetrieb" zum „Eigenbetrieb" oder zur „GmbH") führen.

Über diese Bestimmungen hinaus regelt das Gesundheitsstrukturgesetz, das zur Kostensenkung im Gesundheitswesen geschaffen wurde, auch die Tätigkeit und Abrechnung der niedergelassenen Kassenärzte.

Pflege-Personalregelung

Für Krankenhäuser, die weiterhin nach Pflegesätzen und nicht nach Fallpauschalen ihre Leistungen abrechnen, gilt seit Januar 1993 die *Regelung über Maßstäbe und Grundsätze für den Personalbedarf in der stationären Krankenpflege = Pflege-Personalregelung.* Die Pflege in Intensiveinheiten, in Dialyseeinheiten und in der Psychiatrie ist von dieser Regelung ausgenommen.

Ziel der Regelung ist, eine ausreichende, zweckmäßige und wirtschaftliche sowie an einem ganzheitlichen Pflegekonzept orientierte Pflege der stationär oder teilstationär behandelten Patienten zu gewährleisten.

Die benötigte Zahl von Fachpersonalstellen für den Regeldienst (täglich 14 Stunden und eine halbe Stunde Übergabezeit an den Nachtdienst) wird auf der Grundlage von Minutenwerten ermittelt.

Die *Minutenwerte* berechnen sich aus

- einem *Pflegegrundwert* von 30 Minuten pro Patient und Tag,
- aus *Fallwerten* von 70 Minuten für jede Krankenhausaufnahme und aus
- den *Minutenwerten* der einzelnen Patientengruppen pro Patient und Tag.

Für die Festlegung der *Patientengruppenwerte* müssen alle Patienten entsprechend ihrer Pflegebedürftigkeit einmal täglich in eine von drei Pflegestufen der allgemeinen oder speziellen Pflege eingeordnet werden.

Für tagesklinisch zu behandelnde Patienten, gesunde Neugeborene und die Kinderkrankenpflege gelten andere Minutenwerte und Einordnungsstufen.

Die Pflegegrundwerte, Fallwerte und Minutenwerte müssen für alle Patienten auf *Patienten-Erhebungsbögen* dokumentiert werden und der Arbeitsgemeinschaft der Spitzenverbände der Krankenkassen vierteljährlich vorgelegt werden. Aus diesen Daten wird dann die Zahl der erforderlichen Stellen für Fachpersonal errechnet.

5.2 Verschiedene Berufe im Gesundheitswesen

Im Gesundheitswesen sind viele verschiedene Berufsgruppen gemeinsam tätig. Die Kenntnisse über die einzelnen Ausbildungswege und Berufsinhalte ermöglichen eine bessere Zusammenarbeit und gegenseitige Wertschätzung.

5.2.1 Berufe in der Krankenpflege

XXX

Mit der Pflege von Kranken sind viele Personen im weiteren oder engeren Sinn beschäftigt.

Zu den durch Bundesrecht geregelten Berufen in der Krankenpflege zählen:

- Krankenschwester – Krankenpfleger;
- Kinderkrankenschwester – Kinderkrankenpfleger
- Krankenpflegehelferin – Krankenpflegehelfer

Art, Dauer und Ziel der Ausbildung, sowie die Pflichten bei der Berufsausübung sind im *Gesetz über die Berufe in der Krankenpflege (= Krankenpflegegesetz – KrPflG)* festgelegt. Dieses Gesetz wurde in seiner ersten Fassung 1957 und 1959 (Prüfungsordnung) vom Deutschen Bundestag mit Zustimmung des Bundesrats geschaffen. Die heute gültige Form ist am 1. September 1985 in Kraft getreten.

Das neue Gesetz beinhaltet jetzt auch eine Anpassung an die Ausbildungsrichtlinien der Europäischen Gemeinschaft. Dadurch wird die Beschäftigung von Krankenhauspersonal aus allen und in allen Mitgliedsstaaten gleichermaßen ermöglicht.

Zusätzlich wird die Ausbildung in den Bereichen der ambulanten Krankenpflege erweitert und verbessert.

Gesetz über die Berufe in der Krankenpflege (Krankenpflegegesetz – KrPflG)

In die Regelungen dieses Gesetzes sollen die folgenden Fälle einführen:

✓ **Fall 1:** Konrad Klein hat sein Examen als Krankenpfleger erfolgreich bestanden. Gegen Ende seiner Ausbildung ist er allerdings von Betäubungsmitteln, zuletzt sogar von Heroin abhängig geworden. Dieser Sachverhalt ist von der Krankenpflegeschule der zuständigen Behörde mitgeteilt worden.
Als Konrad Klein nun beantragt, die Berufsbezeichnung Krankenpfleger führen zu dürfen, wird ihm dies verweigert. Ist diese Entscheidung ihrer Ansicht nach richtig?

✓ **Fall 2**: Sabine Sanft hat wegen einer Schwangerschaft ihre Ausbildung zur Krankenschwester nach zwei Jahren abgebrochen. Fünf Jahre später will sie wieder etwas Geld dazuverdienen und inseriert in einer Tageszeitung wie folgt: „Krankenschwester übernimmt Ihre häusliche Pflege. Freundliche Anfragen unter..." Daraufhin verhängt die zuständige Behörde gegen sie ein Bußgeld von 500.– DM. Zu recht?

In § 1 des Krankenpflegegesetzes ist festgelegt, daß das Führen der Berufsbezeichnungen: Krankenschwester – Krankenpfleger, Kinderkrankenschwester – Kinderkrankenpfleger und Krankenpflegehelfer(in) der Erlaubnis bedarf.

Diese *Erlaubnis wird auf Antrag erteilt (§ 2),* wenn der Antragsteller:
- die vorgeschriebene Ausbildungszeit abgeleistet hat,
- die staatliche Prüfung bestanden hat,
- sich nicht eines Verhaltens schuldig gemacht hat, aus dem sich die Unzuverlässigkeit zur Ausübung des Berufs ergibt,
- aufgrund seiner körperlichen und geistigen Kräfte zur Berufsausübung geeignet ist,
- nicht suchtkrank ist.

Auch Sanitätsausbildungen mit entsprechenden Dienstzeiten bei Bundeswehr, Bundesgrenzschutz oder Polizei können für den Beruf des Krankenpflegehelfers/-helferin entsprechend berücksichtigt werden.

Für die Anerkennung von Ausbildungsnachweisen von Angehörigen der Europäischen Gemeinschaft sind besondere Regelungen vorgesehen.

Die Erlaubnis zum Führen der Berufsbezeichnung kann zurückgenommen werden, wenn die o.g. Voraussetzungen nicht mehr erfüllt sind.

Im **Fall 1** ist die Verweigerung zu recht erfolgt, denn Konrad Klein ist wegen seiner Heroinsucht zur Ausübung des Berufs als Krankenpfleger ungeeignet. Seine Betäubungsmittelabhängigkeit würde dazu führen, daß er seine Arbeitsstelle zur Beschaffung entsprechender Suchtmittel ausnützen würde. Außerdem wären die Patienten durch mögliche Ausfallserscheinungen gefährdet.

Der zweite Abschnitt des Gesetzes (§ 4–§ 11) befaßt sich mit der Ausbildung. Hier finden sich folgende Regelungen für Krankenschwestern, Krankenpfleger, Kinderkrankenschwestern und Kinderkrankenpfleger. Zur Ausbildung zugelassen wird, wer
- mindestens 17 Jahre alt ist,
- gesundheitlich geeignet ist,
- einen Realschulabschluß hat oder
- eine gleichwertige Ausbildung hat (z.B. Erlaubnis als Krankenpflegehelfer(in) oder Hauptschulabschluß und eine mindestens zweijährige erfolgreich abgeschlossene Berufsausbildung).

Die **Ausbildung** besteht aus theoretischem und praktischem Unterricht sowie einer praktischen Ausbildung. Sie muß an staatlich anerkannten (Kinder)-Krankenpflegeschulen und Krankenhäusern durchgeführt werden. Sie dauert drei Jahre und endet mit einer staatlichen Prüfung. Die Ausbildung soll gerichtet sein auf:
- die sach- und fachkundige, umfassende, geplante Pflege des Patienten,
- die gewissenhafte Vorbereitung, Assistenz und Nachbereitung bei Maßnahmen der Diagnostik und Therapie,
- die Anregung und Anleitung zu gesundheitsförderndem Verhalten,
- die Beobachtung des körperlichen und seelischen Zustandes des Patienten und der Umstände, die seine Gesundheit beeinflussen, sowie die Weitergabe dieser Beobachtungen an die an der Diagnostik, Therapie und Pflege Beteiligten,
- die Einleitung lebensnotwendiger Sofortmaßnahmen bis zum Eintreffen des Arztes,
- die Erledigung von Verwaltungsaufgaben, soweit sie in unmittelbarem Zusammenhang mit den Pflegemaßnahmen stehen.

Nach den Grundsätzen über die **Krankenpflegeausbildung in der EG** ist eine Mindeststundenzahl von 4600 Ausbildungsstunden vorgesehen. Von dieser Stundenzahl muß mindestens die Hälfte auf die praktische Ausbildung und nicht weniger als ein Drittel auf den theoretischen und praktischen Unterricht entfallen.

Die Ausbildung darf pro Ausbildungsjahr wegen Urlaub bis zu 6 Wochen und wegen Krankheit oder Schwangerschaft bis zu einer Gesamtdauer von 12 Wochen *unterbrochen werden* (Ausnahmen nur auf besonderen Antrag).

Ausbildungsvorschriften für Krankenpflegehelfer/-innen:
- Auch hier gelten ein Mindestalter von 17 Jahren und gesundheitliche Eignung als Voraussetzung für die *Zulassung*; Hauptschulabschluß ist aber ausreichend.

- Die Ausbildung muß ebenfalls an staatlich anerkannten Schulen für die Krankenpflegehilfe und Krankenhäusern durchgeführt werden. Sie umfaßt einen theoretischen und praktischen Unterricht, sowie die praktische Ausbildung im Krankenhaus.
- Die Ausbildung dauert nur ein Jahr und wird mit einer staatlichen Prüfung abgeschlossen.
- Ausbildungsziel ist der Erwerb von Kenntnissen, Fähigkeiten und Fertigkeiten für die Versorgung der Kranken und der damit verbundenen hauswirtschaftlichen und sonstigen Assistenzaufgaben in Stations-, Funktions- und sonstigen Bereichen des Gesundheitswesens.
- Die Richtlinien fordern eine Mindestzahl von 1600 Ausbildungsstunden und außerdem eine Ausbildung in ambulanter Pflege (Hauskrankenpflege).
- An Unterbrechungszeiten werden für Urlaub 6 Wochen, für Krankheit und Schwangerschaft aber nur bis zu 4 Wochen Gesamtdauer angerechnet.

Der dritte Gesetzesabschnitt (§ 13–§ 24) enthält Bestimmungen über das **Ausbildungsverhältnis.** Es muß ein schriftlicher Ausbildungsvertrag in festgelegter Form abgeschlossen werden (§ 12 und § 13).

Der Ausbildungsträger hat folgende Pflichten (§ 14):

- Die Ausbildung muß planmäßig durchgeführt werden. Dabei muß sie zeitlich und sachlich so gegliedert sein, daß das Ausbildungsziel in der vorgesehenen Ausbildungszeit erreicht werden kann.
- Ausbildungsmittel, Instrumente und Apparate, die für die Ausbildung und Prüfung erforderlich sind, müssen kostenlos zur Verfügung gestellt werden.
- Dem Schüler/der Schülerin dürfen nur Verrichtungen übertragen werden, die dem Ausbildungszweck dienen; sie sollen ihren körperlichen Kräften angemessen sein.

Die Pflichten der Schüler sind in § 15 dargestellt:

- Teilnahme an den vorgeschriebenen Ausbildungsveranstaltungen,
- sorgfältige Ausführung der im Rahmen der Ausbildung aufgetragenen Verrichtungen,
- Einhalten der Schweigepflicht.

Weitere Einzelheiten der Ausbildungsordnung (§ 16):

- Es muß eine Ausbildungsvergütung gewährt werden.
- Überstunden sind nur ausnahmsweise zulässig und müssen besonders vergütet werden.

In den *§§ 17–21* werden folgende Bereiche behandelt:

- Probezeit: 6 Monate für (Kinder)Krankenschwestern/pfleger, 3 Monate für Krankenpflegehelfer(innen)
- Ende des Ausbildungsverhältnisses: Die Ausbildung endet mit dem Bestehen der staatlichen Prüfung und absolvierter dreijähriger Ausbildungszeit. Beim Nichtbestehen der staatlichen Prüfung verlängert sich die Ausbildungszeit bis zur nächstmöglichen Wiederholungsprüfung, höchstens jedoch um ein Jahr.
- Regelungen für die Kündigung nach der Probezeit.

Die Länder sind für die Entscheidungen nach dem Krankenpflegegesetz zuständig (wie z.B. Antrag auf Zulassung zur Ausbildung, Erlaubnis zum Führen der Berufsbezeichnung). Sie bestimmen die zur Durchführung zuständigen Behörden. Wer ohne Erlaubnis die durch das Gesetz geschützte Berufsbezeichnung führt, kann mit Bußgeld in Höhe bis zu 5 000.– DM bestraft werden.

Im **Fall 2** ist das Bußgeld daher zu recht verhängt worden. Sabine Sanft hatte keine abgeschlossene Ausbildung und damit keine Erlaubnis, sich als Krankenschwester zu bezeichnen.

Prüfungsordnung

Nähere Regelungen über die Mindestanforderungen an die Ausbildung und Prüfung für die Krankenpflegeberufe sind in der *Aus-*

bildungs- und *Prüfungsverordnung für die Berufe in der Krankenpflege* vom 16.10.1985 getroffen worden.

Der erste Abschnitt befaßt sich mit der Ausbildung und den allgemeinen Prüfungsbestimmungen.

Die dreijährige Ausbildung in Krankenpflege und Kinderkrankenpflege umfaßt einen theoretischen und praktischen Unterricht von 1600 Stunden und eine praktische Ausbildung von 3000 Stunden. Während der praktischen Ausbildung müssen 120 bis 160 Stunden Nachtdienst unter Aufsicht abgeleistet werden. Für die einjährige Ausbildung in der Krankenpflegehilfe sind ein Unterricht von 500 Stunden und eine praktische Ausbildung von 1100 Stunden vorgesehen.

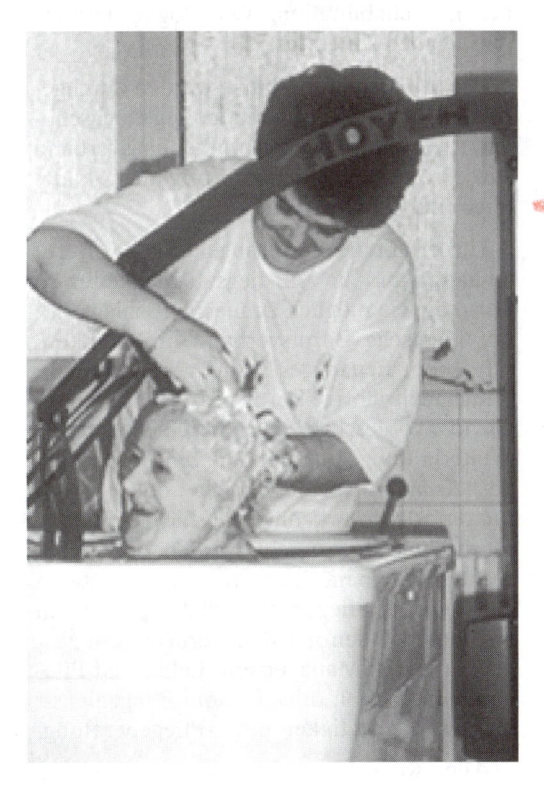

Abb. 12: Krankenpflege hat viele Seiten

Die *Staatliche Prüfung* wird an der ausbildenden Schule abgelegt. Sie umfaßt für die (Kinder)krankenpflege einen schriftlichen, einen mündlichen und einen praktischen Teil, für die Krankenpflegehilfe nur einen mündlichen und einen praktischen Teil. Die staatliche Prüfung wird von einem *Prüfungsausschuß* geleitet. Dieser besteht aus einem Medizinalbeamten/beamtin, einem Beauftragten der Schulverwaltung, der leitenden Unterrichtsschwester/pfleger und den Fachprüfern. Die Fachprüfer umfassen mindestens einen Arzt/Ärztin, mindestens eine Unterrichtsschwester/pfleger, eine weitere (Kinder)krankenschwester/pfleger, bzw. Krankenpflegehelfer(in) und weitere Unterrichtskräfte, die das jeweilige zu prüfende Fach unterrichtet haben.

Die Zulassung zur Prüfung wird erteilt, wenn die Bescheinigung über die Teilnahme an den Ausbildungsveranstaltungen und eine Geburtsurkunde vorgelegt werden. Über die Zulassung entscheidet der Prüfungsvorsitzende. Die Prüfung ist bestanden, wenn jeder der Prüfungsteile mit mindestens „ausreichend" benotet wird.

Jeder Teil der Prüfung kann einmal wiederholt werden. Wenn der Prüfling alle Teile oder den praktischen Teil der Prüfung wiederholen muß, so darf er zur Wiederholungsprüfung nur zugelassen werden, wenn er an einer weiteren Ausbildung teilgenommen hat, deren Dauer und Inhalt vom Vorsitzenden des Prüfungsausschusses bestimmt werden.

Die Abschnitte II, III und IV legen die einzelnen Prüfungsfächer für die schriftliche und mündliche Prüfung und die Dauer der Prüfung fest.

Im praktischen Prüfungsteil muß für die Krankenpflege und Kinderkrankenpflege eine Patientengruppe von höchstens vier Patienten im Stationsablauf pflegerisch versorgt werden. Dazu gehören auch die Pflegeplanung, die verwaltungsmäßige Abwicklung sowie die zur Durchführung der Pflege erforderliche Übergabe.

Die Prüfung in der Krankenpflegehilfe besteht nur aus einem mündlichen Teil und der grundpflegerischen Versorgung eines Patienten im Stationsablauf.

In der Anlage zur Ausbildungs- und Prüfungsverordnung sind die einzelnen Ausbildungsziele für den theoretischen und praktischen Unterricht und die praktische Ausbildung in Krankenpflege, Kinderkrankenpflege und Krankenpflegehilfe genau aufgelistet und die für die einzelnen Fächer und Ausbildungsziele vorgeschriebenen Unterrichtsstunden festgelegt. Die genauen Lehrpläne sind in den einzelnen Bundesländern auf der Grundlage des Krankenpflegegesetzes unterschiedlich gestaltet.

Weiterbildung in der Krankenpflege

Nach erfolgreichem Abschluß der Ausbildung und Erhalt der Erlaubnis zum Führen der Berufsbezeichnung (Kinder)Krankenschwester/pfleger besteht die Möglichkeit zu Weiterbildung, Zusatzausbildung oder Spezialisierung.

Um über die neuesten Entwicklungen in der Medizin und die Gesundheitsprobleme und -bedürfnisse der Gesellschaft stets auf aktuellem Wissensstand zu sein, ist eine laufende berufsbegleitende freiwillige Fortbildung unerläßlich.

Diese **Fortbildungsveranstaltungen** werden innerbetrieblich oder von den Schwesternschaften, den Berufsverbänden, pharmazeutischen Firmen, privaten und öffentlichen Krankenpflegeschulen angeboten. Auch das regelmäßige Lesen von Fachzeitschriften gehört zur Fortbildung.

Für bestimmte Fachbereiche wird eine gezielte *Weiterbildung oder Zusatzausbildung* verlangt. Diese kann entweder berufsbegleitend oder in Vollzeitlehrgängen erworben werden.

Zur Zeit wird **Weiterbildung** in folgenden Fächern angeboten:

- Leitung des Pflegedienstes einer Station oder Abteilung
- Leitung des Pflegedienstes eines Krankenhauses oder einer entsprechenden Einrichtung
- Unterrichtstätigkeit und Leitung von Schulen für Pflegeberufe
- Allgemeine Krankenpflege (Pflegefachseminar)
- Anästhesie und Intensivpflege
- Berufspädagogik
- Endoskopie
- Enterostomatherapie
- Gemeindekrankenpflege
- Krankenhaushygiene
- Operationsdienst
- Psychiatrie

Zusätzlich gibt es spezielle Weiterbildungsmöglichkeiten für die Fachbereiche Innere Medizin, Chirurgie, Geriatrie (Altentherapeut), Rehabilitation, Onkologie, Dialyse und Diabetes mellitus.

Die Weiterbildungskurse werden durchgeführt z.B. von den Krankenpflegehochschulen, dem Deutschen Krankenhausverband sowie von öffentlichen und privaten Akademien und Schulen.

Um erfahrene Berufsangehörige im Beruf zu halten und die Aufstiegsmöglichkeiten so attraktiv wie möglich zu machen schlägt z.B. der Deutsche Berufsverband für Krankenpflege ein neuartiges Bildungskonzept vor: Durch mehrjährige Berufspraxis und entsprechend vorgeschriebene berufsbegleitende Weiterbildung zur/zum *Diplomierten (Kinder)-Krankenschwester/pfleger* oder *Altenpfleger/pflegerin* kann eine **fachgebundene Hochschulreife** erreicht werden. Diese berechtigt zu einem Studium an Universitäten (Fakultät für Pflegewissenschaften) oder den Fachhochschulen mit den Berufszielen: Magistergrade in Management, Lehre und Pflegewissenschaften oder Diplom-Pflegedienstleitung, -Lehrtätigkeit oder -Pflegeberatung.

Alle weiterführenden Ausbildungswege sind nach dem Krankenpflegegesetz bisher nicht geregelt. Die Fachbezeichnungen sind auch nur zum Teil geschützt. Die Bundesländer, die Deutsche Krankenhausgesellschaft und die medizinischen Fachgesellschaften erarbeiten hier geeignete Richtlinien. Eine einheitliche gesetzliche Regelung wird angestrebt.

Wer derzeit eine Weiterbildung beabsichtigt, sollte sich genauestens über das Angebot informieren und sich z.B. bei der Schwesternschaften und den Berufsverbänden beraten lassen.

Berufsverbände – Schwesternverbände

Ein Berufsverband setzt sich aus Mitgliedern einer oder mehrerer Berufsgruppen zusammen. Er vertritt die Interessen seiner Mitglieder in der Öffentlichkeit, bei den politischen Gremien, bei Tarifverhandlungen, Rechtskonflikten usw. Er berät über Weiterbildungsmöglichkeiten und organisiert die Fortbildung (Fachzeitschriften, Lehrgänge, Kongresse usw.)

Die Mitgliedschaft ist freiwillig.

Im Bereich der Pflegeberufe gibt es eine Vielzahl von konfessionsgebundenen und konfessionsunabhängigen Berufsorganisationen. Diese sind gerne bereit, Informationsmaterial an Interessenten zu verschicken und auch persönlich über ihre Zielsetzungen zu informieren.

Im folgenden können nur die **Spitzenverbände der Freien Wohlfahrtspflege** und die großen **Berufsverbände** genannt werden:

- Deutscher Caritasverband
- Diakonisches Werk
- Deutsches Rotes Kreuz
- Deutscher Paritätischer Wohlfahrtsverband
- Arbeitsgemeinschaft Deutscher Schwesternverbände (ADS)
- Deutscher Berufsverband für Krankenpflege (DBfK)
- Gewerkschaft Pflege
- Arbeiterwohlfahrt

Auch auf *internationaler Ebene* gibt es mehrere Berufsorganisationen im Bereich der Krankenpflege, z.B.

- Weltbund der Krankenschwestern und Krankenpfleger = International Council of Nurses (ICN)
- Europäische Krankenpflegevereinigung
- Katholischer Weltbund für Krankenpflege (CICIAMS)
- Internationales Rotes Kreuz
- Ökumenischer Bund von Schwesternschaften und Verbänden der
- Diakonie (DIAKONIA)

5.2.2. Heilberufe

Einen Heilberuf haben der Arzt, Zahnarzt und Apotheker. Auch die Tätigkeit des Tierarztes ist ein Heilberuf.

Arzt – Ärztin

Ausbildung und Approbation
Sie wird geregelt durch die *Approbationsordnung für Ärzte* und umfaßt theoretische und praktische Teile:

- Studium der Humanmedizin an einer Universität von 6 Jahren = 12 Semester Dauer. Nach zwei Jahren wird die Ärztliche Vorprüfung (Physikum), nach dem 3. Studienjahr der 1. Abschnitt, nach dem fünften Studienjahr der 2. Abschnitt und am Ende des Studiums der 3. Abschnitt der Ärztlichen Prüfung abgelegt. Im letzten Studienjahr, das auch als **Praktisches Jahr** bezeichnet wird, erfolgt die praktische Ausbildung an einer Universitätsklinik oder einem dafür zugelassenen Lehrkrankenhaus:
- Ausbildung in Erster Hilfe
- Krankenpflegedienst von 2 Monaten (vor dem Physikum)
- Famulatur an Krankenhäusern oder bei einem niedergelassenen Arzt von 4 Monaten Dauer vor dem 2. Abschnitt.

Im Anschluß an das erfolgreich abgeschlossene Studium wird eine vorläufige Berufserlaubnis als **Arzt im Praktikum (AiP)** erteilt. Dieser muß nun während 18 Monaten unter Aufsicht eines approbierten Arztes ärztliche

Tätigkeiten ausüben und soll dabei allgemeine ärztliche Erfahrungen sammeln.

Nach erfolgreicher Beendigung dieser Zeit erhält der zukünftige Arzt vom Staat die **Approbation** (= Bestallung). Diese erlaubt ihm, seinen Beruf selbständig und eigenverantwortlich auszuüben.

Promotion

Die bestandenen Prüfungen und die Approbation berechtigen zum Führen der Berufsbezeichnung Arzt, aber nicht zum Führen des Titels „Dr. med.".

Hierzu muß der Medizinstudent oder der fertige Arzt unter Betreuung eines *Doktorvaters* (Universitätsprofessor) als *Doktorand* eine wissenschaftliche Arbeit über ein vom Doktorvater vergebenes Thema anfertigen.

Wenn die Doktorarbeit den Anforderungen entspricht und die mündliche Doktorprüfung bestanden ist, wird der *Doktorgrad*, bestätigt durch eine Urkunde, von der Medizinischen Fakultät der Universität verliehen. Die Doktorarbeit wird veröffentlicht.

Weiterbildung

Die meisten Ärzte streben eine Weiterbildung im Krankenhaus zum **Facharzt** auf einem bestimmten Gebiet oder Teilgebiet (Schwerpunkt) an.

Je nach Fachrichtung dauert der inhaltlich vorgeschriebene Weiterbildungsgang zwischen vier und sechs Jahren. Nach bestandenem Prüfungsgespräch vor einem *Prüfungsausschuß der Landesärztekammer* erhält der Arzt die angestrebte *Anerkennungsurkunde*. Er ist damit berechtigt, im ganzen Bundesgebiet die Bezeichnung „*Arzt für ....*" zu führen.

Schwerpunktsbezeichnungen können nur von Ärzten, die bereits eine Gebietsbezeichnung führen, erworben werden.

Die Gebiete und Schwerpunkte sind:

- Allgemeinmedizin
- Anästhesiologie
- Arbeitsmedizin
- Augenheilkunde
- Chirurgie mit den Schwerpunkten: Gefäßchirurgie, Thoraxchirurgie, Unfallchirurgie, Viszeralchirurgie
- Diagnostische Radiologie mit den Schwerpunkten: Kinderradiologie, Neuroradiologie
- Frauenheilkunde und Geburtshilfe
- Hals-Nasen-Ohrenheilkunde
- Haut- und Geschlechtskrankheiten
- Herzchirurgie mit dem Schwerpunkt Thoraxchirurgie
- Humangenetik
- Hygiene und Umweltmedizin
- Innere Medizin mit den Schwerpunkten Angiologie, Endokrinologie, Gastroenterologie, Hämatologie und Internistische Onkologie, Kardiologie, Nephrologie, Pneumologie, Rheumatologie
- Kinderchirurgie
- Kinderheilkunde mit den Schwerpunkten Kinderkardiologie und Neonatologie
- Kinder- und Jugendpsychiatrie und -psychotherapie
- Klinische Pharmakologie
- Laboratoriumsmedizin
- Mikrobiologie und Infektionsepidemiologie
- Mund-Kiefer-Gesichtschirurgie
- Nervenheilkunde (Neurologie, Psychiatrie)
- Neurochirurgie
- Neurologie
- Neuropathologie
- Nuklearmedizin
- Öffentliches Gesundheitswesen
- Orthopädie mit dem Schwerpunkt Rheumatologie
- Pathologie
- Pharmakologie mit Toxikologie
- Phoniatrie und Pädaudiologie
- Physikalische und rehabilitative Medizin
- Plastische Chirurgie
- Psychiatrie und Psychotherapie
- Psychotherapeutische Medizin
- Rechtsmedizin
- Strahlentherapie
- Transfusionsmedizin
- Urologie

Weiterhin gibt es die Möglichkeit, auch unabhängig von einer Gebietsbezeichnung Zusatzbezeichnungen zu erwerben. Das Führen einer Zusatzbezeichnung bedeutet, daß der Arzt in einem bestimmten ärztlichen Tätigkeitsfeld, das auch mehreren Fachgebieten zugeordnet werden kann, besondere Kenntnisse und Erfahrungen hat. Um eine Zusatzbezeichnung zu erwerben, muß der Arzt ebenfalls eine vorgeschriebene Weiterbildung durchlaufen und eine entsprechende Prüfung ablegen.

Die entsprechenden Zusatzbezeichnungen sind:
- Allergologie
- Balneologie und Medizinische Klimatologie
- Betriebsmedizin
- Bluttransfusionswesen
- Chirotherapie
- Flugmedizin
- Handchirurgie
- Homöopathie
- Medizinische Genetik
- Medizinische Informatik
- Naturheilverfahren
- Phlebologie
- Physikalische Therapie
- Plastische Operationen
- Psychoanalyse
- Psychotherapie
- Rehabilitationswesen
- Sozialmedizin
- Sportmedizin
- Stimm- und Sprachstörungen
- Tropenmedizin
- Umweltmedizin

Die Einzelheiten ergeben sich aus den *Weiterbildungsverordnungen* und *Kammergesetzen*, die das gesamte ärztliche Standesrecht regeln.

Rechte, Pflichten und Aufgaben des Arztes

Die Berufsausübung des Arztes wird durch eine *Berufsverordnung* geregelt.

Die wichtigsten Grundsätze sind:

- Aufgabe des Arztes ist es, das Leben zu erhalten, die Gesundheit zu schützen und wieder herzustellen sowie Leiden zu lindern.
- Der Arzt muß seinen Beruf gewissenhaft und nach den Geboten der Menschlichkeit ausüben.
- Er muß sich bei seinem Verhalten innerhalb und außerhalb des Berufs der Achtung und des Vertrauens würdig zeigen, die der ärztliche Beruf erfordert.
- Der Arzt muß sich über die neuen Erkenntnisse der medizinischen Wissenschaft fortbilden.
- Der Arzt darf seinen Beruf nicht im Umherziehen ausüben und nicht für sich werben.
- Der Arzt ist in der Ausübung seines Berufes frei. Außer bei dringenden Notfällen, wo er zur Hilfeleistung verpflichtet ist, kann er die Behandlung eines Patienten ablehnen.
- Aufzeichnungspflicht: Der Arzt muß ordnungsgemäße Krankenunterlagen führen, die alle Befunde, Untersuchungsergebnisse, Therapien und teilweise auch Begründungen für das Vorgehen enthalten müssen. Diese Aufzeichnungen, sofern es durch andere Gesetze nicht vorgeschrieben ist (RöV, BtMG), müssen nach Behandlungsende zehn Jahre unter Beachtung der Schweigepflicht aufbewahrt werden.
- Bei Arztwechsel oder Überweisung muß der weiterbehandelnde Arzt über bisherige Befunde und Behandlungen informiert werden (außer, der Patient wünscht dies nicht).

Nach der Weiterbildung üben ungefähr die Hälfte aller Ärzte ihren Beruf als niedergelassene Ärzte mit eigener Praxis und zumeist als Kassenärzte oder Vertragsärzte der Ersatzkassen aus.

Die andere Hälfte der Ärzte bleibt in den Krankenhäusern tätig. Nur ein kleiner Teil der nicht niedergelassenen Ärzte ist im öffentlichen Gesundheitsdienst, bei der Bundeswehr, in Betrieben als Betriebsärzte oder in Forschungseinrichtungen beschäftigt.

Ärztekammern

Sie sind *Körperschaften des öffentlichen Rechts* und ihnen gehören alle Ärzte als Pflichtmitglieder an.

Ihre wichtigsten Aufgaben sind:
- die Berufspflichten der Ärzte in einer Berufsordnung zu regeln und deren Einhaltung zu überwachen,
- die Weiterbildung in einer Weiterbildungsordnung zu regeln,
- die beruflichen Belange der Ärzte wahrzunehmen und für ein gutes Verhältnis der Ärzte untereinander zu sorgen,
- den Öffentlichen Gesundheitsdienst zu unterstützen,
- zu Gesetzes- und Verordnungsentwürfen Stellung zu nehmen,
- die ärztliche Fortbildung zu fördern,
- eine Einrichtung zur Altersversorgung und eine Fürsorgeeinrichtung für Ärzte zu unterhalten,
- für die Arzthelferinnenausbildung zuständig zu sein.

Bundesärztekammern

Alle Ärztekammern der Länder sind auf Bundesebene zur Bundesärztekammer zusammengeschlossen.

Zu ihren wichtigsten Aufgaben gehört:
- einen ständigen Erfahrungsaustausch unter den Ärztekammern zu ermöglichen und dadurch möglichst einheitliche Regelungen zu erzielen,
- die Fortbildung zu fördern,
- die beruflichen Belange der Ärzteschaft, die auf Bundesebene entschieden werden müssen, zu wahren.

Zahnarzt – Zahnärztin

Aufgabe des Zahnarztes ist es, Erkrankungen der Mundhöhle, der Zähne und des Kiefers zu verhüten, zu erkennen und zu behandeln.

Neben der eigentlichen Zahnheilkunde (= Zahnerhaltungskunde) spielen auch die Prothetik (= Zahnersatzkunde) und kieferorthopädische Maßnahmen (= Zahn- und Kieferregulierung) eine wichtige Rolle.

Die Ausbildung umfaßt ein fünfjähriges Studium der Zahnmedizin. Nach bestandenem Staatsexamen wird auf Antrag die Approbation als Zahnarzt durch die zuständige Landesbehörde erteilt. Eine Weiterbildung auf den Gebieten der Kieferorthopädie und der Mund- und Kieferchirurgie ist möglich.

Die meisten Zahnärzte sind in der *Praxis* tätig.

Die Berufstätigkeit und die Berufsbelange der Zahnärzte werden im *Zahnheilkundegesetz* geregelt. Das Standes- und Kassenrecht entspricht dem der Ärzte (Zahnärztekammer, Bundeszahnärztekammer, Kassenzahnärztliche Vereinigung).

Die Promotion zum „Dr. med. dent." unterliegt den gleichen Bedingungen wie beim Arzt. Sie ist ebenso wie beim Arzt keine Voraussetzung für die Approbation und die Berufsausübung.

Apotheker – Apothekerin

Die Aufgaben des Apothekers sind die Herstellung und Abgabe von Arzneimitteln. Da die meisten Medikamente von der pharmazeutischen Industrie bereits als Fertigpräparate in den Handel gebracht werden, ist das Anfertigen von Arzneimitteln in der Apotheke stark zurückgegangen.

Der Apotheker darf einfache medizinische Ratschläge erteilen und nicht rezeptpflichtige Arzneimittel empfehlen, aber die eigentliche Ausübung der Heilkunde steht ihm nicht zu.

Eine Pflicht des Apothekers ist es, die Rezepte und Rezepturen der Ärzte nochmals zu überprüfen und im Falle eines Fehlers das Medikament nicht auszuhändigen oder anzufertigen (z.B. wenn ein nur für Erwachsene zugelassenes Medikament versehentlich für einen Säugling verschrieben wurde.).

Die Ausbildung des Apothekers besteht aus einem 3 1/2-jährigen Studium der Pharmazie an einer Hochschule und einer anschließenden 12monatigen praktischen Ausbildung in einer Apotheke.

Nach Bestehen der *pharmazeutischen Prüfung*, die in drei Prüfungsabschnitten abgelegt werden muß, kann die *Approbation* erteilt werden.

Die meisten Apotheker arbeiten in Apotheken oder in der pharmazeutischen Industrie.

Tätigkeit, Ausbildung und Approbation werden durch die *Bundesapothekerordnung* geregelt.

Die Aufsicht über die Berufstätigkeit der Apotheker führen die Behörden der Gesundheitsverwaltung (z.B. Institut für Arzneimittel und Medizinprodukte, Gesundheitsämter) und die *Apothekerkammer*.

5.2.3 Weitere Berufe im Gesundheitswesen

Technische Assistenten in der Medizin

Die technischen Assistenten in der Medizin (medizinisch-technische Assistenten = MTA) stellen eine wichtige Hilfe für den Arzt in Labor, bei der Funktionsdiagnostik und in der radiologischen Abteilung dar. Sie arbeiten in diesen Bereichen zwar im Auftrag und unter Aufsicht des Arztes, aber weitgehend selbständig.

Ausbildung und Prüfung sind in der *Ausbildungs- und Prüfungsordnung für technische Assistenten der Medizin* geregelt.

Die dreijährige Ausbildung, bestehend aus theoretischem und praktischem Unterricht und einer praktischen Ausbildung, kann nach Realschulabschluß an einer staatlich anerkannten Lehranstalt durchlaufen werden.

Die Erlaubnis zum Führen der geschützten Berufsbezeichnung wird nach bestandener staatlicher mündlicher, schriftlicher und praktischer Prüfung beim Fehlen etwaiger Berufshindernisse erteilt.

Die medizinisch technischen Assistenten lassen sich einteilen in:

- **medizinisch-technische(r) Laboratoriumsassistent(in)**
  Der Aufgabenbereich umfaßt: Durchführung von labordiagnostischen Untersuchungen in der Klinischen Chemie, der Hämatologie, der Immunologie und der Mikrobiologie sowie Hilfeleistung bei histologischen und zytologischen Untersuchungen
- **medizinisch-technische(r) Radiologieassistent(in)**
  Der Aufgabenbereich umfaßt: Durchführung von Untersuchungsgängen in der Radiologischen Diagnostik und anderen bildgebenden Verfahren sowie Mitwirkung bei der Erkennung und Behandlung von Krankheiten in der Strahlentherapie und Nuklearmedizin
- **medizinisch-technische(r) Assistent(in) für Funktionsdiagnostik**
  Der Aufgabenbereich umfaßt: Durchführung von Untersuchungsgängen, die den Funktionszustand des zentralen, peripheren und vegetativen Nervensystems, der Sinnesorgane, der Muskulatur, des Herzens und der Blutgefäßdurchströmung sowie der Lungen darstellen.
- **veterinärmedizinisch-technische(r) Assistent(in)**
  Der Aufgabenbereich umfaßt: Durchführung von labordiagnostischen Untersuchungsgängen in der Lebensmittelanalytik, der Lebensmitteltoxikologie, der Spermatologie, der Klinischen Chemie, Hämatologie, Immunologie und Mikrobiologie.

Das Berufsrecht regelt das Gesetz über technische Assistenten in der Medizin (MTA-Gesetz), das im Januar 1994 in einer Neufassung in Kraft getreten ist.

Pharmazeutisch–technische(r) Assistent(in) (PTA)

Dieser Beruf wurde 1968 geschaffen und ist durch ein Berufsgesetz und eine Ausbildungs- und Prüfungsordnung geregelt.

Die pharmazeutisch-technischen Assistenten dürfen in den Apotheken unter Aufsicht und nach den Bestimmungen der *Apothekerbetriebsordnung* beim Verkauf und der Herstellung der Arzneimittel mithelfen.

Masseur(in) und Medizinische(r) Bademeister(in)

Die Aufgabe dieser Berufsgruppe ist es, durch Anwendung geeigneter Verfahren der *Physikalischen Therapie* (hauptsächlich durch Massagen, Elektro-, Wasser- und Bäderbehandlungen) Hilfen zu geben:

- zur Heilung und Linderung von Krankheiten
- zur Wiederherstellung und Verbesserung der Arbeits- und Erwerbsfähigkeit
- zu gesundheitsförderndem Verhalten und
- zum Kurerfolg.

In vielen Gebieten der Medizin (Chirurgie, Orthopädie, Innere Medizin) haben Massagen und Bäder einen festen Platz bei der Vorsorge, im Behandlungsplan, bei der Nachsorge, der Rehabilitation und im Kurwesen.

Nach mindestens abgeschlossener Hauptschulbildung können in einem zweijährigen Lehrgang an einer staatlich anerkannten Lehranstalt die theoretischen Berufskenntnisse erworben werden.

Nach bestandener staatlicher Abschlußprüfung folgt eine sechsmonatige, praktische Tätigkeit unter Aufsicht eines geprüften Masseurs und Medizinischen Bademeisters, Krankengymnasten oder Physiotherapeuten in einer ermächtigten Einrichtung.

Wenn gesundheitliche und persönliche Eignung besteht, wird dann die staatliche Erlaubnis zum Führen der geschützten Berufsbezeichnung erteilt.

Näheres findet sich im *Gesetz über die Berufe in der Physiotherapie (Masseur- und Physiotherapeutengesetz=MPhG)*, das am 1. Juni 1994 in Kraft getreten ist und das bisherige Gesetz über die Ausübung der Berufe des Masseurs, des Masseurs und Medizinischen Bademeisters und des Krankengymnasten abgelöst hat, und in den Ausbildungs- und Prüfungsverordnungen.

Physiotherapeut(in)

Der Beruf des *Krankengymnasten* wurde seit Inkrafttreten des MPhG durch neu hinzugekommene Aufgaben zum neuen Berufsbild des *Physiotherapeuten* erweitert. Krankengymnasten mit abgeschlossener Ausbildung dürfen diese Berufsbezeichnung weiter führen.

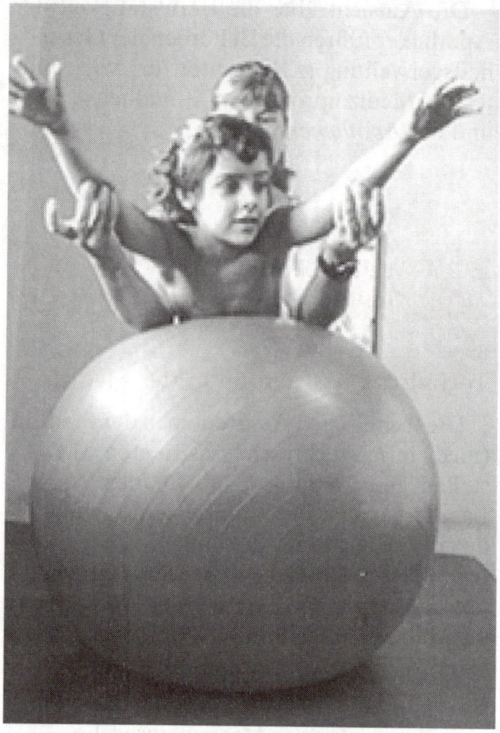

Abb. 13: Physiotherapeutin bei der Arbeit

Die Aufgabe dieses Berufsstandes ist es (nach dem MPhg), durch Anwendung geeigneter Verfahren der Physiotherapie in Prävention, kurativer Medizin, Rehabilitation und im Kurwesen

- Hilfen zur Entwicklung, zum Erhalt oder zur Wiederherstellung aller Funktionen im körperlichen und psychischen Bereich zu geben

- und bei nicht rückbildungsfähigen Körperbehinderungen Ersatzfunktionen zu schulen.

Die Mitarbeit eines Physiotherapeuten ist in folgenden Gebieten der Medizin häufig erforderlich: Innere Medizin, Orthopädie, Chirurgie, Frauenheilkunde, Kinderheilkunde, Psychiatrie, Geriatrie sowie in Rehabilitations- und Kurkliniken.

Die dreijährige theoretische und praktische Ausbildung erfolgt nach Realschulabschluß und bei gesundheitlicher Eignung an einer staatlich anerkannten Lehranstalt und einem Krankenhaus und endet mit einer staatlichen Prüfung. Nach erfolgreichem Abschluß der Ausbildung erteilt die zuständige Verwaltungsbehörde die Erlaubnis zum Führen der geschützten Berufsbezeichnung.

Für Personen, die bereits eine Berufserlaubnis als Masseur und Medizinischer Bademeister besitzen, besteht die Möglichkeit einer verkürzten Ausbildung. Diese ist auch in Teilzeitform möglich.

Beschäftigungs- und Arbeitstherapeut(in)

Arbeits- und Beschäftigungstherapeuten (Ergotherapeuten) wollen durch ihre Tätigkeit
- körperlich und psychisch kranke und behinderte Personen durch handwerkliche Beschäftigung und allgemeine geistige und psychische Anregung in ihrem Gesundungs- und Arbeitswillen fördern
- die allgemeine Leistungsfähigkeit dieser Personen und gestörte Körperfunktionen durch gezielte Betätigungen wiederherstellen oder verbessern.

Die Ausbildung dauert drei Jahre und kann nach Realschulabschluß oder nach Hauptschulabschluß und abgeschlossener Berufsausbildung an einer anerkannten Schule durchgeführt werden.

Die Berufsbezeichnung „Beschäftigungs- und Arbeitstherapeut" darf gemäß der Ausbildungs- und Prüfungsordnung sowie nach dem Berufsgesetz nach bestandener Prüfung geführt werden.

Die Beschäftigungs- und Arbeitstherapeuten werden eingesetzt in Rehabilitationszentren, Alten- und Pflegeheimen, Kinder- und Unfallkrankenhäusern, Nervenkliniken, Anstalten für geistig und körperlich Behinderte.

Logopäde – Logopädin

Die Hauptaufgabe der Logopäden ist die Behandlung von Stimm- und Sprachstörungen aller Art. Sie sind in Krankenhäusern, Arztpraxen, Rehabilitationszentren oder in einer eigenen Praxis tätig.

Das *Gesetz über den Logopäden* und die Prüfungs- und Ausbildungsordnung sehen eine dreijährige Ausbildung an einer staatlich anerkannten Schule und eine Abschlußprüfung vor. Zulassungsvoraussetzung ist Realschulabschluß oder Hauptschulabschluß und abgeschlossene Berufsausbildung.

Orthoptist(in)

Orthoptisten arbeiten mit einem Augenarzt zusammen. Ihre Aufgabe ist es, bei der Vorbeugung, Feststellung und Behandlung von Störungen des ein- und beidäugigen Sehens, bei Schielerkrankungen, Sehschwächen und Augenzittern mitzuwirken.

Für diesen noch sehr jungen Beruf gibt es seit 1990 ein Berufsgesetz. Darin ist eine dreijährige theoretische und praktische Ausbildung an einer staatlich anerkannten Schule vorgeschrieben. Zur Ausbildung wird zugelassen, wer sich gesundheitlich eignet, Realschulabschluß oder Hauptschulabschluß und eine abgeschlossene mindestens zweijährige Berufsausbildung hat.

Die Erlaubnis zum Führen der Berufsbezeichnung wird dem erteilt, der die Ausbildung abgeleistet, die staatliche Prüfung bestanden hat, gesundheitlich geeignet ist und sich keines Fehlverhaltens schuldig gemacht hat, aus dem sich die Unzuverlässigkeit zur Ausübung des Berufs ergibt.

Diätassistent(in)

Im Zuge der diätetischen Behandlung und Prophylaxe von Übergewicht, Stoffwechselerkrankungen, Magen-Darm-Erkrankungen und Nierenkrankheiten gewinnt dieser Berufszweig immer mehr an Bedeutung.

Diätassistenten werden meist an großen Krankenhäusern und Kurkliniken eingesetzt, wo sie

- *Diätformen zusammenstellen* und die sachgemäße und schmackhafte Zubereitung überwachen
- *Diätberatungen und Schulungen* durchführen.

Die Berufsausübung ist in dem *Gesetz über den Beruf des Diätassistenten* geregelt, das im Juni 1994 in einer Neufassung in Kraft getreten ist.

Dieses Gesetz und die Ausbildungs- und Prüfungsordnung verlangen nach Realschulabschluß und bei gesundheitlicher Eignung eine dreijährige Ausbildung. Diese besteht aus theoretischem und praktischem Unterricht und einer praktischen Ausbildung an einer staatlich anerkannten Schule und einem Krankenhaus. Für Umschüler mit abgeschlossener Ausbildung in einem medizinischen Fachberuf kann die Ausbildung verkürzt werden.

Da Diätberatungen meist sehr zeitaufwendig und im Praxisalltag vom Arzt nicht mit der notwendigen Ausführlichkeit durchgeführt werden können, wäre auch die Mitarbeit einer Diätassistenin in der Arztpraxis wünschenswert.

Zusammen mit dem Gesetz über den Beruf der Diätassistentin und des Diätassistenten wurde das *Heilberufsänderungsgesetz (HeilBÄndG)* erlassen.
Dieses Gesetz regelt für die Berufe der Beschäftigungs- und Arbeitstherapeuten, der Logopäden, der Orthoptisten und der Rettungsassistenten die Anerkennung von gleichwertigen Ausbildungsgängen in den anderen Mitgliedstaaten der Europäischen Gemeinschaft oder in einem anderen Vertragsstaat des Abkommens über den Europäischen Wirtschaftsraum.

Arzthelfer(in)

Die in den *Arztpraxen* tätigen Helferinnen erfüllen folgende wichtige Aufgaben:
- Organisation des Praxisablaufs
- Verwaltungsarbeiten wie Buchführung, Abrechnung usw.
- Hilfe in der Sprechstunde bei Diagnostik und Therapie
- Pflege der Praxiseinrichtung und des Instrumentariums

Arzthelferin ist ein seit 1965 anerkannter *Lehrberuf*. Für die Ausbildung, die von der Ärztekammer überwacht wird, schließt die Helferin einen *Berufsausbildungsvertrag* und besucht während der *dreijährigen Lehrzeit* neben der praktischen Tätigkeit in der Praxis die *Berufsschule* zum theoretischen Unterricht.

Die neue Ausbildungs- und Prüfungsordnung sieht eine Zwischen- und eine Abschlußprüfung vor. Zulassungsvoraussetzung zur Ausbildung ist der Hauptschulabschluß.

Nach bestandener Abschlußprüfung erhält die Helferin den *Helferinnenbrief* von der *Landesärztekammer* und ein Prüfungszeugnis mit Noten.

Nicht nur in Arztpraxen, auch an kleineren Krankenhäusern, Kurkliniken und Einrichtungen des Öffentlichen Gesundheitsdienstes werden Arzthelferinnen zur Unterstützung der dort tätigen Ärzte beschäftigt.

Auch Männern steht dieser Beruf offen. Der Arzthelfer ist meist in orthopädischen oder urologischen Praxen beschäftigt.

In einigen Bundesländern, seit 1992 auch in Bayern, besteht die Möglichkeit der Fortbildung zum (zur) *Arztfachhelfer(in)*. Diese Fortbildung kann berufsbegleitend in allen oder nur in bestimmten Fachgebieten durch den Besuch von festgelegten Kursen und anschließender erfolgreich abgelegter Prüfung erworben werden.

Zahnarzt- bzw. Tierarzthelferin

Die Mitarbeiterin des Zahn- oder Tierarztes ist die Zahnarzthelferin bzw Tierarzthelferin..

Der Ausbildungsgang ist dem der Arzthelferin ähnlich.

Rettungsassistent(in)

Der Rettungsassistent ist durch seine Ausbildung befähigt, am Notfallort bis zur Übernahme der Behandlung durch den Arzt lebensrettende Maßnahmen bei Notfallpatienten durchzuführen. Er muß die Transportfähigkeit solcher Patienten herstellen und während des Transports zum Krankenhaus die lebenswichtigen Körperfunktionen beobachten und aufrechterhalten können. Er lernt, kranke, verletzte und sonstige hilfsbedürftige Personen unter sachgerechter Betreuung zu befördern.

Die Berufsausbildung ist seit 1989 durch das *Rettungsassistentengesetz* und die dazugehörige Ausbildungs- und Prüfungsordnung geregelt.

Der Lehrgang besteht aus mindestens 1200 Stunden theoretischer und praktischer Ausbildung und dauert, wenn er in Vollzeitform durchgeführt wird, zwölf Monate. Er wird von staatlich anerkannten Schulen durchgeführt und schließt mit der staatlichen Prüfung ab. Voraussetzungen für den Zugang zum Lehrgang sind gesundheitliche Eignung, die Vollendung des 18. Lebensjahres und Hauptschulabschluß.

Nach bestandener staatlicher Prüfung folgt eine zwölfmonatige praktische Tätigkeit von mindestens 1600 Stunden Dauer an einer ermächtigten Einrichtung des Rettungsdienstes unter Aufsicht eines Rettungsassistenten.

Nach erfolgreich abgeschlossener praktischer Tätigkeit und wenn keine gesundheitlichen oder sonstigen Hinderungsgründe bestehen, wird die Erlaubnis zum Führen der Berufsbezeichnung erteilt.

Für (Kinder)krankenschwesten und -pfleger, Angehörige des Sanitätsdienstes von Polizei, Feuerwehr und Bundeswehr und für die vor Inkrafttreten dieses Gesetzes ausgebildeten Rettungssanitäter gelten verkürzte Ausbildungzeiten unter Anrechnung der bisherigen Berufsausbildung.

Hebamme – Entbindungspfleger

Die Aufgaben der Hebamme oder des Entbindungspflegers umfassen:
- Beratung der Schwangeren,
- Überwachung des Geburtsvorgangs vom Beginn der Wehen an,
- Hilfe während der Geburt, Dokumentation des Geburtsverlaufs,
- Versorgung des Neugeborenen,
- Überwachung des Wochenbettverlaufs bei Mutter und Kind.

Zur Leistung von Geburtshilfe sind außer in Notfällen nur Ärzte/Ärztinnen und Hebammen/Entbindungspfleger berechtigt.

Bei jeder Geburt muß eine Hebamme/Entbindungspfleger anwesend sein. Die Hebamme darf eine Geburt eigenverantwortlich alleine leiten. Auftretende Komplikationen muß sie rechtzeitig erkennen können und dann für erforderliche operative Maßnahmen einen Arzt hinzuziehen.

Ein Arzt oder eine Ärztin sind durch ein Gesetz verpflichtet, dafür Sorge zu tragen, daß bei einer Entbindung eine Hebamme zugezogen wird.

Zur Hebamme oder zum Entbindungspfleger kann sich ausbilden lassen, wer:

- das 17. Lebensjahr vollendet hat,
- gesundheitlich geeignet ist,
- einen Realschulabschluß oder gleichwertige zehnjährige Schulbildung hat,
- den Hauptschulabschluß hat und mindestens zwei Jahre eine Pflegevorschule erfolgreich besucht hat,
- den Hauptschulabschluß und eine mindestens zweijährige erfolgreiche Berufsausbildung abgeschlossen hat,
- die Erlaubnis als Krankenpflegehelfer(in) hat.

Nach der *Ausbildungs- und Prüfungsordnung für Hebammen* besteht die Ausbildung aus einer dreijährigen theoretischen und praktischen Unterweisung. Dabei muß im dritten Ausbildungsjahr bei mindestens 50 Geburten Beistand und Betreuung geleistet werden und bei 30 Geburten der Dammschutz selbständig ausgeführt werden.

Unterricht und praktische Ausbildung werden in staatlich anerkannten Hebammenschulen an Krankenhäusern vermittelt.

Die Prüfung wird vor einem staatlichen Prüfungsausschuß abgelegt, das Berufsrecht regelt das *Gesetz über den Beruf der Hebamme und des Entbindungspflegers*.

Im Zuge der Gleichberechtigung sind jetzt auch Männer, die Entbindungspfleger, zur Hebammenausbildung und Berufsausübung zugelassen. Bisher haben allerdings erst wenige Männer von dieser Möglichkeit Gebrauch gemacht.

Die Hebamme kann in einem Krankenhaus oder Entbindungsheim angestellt sein oder mit besonderer Niederlassungserlaubnis freiberuflich tätig sein.

Heilpraktiker(in)

Ein Heilpraktiker ist *kein* Arzt. Er hat aber eine staatliche Erlaubnis, die Heilkunde unter besonderen diagnostischen und therapeutischen Einschränkungen auszuüben.

Die Berufsbezeichnung des Heilpraktikers stützt sich auf das *Heilpraktikergesetz* aus dem Jahre 1939, das heute noch in dieser Form Gültigkeit hat.

Eine spezielle Ausbildung oder Prüfung sieht das Gesetz *nicht* vor und auch auf Länderebene gibt es keine rechtsverbindlichen Verordnungen dazu.

Jeder Heilpraktiker muß sich die nötige Sachkunde auf nicht näher beschriebene Weise selbst erwerben.

Heute bieten zahlreiche private Heilpraktikerschulen Ausbildungsmöglichkeiten an, die freiwillig wahrgenommen werden können. Eine Ausbildungs- oder Prüfungsordnung gibt es nicht.

Ein Heilpraktiker muß folgende Voraussetzungen erfüllen:
- Er muß das 25. Lebensjahr vollendet haben.
- Als Schulbildung muß zumindestens eine abgeschlossene Volksschulbildung nachgewiesen werden.
- Er muß deutsche Staatsangehörigkeit besitzen.
- Es dürfen keine schweren strafrechtlichen oder sittlichen Verfehlungen vorliegen.
- Es dürfen keine körperlichen Leiden oder geistige Schwächen oder Sucht vorliegen, die einer Berufsausübung entgegenstehen würden.
- Der Heilpraktiker muß eine *staatliche Erlaubnis* besitzen. Diese Erlaubnis wird vom zuständigen *Gesundheitsamt* erteilt. Zuvor muß sich der Amtsarzt durch eine Überprüfung der Kenntnisse und Fähigkeiten des Antragstellers davon überzeugen, daß die Ausübung der Heilkunde durch den Betreffenden keine Gefahr für die Volksgesundheit bedeuten würde.

Einem Heilpraktiker ist nicht erlaubt:
- die Ausübung der Heilkunde im Umherziehen,
- die Ausübung der Zahnheilkunde,
- die Geburtshilfe,
- Untersuchung und Behandlung von Geschlechtskrankheiten und Krankheiten oder Leiden der Geschlechtsorgane,
- die Behandlung der im Bundesseuchengesetz genannten, übertragbaren Krankheiten,
- verschreibungspflichtige Arzneimittel und Betäubungsmittel zu verordnen,
- die Anwendung von Röntgenstrahlen auf den Menschen anzuordnen.

Aus mangelndem Vertrauen in die wissenschaftliche Medizin oder wenn die dort angewandten Behandlungen nicht den erhofften Erfolg gebracht haben, begeben sich immer mehr Patienten zu Heilpraktikern. Häufig sind das Patienten mit chronischen

Erkrankungen oder Krebserkrankungen, die sich dadurch Heilung erhoffen.

Die vom Heilpraktiker angewandten Methoden gehören in den Bereich der *Erfahrungsmedizin*. Das sind teilweise wissenschaftlich nicht begründbare Teile der Medizin wie Naturheilmethoden, Akupunktur, Homöopathie, Neuraltherapie, Chiropraktik, Irisdiagnostik, Eigenblutbehandlung und andere, auch umstrittene und nicht immer ganz ungefährliche Behandlungsverfahren.

Da die einzelnen Heilpraktiker sehr unterschiedliche Fähigkeiten besitzen, nicht über den Ausbildungs- und Wissensstand eines Arztes verfügen und außerdem für ihre Behandlungsmethoden nur bedingt haftbar gemacht werden können, sollte man sich vor dem Besuch eines Heilpraktikers genauestens über ihn informieren. Das Gesetz bietet hier nur einen Minimalschutz.

Der Besuch bei einem Heilpraktiker erfolgt auf eigenes Risiko und, da die Krankenkassen eine derartige Behandlung bis auf ganz wenige Ausnahmen nicht anerkennen, auch auf eigene Kosten.

5.3 Arznei- und Betäubungsmittelwesen sowie Lebensmittelrecht

5.3.1. Arzneimittelgesetz

✓ **Fall:** Paul Pauker, Züchter von Labortieren, Hobbychemiker und meist in finanziellen Nöten, macht in seiner Freizeit gerne Experimente mit pharmazeutischen Zubereitungen. Er findet dabei eine Mischung heraus, die, wenn man sie dem Futter beimischt, bei seinen weißen Mäusen das Fell dicht, kräftig und seidig glänzend wachsen läßt.
Paul Pauker, dessen Haar schon deutlich schütter ist, nimmt daraufhin selbst dieses von ihm erfundene „Arzneimittel" ein. Schon bald wachsen auch bei ihm die Haare kräftig, auch an den bereits kahlen Stellen. Zusätzlich steigt seine sonst eher trübsinnige Stimmung, seine Schlafstörungen verschwinden und auch die ständigen Kopf- und Magenschmerzen lassen nach. Bei mehreren Bekannten, die ebenfalls die „Arznei" ausprobieren, stellen sich dieselben positiven erfreulichen Wirkungen ein.
Paul Pauker glaubt nun endlich eine gute Geldquelle gefunden zu haben, indem er das von ihm erfundene und angefertigte „Arzneimittel" in großem Stil verkauft. Er inseriert in mehreren vielgelesenen Zeitschriften: „Neu entwickeltes, völlig unschädliches, 100 % wirksames Arzneimittel gegen Schmerzen aller Art, Schlafstörungen und Haarausfall. 100 Tabletten zum Sonderpreis von 59,90 DM sendet Ihnen gegen Vorauszahlung sofort ins Haus ..."
Die Nachfrage ist groß, die Produktion im Heimlabor läuft auf Hochtouren. Aber schon nach einigen Wochen müssen mehrere Personen, die Paul Paukers „Arzneimittel" eingenommen hatten, mit schweren Herz- und Kreislaufstörungen auf Intensivstationen eingeliefert und behandelt werden.
Einige Tage später steht die Polizei vor Paul Paukers Türe und beschlagnahmt die gesamte Laboreinrichtung. Eine Verhaftung und ein Prozeß folgen.
Wie beurteilen Sie diesen Fall? Erfolgte das Einschreiten der Polizei zu recht? Hat Paul Pauker gegen das Arzneimittelgesetz verstoßen?

Das derzeit gültige Arzneimittelgesetz wurde 1976 geschaffen und in den folgenden Jahren in einigen Punkten den aktuellen Erfordernissen angepaßt.

Das **Arzneimittelgesetz**
- regelt die staatlichen Anforderungen an die Qualität, Unbedenklichkeit und Wirksam-

keit von Arzneimitteln für Mensch und Tier,
- ordnet die Zulassung, Registrierung, den Verkehr und die behördliche Überwachung von Arzneimitteln,
- enthält Bestimmungen über die klinische Prüfung von Arzneimitteln, das Verfallsdatum, die Beobachtung und Auswertung von Arzneimittelrisiken und -nebenwirkungen, die Haftung für Arzneimittelschäden,
- schützt den Verbraucher vor Arzneimittelrückständen in Lebensmitteln nach Anwendung von Tierarzneimitteln,
- bestimmt die Information über Arzneimittel, die Werbung auf dem Gebiet des Heilwesens und die Tätigkeit der Pharmaberater,
- enthält Straf- und Bußgeldvorschriften bei Zuwiderhandlungen,
- bemüht sich um die Schaffung eines einheitlichen europäischen Arzneimittelrechts mit einem gemeinsamen europäischen Arzneimittelmarkt.

Es werden nun die einzelnen Abschnitte dieses umfangreichen und wichtigen Gesetzes näher besprochen.

Der erste Abschnitt enthält folgende wichtige **Begriffsbestimmungen:**

- **Arzneimittel** sind Stoffe und Zubereitungen aus Stoffen, die dazu bestimmt sind, durch Anwendung am oder im menschlichen oder tierischen Körper
  - Krankheiten, Leiden, Körperschäden oder krankhafte Beschwerden zu heilen, zu lindern, zu verhüten oder zu erkennen (dazu gehören die meisten „üblichen" Arzneimittel wie Schmerzmittel, Herz-Kreislaufmittel, Hustensäfte usw.)
  - die Beschaffenheit, den Zustand oder die Funktion des Körpers oder seelische Zustände erkennen zu lassen (dazu gehören z.B. Röntgenkontrastmittel, Schilddrüsenfunktionstest usw.)
  - vom menschlichen oder tierischen Körper erzeugte Wirkstoffe oder Körperflüssigkeiten zu ersetzen (dazu gehören z.B. Blutkonserven, Insulin, Cortison usw.)
  - Krankheitserreger, Parasiten oder körperfremde Stoffe abzuwehren, zu beseitigen oder unschädlich zu machen (dazu gehören z.B. Antibiotika, Virustatika, Fungizide usw.)
  - die Beschaffenheit, den Zustand oder die Funktion des Körpers oder seelische Zustände zu beeinflussen (dazu gehören z.B. Psychopharmaka, Schlafmittel, hormonelle Verhütungsmittel, Anabolika usw.)
- **Fertigarzneimittel** sind Arzneimittel, die im voraus hergestellt und in einer zur Abgabe an den Verbraucher bestimmten Packung in den Verkehr gebracht werden.
- **Blutzubereitungen** sind Arzneimittel, die aus Blut gewonnene Blut-, Plasma- oder Serumkonserven, Blutbestandteile oder Zubereitungen aus Blutbestandteilen sind oder enthalten (z.B. Vollblutkonserve, Erythrozyten- oder Thrombozytenkonzentrat, Immunglobuline).
- **Sera** (Einzahl: Serum) sind Arzneimittel, die aus Blut, Organen, Organteilen oder Organsekreten gesunder, kranker, krank gewesener oder immunisatorisch vorbehandelter Lebewesen gewonnen werden, spezifische Antikörper enthalten und wegen dieser Antikörper angewandt werden. (Diese gegen spezielle Krankheitserreger gerichteten Antikörper unterstützen das Immunsystem. Sie können die bei einer Infektion eingedrungenen Krankheitserreger sofort und gezielt bekämpfen und dadurch den Ausbruch der Erkrankung verhindern oder den Verlauf abmildern, z.B. Tetanushyperimmunglobulin, Rötelnhyperimmunglobulin.)
- **Impfstoffe** sind Arzneimittel, die Antigene enthalten und dazu bestimmt sind, bei Mensch oder Tier die Erzeugung von spezifischen Abwehr- oder Schutzstoffen (= Antikörper) einzuleiten (z.B. Tetanusimpfstoff, Masernimpfstoff).
- **Radioaktive Arzneimittel** sind Substanzen, die ionisierende Strahlen aussenden und wegen dieser Eigenschaft zur Diagnostik oder Therapie eingesetzt werden (z.B. radioaktives Jod zur innerlichen Bestrahlung

der Schilddrüse, Nierenfunktionsmessung mit radioaktiv markierten Stoffen).
- **Nebenwirkungen** sind beim bestimmungsmäßigen Gebrauch eines Arzneimittels auftretende unerwünschte Begleiterscheinungen.
- **Charge** ist die jeweils in einem einheitlichen Herstellungsgang erzeugte Menge eines Arzneimittels.

Der zweite Gesetzesabschnitt befaßt sich mit den **Anforderungen** an die Arzneimittel:
- Es ist verboten, bedenkliche Arzneimittel in den Verkehr zu bringen: Bedenklich sind Arzneimittel, die bei bestimmungsgemäßem Gebrauch schädliche Wirkungen haben, die über ein noch vertretbares Maß hinausgehen.
Beispiel: stark wirksame, oft lebensrettende Arzneimittel (z. B. Cortison, Medikamente zur Krebstherapie, bestimmte Antibiotika) rufen oft auch unerwünschte Wirkungen = Nebenwirkungen hervor. Hier muß entschieden werden, ob der Nutzen des Arzneimittels in einem noch vertretbaren Verhältnis zu den Nebenwirkungen steht.
- Es ist zum *Schutz vor Täuschungen* verboten, Arzneimittel herzustellen oder in den Verkehr zu bringen,
  - die in ihrer Qualität gemindert sind, weil sie von den anerkannten pharmazeutischen Regeln abweichen,
  - die mit irreführenden Bezeichnungen, Angaben oder Aufmachungen versehen sind (wie z.B. in unserem Fall, oder „macht Sie in zwei Tagen völlig gesund" usw.),
  - bei denen das Verfallsdatum bereits abgelaufen ist.

Kennzeichnung der Fertigarzneimittel
Auf den Behältnissen oder äußeren Umhüllungen müssen angegeben sein:
- Name oder Firma und Anschrift des verantwortlichen pharmazeutischen Unternehmers,
- Bezeichnung des Arzneimittels,
- Zulassungsnummer (Zul.-Nr.),
- Chargenbezeichnung (Ch.-B.) oder Herstellungsdatum,
- Darreichungsform (Tabletten, Tropfen, Dragees usw.),
- Inhalt nach Gewicht, Rauminhalt oder Stückzahl,
- Art der Anwendung (äußerlich, innerlich usw.),
- wirksame Bestandteile nach Art und Menge,
- Verfallsdatum („verwendbar bis ..."),
- Hinweise wie „Apothekenpflichtig", „Verschreibungspflichtig", „Unverkäufliches Muster", „Warnhinweise", „Homöopathisches Arzneimittel" .

Jedes Arzneimittel muß eine **Gebrauchsinformation** als Packungsbeilage oder aufgedruckt enthalten. Darin muß allgemeinverständlich in deutscher Sprache stehen:
- Name und Anschrift des pharmazeutischen Unternehmers,
- Bezeichnung des Arzneimittels,
- wirksame Bestandteile,
- Anwendungsgebiete,
- Gegenanzeigen,
- Nebenwirkungen,
- Wechselwirkungen mit anderen Mitteln,
- Dosierungsanleitung mit Einzel- und Tagesgaben und dem Hinweis „soweit nicht anders verordnet",
- Art und evt. Dauer der Anwendung,
- den Hinweis, daß das Arzneimittel nach Ablauf des Verfalldatums nicht mehr angewendet werden soll und soweit erforderlich die Angabe der Haltbarkeit nach Öffnen des Behältnisses,
- den Hinweis, daß das Arzneimittel für Kinder unzugänglich aufbewahrt werden soll.

Problematisch an dieser sonst sehr sinnvollen Gesetzesvorschrift ist, daß auch sehr seltene Nebenwirkungen aufgeführt werden müssen. Das führt oft zu einer starken Verunsicherung der Patienten, wenn sie nach dem Arztbesuch zu Hause dann die Gebrauchsinformation durchlesen. Aus falscher Angst heraus werden dann die vom Arzt verordneten Medikamente nicht mehr oder in zu geringer Dosierung eingenommen.

Für Fachkreise müssen ausführliche *Fachinformationen* zur Verfügung gestellt werden.

Weitere Abschnitte enthalten Bestimmungen über die Herstellung und Zulassung von Arzneimitteln.

Herstellung:

- Die gewerbs- oder berufsmäßige Herstellung von Arzneimitteln bedarf einer Erlaubnis durch die zuständige Behörde.
- Der Herstellungsleiter muß die erforderliche, im Gesetz festgelegte Sachkenntnis nachweisen. Er ist für die vorschriftsmäßige Herstellung, Lagerung und Kennzeichnung der Arzneimittel verantwortlich.

Zulassung:

- Fertigarzneimittel dürfen im Geltungsbereich des Arzneimittelgesetzes nur in den Verkehr gebracht werden, wenn sie durch die zuständige Bundesoberbehörde zugelassen sind.
- Nach eingehender Prüfung zugelassen werden Arzneimittel nur vom *Bundesinstitut für Arzneimittel und Medizinprodukte*, Seren und Impfstoffe nur vom *Bundesamt für Sera und Impfstoffe.*
- Die Zulassung kann auf einen bestimmten Zeitraum oder bestimmte Anwendungsgebiete beschränkt sein.

Vor der Zulassung sind umfangreiche Untersuchungen erforderlich. An erster Stelle stehen die Tierversuche, dann erst erfolgt die Erprobung an gesunden Menschen, die sich *freiwillig* zur Verfügung stellen.

Wenn bei diesen beiden Stufen nur Risiken aufgetreten sind, die gemessen an der voraussichtlichen Bedeutung des Arzneimittels für die Heilkunde ärztlich vertretbar sind, kommt das Arzneimittel in die *klinische Prüfung*.

Das Arzneimittel wird nun in breiterem Rahmen unter Aufsicht eines qualifizierten Leiters nach festgelegtem Plan an Kranken erprobt. Die Patienten oder ihre gesetzlichen Vertreter müssen zuvor über Wesen, Bedeutung und Tragweite der klinischen Prüfung aufgeklärt werden und ihr schriftliches Einverständnis dazu geben. Für den Schadensfall besteht eine Versicherung.

Die eigentliche Zulassung erfolgt nur, wenn alle diese Untersuchungen gezeigt haben, daß das neue Arzneimittel den gesetzlichen Anforderungen entspricht.

Der fünfte Gesetzesabschnitt ist den **homöopathischen Arzneimitteln** gewidmet. Sie dürfen nicht der Verschreibungspflicht unterliegen. Sie müssen nicht zugelassen, sondern nur registriert werden. Sie werden in das von der zuständigen Bundesoberbehörde geführte *Register für homöopathische Arzneimittel* eingetragen. Der Antrag auf Registrierung muß auch durch entsprechende Unterlagen gerechtfertigt sein. Das Mittel darf bei bestimmungsgemäßem Gebrauch keinesfalls schädliche Wirkungen haben. Der Antrag kann auch abgelehnt werden.

Der achte Abschnitt regelt die **Abgabe** von Arzneimitteln. Bis auf wenige Ausnahmen (Heilwässer und deren Salze; bestimmte Pflanzen, Pflanzenteile, -säfte und -destillate; einige äußerlich anwendbare Desinfektionsmittel; Pflaster) dürfen Arzneimittel nur in Apotheken in den Verkehr gebracht werden und sind somit **apothekenpflichtig.**

Ein apothekenpflichtiges Arzneimittel kann sich jeder nach eigenem Wunsch oder Empfehlung des Apothekers auf eigene Rechnung in einer Apotheke kaufen.

Der **Verschreibungspflicht** unterliegen und nur in Apotheken verkauft werden dürfen alle Arzneimittel, die

- die Gesundheit von Mensch und Tier auch bei bestimmungsgemäßem Gebrauch gefährden können, wenn sie ohne ärztliche Überwachung angewendet werden,
- häufig in erheblichem Umfang nicht bestimmungsgemäß gebraucht werden, z.B. als Suchtmittel (Schlaftabletten, Psychopharmaka usw.),
- aus Stoffen zubereitet sind, deren Wirkung in der medizinischen Wissenschaft nicht allgemein bekannt sind (z.B. neu zugelas-

sene Arzneimittel in den ersten fünf Jahren).

Diese verschreibungspflichtigen Arzneimittel dürfen nur von Ärzten, Zahnärzten oder Tierärzten verschrieben werden.

Jede Verschreibung, insbesondere die von verschreibungspflichtigen Arzneimitteln, muß bestimmte Angaben enthalten:

- Name, Berufsbezeichnung, Anschrift und eigenhändige Unterschrift des ausstellenden Arztes,
- Ausfertigungsdatum,
- Name(n) des (der) verordneten Arzneimittel(s),
- Packungsgröße (fehlt diese Angabe, darf der Apotheker nur die kleinste Packung abgeben),
- Dosierung (wenn sie von der Gebrauchsinformation abweicht),
- Name (und Anschrift) des Patienten,
- Geburtsdatum oder Alter bei Kindern (für Kinder stehen Arzneimittelzubereitungen zur Verfügung, die in ihrer Dosierung dem geringen Gewicht und den Besonderheiten des kindlichen Stoffwechsels angepaßt sind),
- bei Kassenrezepten Angabe der Krankenkasse und des Mitglieds (bei Familienversicherung).

Nur in dringenden Fällen und wenn sich der Apotheker Gewißheit über die Person des Arztes verschafft hat, darf ein verschreibungspflichtiges Arzneimittel auf telefonische Anordnung abgegeben werden.

Die auf dem Rezept verordnete Arzneimittelmenge darf bei verschreibungspflichtigen Medikamenten nur einmal abgegeben werden innerhalb der Gültigkeitsdauer von sechs Monaten.

Im zwölften Gesetzesabschnitt ist angeordnet, daß jeder Betrieb, der Arzneimittel herstellt oder in den Verkehr bringt, behördlich überwacht wird.

Beauftragte der Behörden überprüfen laufend, ob die Vorschriften des Arzneimittelgesetzes eingehalten werden. Dazu haben sie das Recht auf Einsicht in alle Betriebs- und Geschäftsvorgänge und zur Entnahme von Proben.

Der siebzehnte Gesetzesabschnitt legt eine **Haftung für Arzneimittelschäden** fest. Der pharmazeutische Unternehmer haftet für die von ihm in den Verkehr gebrachten Arzneimittel und muß eine entsprechende Deckungsvorsorge, z.B. durch eine Haftpflichtversicherung, erbringen.

Die *Schadensersatzpflicht* tritt ein, wenn

- das Arzneimittel bei bestimmungsmäßigem Gebrauch schädliche Wirkungen hat, die über ein nach den Erkenntnissen der medizinischen Wissenschaft vertretbares Maß hinausgehen und ihre Ursache im Bereich der Entwicklung oder der Herstellung haben,
- der Schaden infolge einer nicht den Erkenntnissen der medizinischen Wissenschaft entsprechenden Kennzeichnung, Fachinformation oder Gebrauchsinformation eingetreten ist.

Das Gesetz endet mit Straf- und Bußgeldvorschriften. Eine erste Gesetzesänderung 1983 diente der Verbesserung des Verbraucherschutzes vor Arzneimittelrückständen in Lebensmitteln nach der Anwendung von Tierarzneimitteln.

Eine weitere Änderung 1986 hat die Information über Arzneimittel verbessert, ein allgemeines offenes Verfallsdatum eingeführt, die Meldepflicht der pharmazeutischen Industrie bei Nebenwirkungen erweitert und die Abgabe von Arzneimittelmustern erheblich eingeschränkt.

Das Arzneimittelgesetz wird ergänzt durch das **Gesetz über die Werbung auf dem Gebiet des Heilwesens.** Nach diesem Gesetz ist jede Art der irreführenden Werbung verboten.

Die Werbung muß ähnliche Angaben, wie in der Gebrauchsinformation vorgeschrieben, enthalten.

Für verschreibungspflichtige Arzneimittel, Schlafmittel und Psychopharmaka darf nur in Fachkreisen, d.h. bei Personen, die berufsmäßig Arzneimittel anwenden oder mit ihnen

Handel treiben, geworben werden. Außerhalb der Fachkreise sind die Möglichkeiten der Werbung noch stärker beschränkt. Es darf

- für die Behandlung zahlreicher Erkrankungen gar nicht geworben werden,
- die Werbung keine Gutachten, Empfehlungen, Krankengeschichten, Bilder von Zuständen vor und nach der Behandlung beinhalten,
- eine Werbeaussage keine Angstgefühle hervorrufen oder ausnutzen,
- die Werbung nicht zur Selbsterkennung und Selbstbehandlung von Krankheiten anleiten, keine Fremdbehandlungen anbieten,
- keine zusätzliche Werbegabe versprochen werden,
- nicht für den Versand apothekenpflichtiger Arzneimittel geworben werden.

Paul Pauker hat im anfangs dargestellten Fall gegen zahlreiche Vorschriften des Arzneimittelgesetzes verstoßen:

- Er hat ein bedenkliches Arzneimittel in den Verkehr gebracht, dem vermutlich auch keine vorschriftsmäßige Gebrauchsinformation beigefügt war.
- Er hatte nicht die Erlaubnis zur Herstellung und zum Handel mit Arzneimitteln.
- Er konnte nicht die gesetzlich vorgeschriebene Sachkenntnis nachweisen.
- Das Arzneimittel war nicht klinisch geprüft und nicht vom Bundesinstitut für Arzneimittel und Medizinprodukte zugelassen.
- Eine Haftpflichtversicherung für Arzneimittelschäden bestand nicht.
- Die Werbung war irreführend.

5.3.2 Betäubungsmittelgesetz (BtMG)

Den Verkehr mit Betäubungsmitteln regeln

- das 1982 in Kraft getretene *Gesetz zur Neuordnung des Betäubungsmittelrechts (Betäubungsmittelgesetz)*
- die *Betäubungsmittel-Verschreibungsverordnung*
- die im Februar 1993 erlassene *Betäubungsmittelrechts-Änderungsverordnung*
- Handels- und Kostenverordnungen.

Die teilweise sehr strengen Anordnungen und Beschränkungen des Betäubungsmittelgesetzes sollen den *Suchtgefahren* vorbeugen.

Gesetz zur Neuordnung des Betäubungsmittelrechts

Das Gesetz enthält Bestimmungen zur Regelung und Kontrolle des legalen Betäubungsmittelverkehrs (Betäubungsmittel, die zur Therapie benötigt werden). Dabei sind nach dem Prinzip „Therapie statt Strafe" für kleine und mittlere drogenabhängige Straftäter bevorzugt Rehabilitationsmaßnahmen anstelle von Freiheitsstrafen vorgesehen.

Betäubungsmittel im Sinne des BtMG sind die in den Anlagen I–III aufgezählten Stoffe und Zubereitungen.

Anlage I enthält die nicht verkehrsfähigen Betäubungsmittel wie z.B. Marihuana, Haschisch, Mescalin, Heroin, LSD usw. Diese Stoffe dürfen nicht hergestellt werden und es darf kein Handel mit ihnen betrieben werden. Nur ausnahmsweise kann eine Erlaubnis vom Bundesinstitut für Arzneimittel und Medizinprodukte zu wissenschaftlichen oder anderen im öffentlichen Interesse liegenden Zwecken erteilt werden.

In *Anlage II* sind verkehrs- aber nicht verschreibungsfähige Betäubungsmittel aufgezählt, z.B. Cocablätter oder bestimmte Zubereitungen von Morphium oder Codein usw. Mit diesen Stoffen dürfen Arzneimittelhersteller oder Apotheken arbeiten, sie dürfen dem Patienten in dieser Form aber nicht verschrieben werden.

Nur in der *Anlage III* finden sich die verschreibungsfähigen Betäubungsmittel wie z.B. Amphetamin, Codein, Morphin, Opium, Pethidin, Barbiturate usw.

Wer Betäubungsmittel anbauen, herstellen, mit ihnen Handel treiben, sie erwerben oder in den Verkehr bringen will, bedarf einer Erlaubnis des Bundesinstituts für Arzneimittel und Medizinprodukte. Ausnahmen bestehen nur für Apotheken und den Patienten, der ein Betäubungsmittel vom Arzt verordnet bekommen hat.

Die Erlaubnis wird nur erteilt, wenn
- eine für die betäubungsrechtlichen Vorschriften verantwortliche Person vorhanden ist, die auch die entsprechende Sachkenntnis hat und gegen die keine Bedenken bestehen,
- geeignete Sicherheitsvorkehrungen und Kontrollmöglichkeiten vorhanden sind,
- der Mißbrauch und die mißbräuchliche Herstellung ausgeschlossen sind.

Über den Verkehr mit Betäubungsmitteln müssen sorgfältige und genaueste Aufzeichnungen, meist auf vorgeschriebenen Formblättern, gemacht und auf Anforderung den zuständigen Behörden vorgelegt werden.

Wer Betäubungsmittel in seinem Besitz hat, muß diese gesondert aufbewahren und gegen unbefugte Entnahme und Mißbrauch schützen.

Diese Vorschriften bedeuten für den **Stationsbetrieb:**
- Die Betäubungsmittel müssen *getrennt* von den übrigen Arzneimitteln im gesicherten, stets sorgfältig doppelt verschlossenen Betäubungsmittelschrank („Giftschrank") verwahrt werden. Der Schlüssel darf für Unbefugte nicht erreichbar sein und wird meist von der Stationsschwester persönlich aufbewahrt.
- Zugang und Entnahme von Betäubungsmitteln müssen in der *Betäubungsmittelkartei* oder dem *Betäubungsmittelbuch* („Giftbuch") verzeichnet werden. Der aktuelle Bestand muß errechnet und auch vom Stationsarzt überprüft werden. Die Unterlagen müssen drei Jahre aufbewahrt werden.
- Angefordert werden die Betäubungsmittel für den Stationsbedarf vom leitenden Stationsarzt auf einem speziellen Betäubungsmittelanforderungsschein.
- Die Betäubungsmittelanforderungsscheine werden vom Bundesinstitut für Arzneimittel und Medizinprodukte an den leitenden Klinikarzt ausgegeben und sind nur zum Gebrauch an seiner Klinik zugelassen.

Der Betäubungsmittelverkehr bei Ärzten, Krankenhäusern und Apotheken wird von den zuständigen Länderbehörden überwacht, der gesamte übrige Betäubungsmittelverkehr vom *Bundesinstitut für Arzneimittel und Medizinprodukte.* Die Überwachung erfolgt durch Kontrolle der Unterlagen, Besichtigung der Betriebsräume und Probenentnahmen.

Nicht mehr gebrauchte oder gebrauchsfähige Betäubungsmittel müssen vom Eigentümer in Gegenwart von zwei Zeugen so endgültig vernichtet werden, daß eine Wiedergewinnung des Betäubungsmittels ausgeschlossen ist und Menschen und Umwelt vor schädlichen Einwirkungen geschützt sind.

Straftaten und *Ordnungswidrigkeiten* gegen dieses Gesetz sind mit Freiheitsstrafen und Geldbußen bedroht. Bei drogenabhängigen Straftätern können ernstgemeinte Rehabilitationsmaßnahmen den Strafvollzug abkürzen oder ersetzen.

Betäubungsmittel-Verschreibungsverordnung

Die verkehrs- und verschreibungsfähigen Betäubungsmittel aus der Anlage III des Betäubungsmittelgesetzes dürfen nur von Ärzten, Zahnärzten oder Tierärzten im Rahmen einer Behandlung verabreicht und überlassen werden, wenn ihre Anwendung begründet ist. „Begründet" heißt, daß der beabsichtigte Zweck nicht auf andere Weise (z.B. durch ein Arzneimittel, das nicht dem Betäubungsmittelgesetz unterliegt) erreicht werden kann. Die Betäubungsmittel aus Anlage I und II dürfen nicht verschrieben werden.

Die Betäubungsmittel dürfen nur in Apotheken gegen Vorlage der Verschreibung, die nicht älter als sieben Tage sein darf, abgegeben werden. Sie dürfen nur auf einem dreiteiligen amtlichen Formblatt (= Betäubungsmittelrezept oder Betäubungsmittelanforderungsschein) bis zu einer bestimmten Höchstmenge verordnet werden. Teil I und Teil II des Betäubungsmittelrezepts müssen in der Apotheke vorgelegt werden.

Teil I wird in der Apotheke zurückbehalten, muß dort drei Jahre aufbewahrt werden und auf Verlangen den zuständigen Behörden vorgelegt werden. Teil II ist zur Verrechnung mit den Krankenkassen bestimmt. Teil III bleibt beim verschreibenden Arzt zurück und muß von ihm ebenfalls drei Jahre aufbewahrt und auf Verlangen vorgelegt werden.

Auf dem **Betäubungsmittelrezept** müssen angegeben werden:
- Name, Vorname und Anschrift des Patienten
- Geburtsdatum des Patienten
- Ausstellungsdatum (das Rezept ist nur sieben Tage gültig)
- Bezeichnung des Betäubungsmittels, Betäubungsmittelgehalt, Darreichungsform, Menge
- Gebrauchsanweisung mit Einzel- und Tagesmengenangabe oder der Vermerk „gemäß schriftlicher Anweisung" (falls diese dem Patienten bereits vom Arzt ausgehändigt wurde)
- falls erforderlich, Zusatzvermerke wie: Praxisbedarf, schwerer Krankheitsfall, Menge ärztlich begründet (muß beim Überschreiten der festgelegten Höchstdosis vermerkt werden),
- Name, Anschrift, Telefonnummer und Berufsbezeichnung des verschreibenden Arztes
- ungekürzte Unterschrift des verschreibenden Arztes.

Das Betäubungsmittelrezept muß in allen Teilen übereinstimmend mit Tinte oder Kugelschreiber vom verschreibenden Arzt *eigenhändig und handschriftlich* ausgefüllt werden. Nur Name, Vorname und Anschrift des Patienten und die Bezeichnung des verschreibenden Arztes dürfen von anderen Personen oder mit Schreibmaschine geschrieben werden.

Betäubungsmittelrezepte werden nur vom *Bundesinstitut für Arzneimittel und Medizinprodukte* in Berlin auf Anforderung an die einzelnen Ärzte, Zahnärzte oder Tierärzte ausgegeben und dürfen nur von diesen verwendet werden. Sie sind *numeriert* und mit dem *Ausgabedatum* und der *Arztregistriernummer* versehen.

Auch die Fahrzeuge des Rettungsdienstes dürfen jetzt personenunabhängig durch einen vom Träger benannten, verantwortlichen Arzt mit Betäubungsmitteln ausgestattet werden.

Alle Betäubungsmittelverschreibungsformulare müssen vor Diebstahl gesichert aufbewahrt werden. Bei Verlust muß sofort eine Anzeige an das Bundesinstitut für Arzneimittel und Medizinprodukte erstattet werden. Betäubungsmittel dürfen nicht in beliebiger Menge verschrieben werden. Pro Patient und Tag sind *Höchstmengen* vorgeschrieben, die nur in begründeten Ausnahmefällen (z.B. stärkste Schmerzen im Endstadium einer Krebserkrankung) überschritten werden dürfen.

Um die **Therapie chronisch schmerzkranker Patienten** zu erleichtern, dürfen seit Februar 1993 größere Betäubungsmittelmengen verschrieben werden. Für die Verordnungsmengen von Stations- und Praxisbedarf gelten gesonderte Bestimmungen.

In einem bei der letzten Änderung neu eingefügten Paragraphen wird erstmalig die Verordnung von **Methadon** für Drogenabhängige zum Zwecke der **Substitution** erlaubt. Nur der verordnende Arzt selbst oder sein zuverlässiges Hilfspersonal dürfen das Methadon aus der Apotheke abholen und dem Drogenabhängigen unter Aufsicht in Einzeldosen täglich verabreichen. Außerdem muß der Arzt in unregelmäßigen Abständen durch Laboruntersuchungen nachforschen, ob der Methadonpatient keine weiteren Suchtmittel zu sich nimmt. Dies würde einen sofortigen Abbruch der Behandlung zur Folge haben. Diese jetzt gesetzlich erlaubte Behandlung der Drogenabhängigkeit mit Methadon darf aber nur eine vorübergehende

Unterstützung darstellen. Der verordnende Arzt muß weiterhin die soziale Eingliederung und die Drogenfreiheit des Abhängigen als vorrangiges Ziel anstreben.

5.3.3. Lebensmittelrecht

Der Verkehr mit Lebensmitteln wird durch das *Lebensmittel- und Bedarfsgegenständegesetz* (= LMBG) geregelt. Dieses Gesetz ist 1975 in Kraft getreten. Bei mehreren Gesetzesänderungen insbesondere im Zeitraum zwischen 1990–1992 sind zum Schutze des Verbrauchers die Straf- und Bußgeldvorschriften verschärft worden.

Das Lebensmittel- und Bedarfsgegenstándegesetz ist ein „Dach- und Rahmengesetz". Es kann aufgrund seiner Bestimmungen jederzeit den aktuellen Erfordernissen angepaßt werden. Das Gesetz wird durch eine Vielzahl von Einzelvorschriften ergänzt.

Hauptziele dieses Gesetzes sind

- der Schutz der Verbraucher vor Gesundheitsgefährdungen durch den Verzehr von Lebensmitteln und den Kontakt mit Bedarfsgegenständen,
- der Schutz vor Täuschungen und das
- Sicherstellen einer sachgerechten Information, ohne die wirtschaftliche Entwicklung zu behindern.

Das Gesetz befaßt sich mit

- **Lebensmitteln:** Das sind Stoffe, die dazu bestimmt sind, in unverändertem, zubereitetem oder verarbeitetem Zustand vom Menschen verzehrt zu werden. Dazu gehören auch deren Umhüllungen und Überzüge, die voraussichtlich mitverzehrt werden.
- **Tabakerzeugnissen** (z.B. Zigaretten, Zigarren, Pfeifentabak usw)
- **kosmetischen Mitteln,**
- **Bedarfsgegenständen:** Das sind Gegenstände, die mit Lebensmitteln, Tabakerzeugnissen oder direkt mit dem menschlichen Körper in Berührung kommen wie z.B. Verpackungen, Zahnbürsten, Körperpflegemittel, Spielwaren, Scherzartikel, Bekleidung, Bettwäsche, Brillengestelle, Reinigungs- und Pflegemittel usw.

Einige besonders *wichtige Regelungen des LMBG* lauten:

- Es ist verboten, **Lebensmittel** für andere derart herzustellen oder zu behandeln, daß ihr Verzehr geeignet ist, die Gesundheit zu schädigen, und solche Lebensmittel in den Verkehr zu bringen.
- Es dürfen nur zugelassene Zusatzstoffe verwendet werden. (Zusatzstoffe wollen die Beschaffenheit von Lebensmitteln beeinflussen oder bestimmte Eigenschaften und Wirkungen erzielen).
- Lebensmittel müssen von ihrer Herstellung bis zur Abgabe an den Verbraucher einwandfrei beschaffen sein und dürfen nicht durch Mikroorganismen verunreinigt sein.
- Es ist verboten, bei Lebensmitteln gewerbsmäßig eine nicht zugelassene Bestrahlung mit ultravioletten oder ionisierenden Strahlen anzuwenden und solche bestrahlten Lebensmittel in den Verkehr zu bringen.
- Die in den Lebensmitteln enthaltenen Rückstände von Pflanzenschutzmitteln, Düngemitteln oder sonstigen Chemikalien dürfen Höchstmengen nicht überschreiten oder gar nicht vorhanden sein.
- In vom Tier gewonnenen Lebensmitteln dürfen Stoffe mit pharmakologischer Wirkung nur bis zu einer bestimmten Höchstmenge vorhanden sein.
- Es ist verboten, den Verbraucher durch irreführende Verpackungen, Aufmachungen oder Angaben über die eigentliche, meist geminderte Qualität und Beschaffenheit eines Lebensmittels hinwegzutäuschen.
- In Funk und Fernsehen ist jegliche Werbung für Tabakerzeugnisse verboten. In den anderen Medien darf die Werbung nicht den Eindruck erwecken, daß der Genuß von Tabakerzeugnissen geeignet ist, die Leistungsfähigkeit oder das Wohlbefinden zu verbessern.
- Kosmetische Mittel dürfen nicht die Gesundheit schädigen und keine verschrei-

bungspflichtigen Stoffe ohne ausdrückliche Zulassung enthalten.
- Auch Bedarfsgegenstände müssen so beschaffen sein, daß sie die Gesundheit nicht gefährden oder schädigen können. Reinigungsmittel, Pflegemittel und Spielwaren müssen so gekennzeichnet sein, daß sie mit Lebensmitteln nicht verwechselt werden können (z.B. keine Zitrone auf der Spülmittelflasche).
- Auch Lebensmittelimitate, wie z.B. Plastik-Gummibärchen zum Anstecken fallen in den Geltungsbereich dieses Gesetzes.

Die Überwachung der Einhaltung der Gesetzesvorschriften erfolgt durch Untersuchungsanstalten und Gesundheitsämter mit fachgerecht ausgebildetem Personal und durch aufmerksame Verbraucher.

Wichtige, das Gesetz ergänzende Einzelvorschriften sind:

- **Lebensmittel-Kennzeichnungsverordnung:**
Alle Zutaten eines Lebensmittels müssen in absteigender Reihenfolge ihres Gewichtsanteils auf der Verpackung angegeben werden; ebenso Zusatzstoffe (Bindemittel, Konservierungs- und Farbstoffe) und das Mindesthaltbarkeitsdatum. Diese Informationen sollte jeder Verbraucher lesen!
- *Fertigpackungsverordnung*
- *Verordnung über diätetische Lebensmittel:*
Diätetische Lebensmittel dienen einem besonderen Ernährungszweck, indem sie die Zufuhr bestimmter Nährstoffe steigern oder verringern oder bestimmte Nährstoffe in besonderer Beschaffenheit oder einem besonderen Mischungsverhältnis enthalten. Sie müssen sich von anderen vergleichbaren Lebensmitteln deutlich unterscheiden. An Lebensmittel für Säuglinge und Diabetiker werden besondere Anforderungen gestellt.
- *Reinheitsgebot für Bier*:
Zur Bierherstellung dürfen nur Gerstenmalz, Hopfen und Wasser verwendet werden. Das Reinheitsgebot ist eines der ältesten heute noch gültigen Lebensmittelgesetze. Es wurde 1516 in Bayern erlassen und gilt seit 1919 für ganz Deutschland.
- *Milchgesetz:*
Milch von kranken Kühen darf nicht oder nur nach vorgeschriebener Erhitzung in den Verkehr gebracht werden.
Einrichtungen, Gegenstände und Personen, die mit Milch in Berührung kommen, unterliegen bestimmten Vorschriften.
- *Weingesetz*
- *Fleischbeschaugesetz:*
Schlachttiere müssen vor und nach der Schlachtung (auch bei Hausschlachtung) amtlich untersucht werden. Bedingt taugliches und minderwertiges Fleisch darf nur unter besonderer Kennzeichnung und mit besonderen Auflagen in den Verkehr gebracht werden.
- *Geflügelhygienegesetz:*
Geflügel darf nur mit Erlaubnis und nach Untersuchung durch den amtlichen Tierarzt geschlachtet werden. Wegen der Gefahr einer Salmonelleninfektion gelten beim Umgang mit Geflügel spezielle Hygienevorschriften.
- *Hackfleischverordnung:*
Hackfleisch muß immer frisch zubereitet werden.
- *Speiseeisverordnung*
- *Brotgesetz*
- *Margarinegesetz*
- *Butterverordnung*
- *Eiproduktverordnung*
- *Fleischverordnung*
- *Käseverordnung*
- *Kaffeeverordnung*
- *Mineral- und Tafelwasserverordnung*
- *Verordnung über vitaminisierte Lebensmittel*
- *Aromenverordnung*

5.4 Gesetzliche Grundlagen im Bereich des Seuchenwesens

5.4.1. Bundesseuchengesetz (BSeuchG)

Dieses 1961 geschaffene und 1979 neugefaßte Gesetz enthält die grundlegenden gesetzlichen Regelungen zur Verhütung und Bekämpfung übertragbarer Krankheiten beim Menschen.

Zu diesem Gesetz sind *Ausführungsvorschriften* erlassen worden. Es kann in vielen Punkten, falls das besondere Umstände erfordern, durch Rechtsverordnungen des Bundesministers für Gesundheit oder der Länderregierungen ergänzt werden.

Es werden im folgenden die Regelungen besprochen, die für Krankenhaus und Arztpraxis besonders wichtig sind.

Begriffsbestimmungen

- **Übertragbare Krankheiten** sind durch Krankheitserreger verursachte Krankheiten, die unmittelbar (von Mensch zu Mensch oder Tier zu Mensch) oder mittelbar (durch Gegenstände, Nahrungsmittel, Wasser, Schmutz, Abfall usw.) auf den Menschen übertragen werden können.
- **Krank** im Sinne dieses Gesetzes ist eine Person, die an einer übertragbaren Krankheit erkrankt ist.
- **Krankheitsverdächtig** ist eine Person, bei der Erscheinungen bestehen, welche das Vorliegen einer bestimmten übertragbaren Krankheit vermuten lassen.
- **Ansteckungsverdächtig** ist eine Person, von der anzunehmen ist, daß sie Erreger einer übertragbaren Krankheit aufgenommen hat, ohne krank, krankheitsverdächtig oder Ausscheider zu sein.
- **Ausscheider** ist eine Person, die Krankheitserreger ausscheidet, ohne krank oder krankheitsverdächtig zu sein.
- **Ausscheidungsverdächtig** ist eine Person, von der anzunehmen ist, daß sie Krankheitserreger ausscheidet, ohne krank oder krankheitsverdächtig zu sein.

Meldepflicht und meldepflichtige Erkrankungen

Gemeldet werden muß der *Krankheitsverdacht*, die *Erkrankung* und der *Tod* an:
Botulismus, Cholera, Enteritis infectiosa (Salmonellose und übrige Formen einschließlich mikrobiell bedingter Lebensmittelvergiftung), Fleckfieber, Lepra, Milzbrand, Ornithose, Paratyphus A, B und C, Pest, Pocken, Poliomyelitis (Kinderlähmung), Rückfallfieber, Shigellenruhr, Tollwut, Tularämie, Typhus abdominalis, virusbedingtem hämorrhagischen Fieber.

Gemeldet werden muß die *Erkrankung* und der *Tod* an:
angeborener Cytomegalie, angeborener Listeriose, angeborener Lues, angeborener Toxoplasmose, Rötelnembryopathie, Brucellose, Diphtherie, Gelbfieber, Leptospirose, Malaria, Meningitis/Encephalitis (Meningokokkenmeningitis, andere bakterielle Meningitiden, Virus-Meningoencephalitis und übrige Formen), Q-Fieber, Rotz, Trachom, Trichinose, Tuberkulose (aktive Form der Atmungsorgane und der übrigen Organe), Virushepatitis (Hepatitis A, Hepatitis B und übrige Formen), Gasbrand, Tetanus, Formen der humanen spongiformen Enzephalopathie.

Gemeldet werden muß der *Tod* an:
Influenza (Virusgrippe), Keuchhusten, Masern, Puerperalsepsis („Kindbettfieber") und Scharlach.

Gemeldet werden muß *jeder Ausscheider* von:
Choleravibrionen, Salmonellen, Shigellen.

Auch andere, durch Krankheitserreger übertragbare Erkrankungen müssen gemeldet werden, wenn sie in Krankenhäusern, Entbindungsheimen, Säuglingsheimen oder ähnlichen Einrichtungen *nicht nur vereinzelt* auftreten.

In *Kindergärten, Schulen, Heimen* und sonstigen *Gemeinschafteinrichtungen* muß auch das Auftreten von Impetigo contagiosa, Krätze, Keuchhusten, Masern, Röteln, Scharlach, Windpocken oder der Befall mit Läusen gemeldet werden.

Zur *Meldung* der übertragbaren Krankheit sind *verpflichtet* in dieser Reihenfolge:

- der behandelnde oder sonst hinzugezogene Arzt (in Krankenhäusern der leitende Arzt oder der leitende Abteilungsarzt),
- jede sonstige mit der Behandlung oder der Pflege des Betroffenen berufsmäßig beschäftigte Person (z.B. die Krankenschwester),
- die hinzugezogene Hebamme (Entbindungspfleger),
- auf Seeschiffen der Kapitän,
- die Leiter von Pflegeanstalten, Justizvollzugsanstalten, Heimen, Lagern, Sammelunterkünften und ähnlichen Einrichtungen.

Die Meldung muß unverzüglich, *spätestens innerhalb 24 Stunden* nach erlangter Kenntnis dem *Gesundheitsamt,* das für den Aufenthaltsort (z.B. Stadt, in der sich das Krankenhaus befindet) des Betroffenen zuständig ist, erstattet werden (zunächst telefonisch, dann auf einem *vorgeschriebenen Meldeformular*). Das für den Wohnort des Betroffenen zuständige Gesundheitsamt wird vom erstinformierten Gesundheitsamt weiterbenachrichtigt. Die *Aufnahme in ein Krankenhaus und die Entlassung* muß ebenfalls dem zuständigen Gesundheitsamt gemeldet werden. Bei der Entlassungsmeldung muß vermerkt werden, ob der Betroffene geheilt ist oder die Krankheitserreger noch ausscheidet.

Die Schweigepflicht darf in all diesen Fällen gegenüber dem Gesundheitsamt durchbrochen werden.

Ausscheider von Choleraerregern, Salmonellen und Shigellen müssen dem Gesundheitsamt jeden Wohnungs- und Arbeitsplatzwechsel melden. Bei Aufnahme in ein Krankenhaus oder Inanspruchnahme einer Hebamme müssen sie dem Arzt oder der Hebamme mitteilen, daß sie Ausscheider sind.

Nachdem die Meldung einer übertragbaren Krankheit eingegangen ist, ergreifen die Beauftragten der zuständigen Behörden und des Gesundheitsamts alle Maßnahmen, um eine bereits erfolgte Ansteckung zu ermitteln und die Weiterverbreitung der Erkrankung zu verhindern.

Um diese Aufgabe zu erfüllen, haben die oben genannten Beauftragten das Recht:

- alle Grundstücke, Räume, Fahrzeuge usw. zu betreten,
- verdächtige Gegenstände und Proben zu untersuchen,
- Personen vorzuladen,
- von Betroffenen Auskünfte zu erlangen,
- bei Umgebungs- und Kontaktpersonen Untersuchungen anzuordnen und durchzuführen wie: äußere Untersuchung, Blutentnahme, Forderung von Stuhl-, Urin- und Sputumproben, Röntgenuntersuchungen, Abstriche von Haut und Schleimhäuten,
- Entseuchungs- und Entwesungsmaßnahmen durchzuführen (dabei dürfen auch mit Krankheitserregern behaftete Gegenstände vernichtet werden); Entseuchung = Desinfektion; Entwesung = Vernichtung von Gesundheitsschädlingen wie z.B. Ratten, Mäuse, Läuse, Flöhe, Wanzen usw.

Alle diese Maßnahmen müssen unter Strafandrohung geduldet werden.

Kranke, Krankheitsverdächtige, Ansteckungsverdächtige, Ausscheider und Ausscheidungsverdächtige müssen sich allen notwendigen Untersuchungen und, falls erforderlich, einer Beobachtung oder Behandlung unterziehen.

- Die Behandlung darf nur durch einen Arzt erfolgen (nicht durch einen Heilpraktiker!). Die Entnahme von Mageninhalt, Galle und Gehirn- oder Rückenmarksflüssigkeit bedürfen der Zustimmung des Betroffenen.
- Untersuchung, Behandlung, die häufig erforderliche Krankenhauseinweisung und Absonderung müssen geduldet werden und können unter Umständen sogar erzwungen wer-

den. Auch eine Obduktion (= Leichenöffnung) muß gestattet werden.

Für durch diese Maßnahmen entstandene Verdienstausfälle und zerstörte oder beschädigte Gegenstände sieht das Gesetz eine Entschädigung vor.

Weitere wichtige Regelungen des Bundesseuchengesetzes

- *Überwachung von Trinkwasser, Wasser für Lebensmittelbetriebe, Schwimm- und Badebeckenwasser, Abwasser, Wassergewinnungs-, Wasserversorgungs- und Wasseraufbereitungsanlagen:*
  In einer Rechtsverordnung ist festgelegt, welchen Anforderungen die einzelnen Wasser entsprechen müssen. Vor allem dürfen auch aus den Abwässern keine Gefahren für die Gesundheit entstehen. Die Untersuchungen werden in regelmäßigen Abständen vom Gesundheitsamt durchgeführt.
- *Bekämpfung tierischer Schädlinge,* von denen Seuchengefahren ausgehen können (Ratten, Mäuse usw.):
  Die Art der Bekämpfung und die anzuwendenden Bekämpfungsmittel und -verfahren werden durch die jeweiligen Länderregierungen bestimmt.
- **Schutzimpfungen:**
  Kraft dieses Gesetzes können Schutzimpfungen gesetzlich vorgeschrieben oder angeordnet werden, wenn eine übertragbare Krankheit epidemisch oder in besonders bösartiger Form auftritt. Das Grundrecht auf körperliche Unversehrtheit kann dadurch eingeschränkt werden. Nur Impfpflichtige, die nach ärztlichem Zeugnis nicht ohne Gefahr für Leben oder Gesundheit geimpft werden können, sind von der Impfpflicht freizustellen.
  Eine derartige Pflichtimpfung war früher die Pockenschutzimpfung. Die gesetzlich vorgeschriebene Impfpflicht wurde 1983 aufgehoben.
  Die obersten Landesgesundheitsbehörden können Impfungen öff*entlich empfehlen.* Die meisten der heutzutage üblicherweise bei Kindern und Erwachsenen durchgeführten Impfungen sind öffentlich empfohlen, wie z.B. die Impfungen gegen Tuberkulose, Tetanus, Diphtherie, Keuchhusten, Masern, Mumps, Röteln, Hämophilus influenzae usw.
  Von den Gesundheitsämtern werden an öffentlichen Terminen unentgeltlich bestimmte Schutzimpfungen durchgeführt. Impfen darf auch jeder Arzt. Die aktuellen Impfpläne können den Lehrbüchern entnommen werden.
  Der impfende Arzt muß jede Impfung in ein *Impfbuch* nach bundeseinheitlichem Muster eintragen oder, falls das Impfbuch nicht vorgelegt wird, eine *Impfbescheinigung* ausstellen.
- *Impfschaden:*
  Ein Impfschaden ist ein über das übliche Ausmaß einer Impfreaktion hinausgehender Gesundheitsschaden. Ein Impfschaden liegt auch vor, wenn mit lebenden Erregern geimpft wurde und eine andere Person durch diese Erreger einen Gesundheitsschaden erleidet. Zur Anerkennung genügt die Wahrscheinlichkeit des ursächlichen Zusammenhangs.
  Dem Impfgeschädigten steht, wenn es sich um eine gesetzlich angeordnete oder öffentlich empfohlene Impfung gehandelt hat, eine entsprechende Entschädigung, Heilbehandlung und Versorgung zu.
- *Untersuchungen des in bestimmtem Lebensmittelbetrieben beschäftigten Personals,* Anordnung von Beschäftigungsverboten:
  Das Personal von Lebensmittelbetrieben, die Backwaren, Eiprodukte, Fisch, Fleisch, Feinkostsalate, Milch- und Milchprodukte, Säuglings- und Kleinkindernahrung sowie Speiseeis herstellen, behandeln oder in den Verkehr bringen (verkaufen), darf an bestimmten, im Gesetz aufgezählten Erkrankungen nicht leiden, nicht unter Krankheitsverdacht stehen und kein Ausscheider sein.
  Dasselbe gilt für das Personal in Küchen von Gaststätten, Krankenhäusern, Heimen, Kantinen usw. und das Personal in

Wasserversorgungsanlagen.
Vor Aufnahme der Tätigkeit und bei regelmäßigen Wiederholungsuntersuchungen, die durchgeführt und geduldet werden müssen, wird festgestellt, ob Hinderungsgründe vorliegen. Bei der Feststellung einer übertragbaren Erkrankung kann ein *Beschäftigungsverbot* erteilt werden.
- Überwachung von Arbeiten und Verkehr mit Krankheitserregern:
Wer lebende, vermehrungsfähige Krankheitserreger ein- und ausführen, aufbewahren oder mit ihnen arbeiten will, muß eine behördliche Erlaubnis dazu haben.
Diese Erlaubnispflicht gilt nicht für die üblichen diagnostischen und therapeutischen Maßnahmen in Krankenhaus(labor) und Praxis(labor) und die öffentlichen Untersuchungsämter und Forschungsinstitute. Voraussetzungen für die Erlaubnis sind Zuverlässigkeit und Sachkenntnis. Für die gewerbsmäßige Herstellung von Impfstoffen und Seren gelten die Bestimmungen des Arzneimittelgesetzes.
- Überwachung und Schutzmaßnahmen in Schulen und sonstigen Gemeinschaftseinrichtungen im Hinblick auf übertragbare Erkrankungen:
Lehrer und das übrige dort beschäftigte Personal müssen bei der Einstellungsuntersuchung und in jährlichen Abständen auf das Vorhandensein einer ansteckungsfähigen Tuberkulose der Atmungsorgane überprüft werden. Dies geschieht durch eine *intrakutane Tuberkulinprobe.*
Bei positivem Ausfall muß eine Röntgenaufnahme der Lunge angefertigt werden. Auch die Schüler dürfen durch eine perkutane oder intrakutane Tuberkulinprobe untersucht werden, wenn das Gesundheitsamt dies für erforderlich hält.
Die oben genannten Einrichtungen dürfen von Personen, die an einer übertragbaren Krankheit leiden, wozu auch Impetigo contagiosa, Befall mit Kopfläusen, Keuchhusten, Krätze, Masern, Mumps, Röteln, Scharlach und Windpocken zählen, nicht betreten werden.
Beim Auftreten dieser Erkrankungen muß das zuständige Gesundheitsamt davon in Kenntnis gesetzt werden und die erforderlichen Maßnahmen und Anordnungen zur Verhinderung einer Weiterverbreitung treffen. Nötigenfalls muß die Einrichtung vorübergehend geschlossen werden.

5.4.2 Gesetz zur Bekämpfung der Geschlechtskrankheiten

Das Geschlechtskrankengesetzz (GeschlKr) ist 1954 in Kraft getreten und wurde zuletzt 1974 geändert.

● **Geschlechtskrankheiten** im Sinne dieses Gesetzes sind:

- Syphilis (Lues)
- Tripper (Gonorrhoe)
- Weicher Schanker (Ulcus molle)
- Venerische Lymphknotenentzündung (Lymphogranulomatosis inguinale)

Obwohl die Geschlechtskrankheiten auch durch Krankheitserreger übertragbare Krankheiten sind, unterliegen sie nicht dem Bundesseuchengesetz, sondern werden gesondert, mit speziellen Verboten und Geboten behandelt.

Die Erkrankung Aids, die häufig durch Geschlechtsverkehr übertragen wird, ist weder im Gesetz zur Bekämpfung der Geschlechtskrankheiten noch im Bundesseuchengesetz aufgeführt. Es besteht deshalb derzeit auch keine Meldepflicht.

Als Begründung dafür wird genannt, daß die Erkrankung nicht heilbar ist und jeder Mensch sich durch entsprechendes Verhalten selbst vor einer Infektion schützen kann.

Durch das Gesetz sind geregelt:

- Maßnahmen zur Verhütung, Feststellung, Erkennung und Heilung dieser Erkrankungen
- vorbeugende (durch Aufklärung und Belehrung der Bevölkerung) und nachgehende Gesundheitsfürsorge.

Das Gesetz enthält folgende wichtige Bestimmungen:

Behandlungspflicht:

Wer geschlechtskrank ist und dies weiß oder annehmen muß, muß sich unverzüglich von einem in Deutschland approbierten oder zugelassenen Arzt untersuchen und bis zur Beseitigung der Ansteckungsgefahr behandeln lassen und sich den notwendigen Nachuntersuchungen unterziehen.

Im Gegensatz zum Bundesseuchengesetz, wo die Behandlungspflicht nicht gesetzlich angeordnet ist, besteht hier ein gesetzlicher Behandlungszwang.

Pflichten des behandelnden Arztes:

- Der Arzt muß den Kranken über die Art seiner Krankheit, die Übertragungsgefahr, die dem Kranken auferlegten Pflichten und die Folgen ihrer Nichterfüllung durch Aushändigen und Erläuterung eines amtlichen Merkblatts unterrichten.
- Der Empfang des Merkblatts und die erfolgte Belehrung müssen schriftlich bestätigt werden.
- Die ärztliche Behandlung muß nach den Grundsätzen der wissenschaftlichen Erkenntnisse erfolgen. Über die Behandlung müssen genaue Aufzeichnungen angefertigt werden. Eine Fernbehandlung, z.B. telefonisch oder brieflich, oder das Erteilen von Ratschlägen zur Selbstbehandlung ist Ärzten verboten und darf auch von anderen Personen nicht durchgeführt werden.
- Der Arzt hat auch die Pflicht, die mutmaßliche *Ansteckungsquelle* zu ermitteln, und, falls diese Person einer Aufforderung zu einer ärztlichen Behandlung nicht nachkommt und die Gefahr der Weiterverbreitung besteht, sie dem Gesundheitsamt zu melden.

Meldepflicht:

Der Arzt muß jede ansteckungsfähige Geschlechtserkrankung unverzüglich *ohne Nennung des Namens und der Anschrift* des Erkrankten beim zuständigen Gesundheitsamt melden.

Es müssen angegeben werden: Geburtsjahr und Geschlecht des Erkrankten, Art der Erkrankung, Beratung und Behandlung, sowie Zahl und Art früherer Erkrankungen an einer Geschlechtskrankheit.

Zur *namentlichen* Meldung ist der Arzt verpflichtet:

- wenn sich der Kranke weigert, die Behandlung zu beginnen oder fortzusetzen, sie ohne triftigen Grund unterbricht oder sich den vom Arzt verordneten Nachuntersuchungen entzieht,
- bei ernster Gefahr der Krankheitsübertragung,
- bei offensichtlich *falschen Angaben* über die Ansteckungsquelle oder über die durch ihn gefährdeten Personen,
- wenn der Kranke das 18. Lebensjahr noch nicht vollendet hat und sittlich gefährdet erscheint (nach Beratung mit den Eltern kann auf eine Meldung verzichtet werden).

Überwachungsmaßnahmen durch das Gesundheitsamt und die Länderregierungen:

Von geschlechtskranken Personen und Personen, die dringend verdächtig sind, geschlechtskrank zu sein und Geschlechtskrankheiten weiterzuverbreiten (z.B. Prostituierte), kann das Gesundheitsamt auch wiederholt ein Gesundheitszeugnis eines Arztes verlangen.

Unter besonderen Umständen mit erhöhter Ansteckungsgefahr (z.B. Flüchtlingslager usw.) kann die zuständige Landesregierung auch Blutuntersuchungen auf Syphilis durchführen lassen.

Eheunbedenklichkeitszeugnis:

Vor einer Eheschließung muß sich ein Geschlechtskranker oder eine Person, die an Syphilis gelitten hat, ein ärztliches Eheunbedenklichkeitszeugnis ausstellen lassen. Kann dieses Zeugnis wegen noch bestehender Ansteckungsgefahr nicht ausgestellt werden, ist der Betroffene verpflichtet, den künftigen Ehepartner davon in Kenntnis zu setzen.

Verbote:

- Besteht Ansteckungsgefahr durch die Berufsausübung, kann Berufsverbot erteilt werden.
- Geschlechtskranke und Personen, die an Syphilis gelitten haben, dürfen kein Blut spenden.
- Geschlechtskranke Frauen dürfen kein fremdes Kind stillen und ihre Milch nicht abgeben. Eine Frau, die ein fremdes Kind stillen will, muß ein Zeugnis über das Nichtvorliegen einer Geschlechtskrankheit beibringen.
- Kinder, die an Syphilis oder Tripper erkrankt sind, dürfen nur von ihrer Mutter gestillt werden.
- Wer ein geschlechtskrankes Kind in Pflege gibt, muß den Pflegeeltern davon Mitteilung machen.

Zuwiderhandlungen gegen das Gesetz sind mit Strafe bedroht.

5.5 Medizingeräte; Unfallverhütung

Einleitung

Die Verwendung von Instrumenten, Apparaten und körperfremden Stoffen sowie der Einsatz von elektrischem Strom, elektromagnetischen Wellen und Strahlen aller Art (Röntgen, UV-Licht, Laser usw.) am Menschen bergen Gefahren in sich.

Ziel der nachfolgend erläuterten Verordnungen und Gesetze ist es, die Sicherheit in der Medizintechnik zu verbessern. Das Bedienungspersonal sowie die Patienten sollen bestmöglich vor Gefahren und unerwünschten Wirkungen geschützt werden.

Die im folgenden besprochenen Verordnungen und Gesetze sind deshalb nicht nur für den Besitzer und Betreiber von medizinischen Geräten und Apparaten von Bedeutung, sondern für das gesamte medizinische Personal, dem die Bedienung und Anwendung übertragen wird, und für die Patienten.

5.5.1 Medizingeräteverordnung

Grundlage ist das Gesetz über technische Arbeitsmittel (Gerätesicherheitsgesetz), das zuletzt 1992 in einer Neufassung veröffentlicht wurde.

Darauf beruht die Medizingeräteverordnung (Verordnung über die Sicherheit medizinisch-technischer Geräte), die sich nur mit medizinisch-technischen Geräten befaßt, die zur Untersuchung oder Behandlung von Menschen verwendet werden dürfen. Sie ist seit 1986 in Kraft und wurde 1994 durch das *Medizinproduktegesetz* abgeändert.

Gerätegruppen

Die Medizingeräteverordnung teilt im 1. Abschnitt die medizinisch-technischen Geräte entsprechend ihrem Gefährdungspotential in die folgenden Gruppen ein:

Gruppe 1 enthält die energetisch, d.h. mit Hilfe einer Energiequelle betriebenen medizinisch-technischen Geräte. Sie sind diejenigen, von denen die größten Gefahren ausgehen könnten:

1. Elektro- und Phonokardiographen, intrakardial
2. Blutdruckmesser, intrakardial
3. Blutflußmesser, magnetisch
4. Defibrillatoren
5. Geräte zur Stimulation von Nerven und Muskeln für Diagnose und Therapie
6. Geräte zur Elektrokrampfbehandlung
7. Hochfrequenz-Chirurgiegeräte
8. Impulsgeräte zur Lithotripsie
9. Photo- und Laserkoagulatoren
10. Hochdruck-Injektionsspritzen
11. Kryochirurgiegeräte (Heizteil)
12. Infusionspumpen

13. Infusionsspritzenpumpen
14. Perfusionspumpen
15. Beatmungsgeräte (nicht manuell)
16. Inhalations-Narkosegeräte
17. Inkubatoren, stationär und transportabel
18. Druckkammern für hyperbare Therapie
19. Dialysegeräte
20. Hypothermiegeräte (Steuerung)
21. Herz-Lungen-Maschine
22. Laser-Chirurgie-Geräte
23. Blutfiltrationsgeräte
24. Externe Herzschrittmacher
25. Kernspintomographen

Gruppe 2, z.B. Herzschrittmacher oder energetisch betriebene medizinisch-technische Implantate, unterliegen jetzt dem Medizinproduktegesetz (☞ 5.5.2).

Gruppe 3 enthält energetisch betriebene medizinisch-technische Geräte, die nicht in der Anlage (zur Gruppe 1) aufgeführt sind und nicht der früheren Gruppe 2 zuzuordnen sind (z.B. Röntgengeräte, EKG- und EEG-Geräte, Laborgeräte, Sterilisatoren).

Gruppe 4 enthält alle sonstigen medizinisch-technischen Geräte (z.B. Beatmungsbeutel, handgetriebenes Blutdruckmeßgerät).

Bei der *Kombination* von zwei oder mehreren Geräten werden die Geräte gemeinsam der Gruppe zugeordnet, der das gefährlichste angehört.

Herstellung und Inverkehrbringen

Der 2. Abschnitt der Medizingeräteverordnung legt fest, daß nur medizinisch-technische Geräte in den Verkehr gebracht werden dürfen, die den Vorschriften dieser Verordnung und auch den Arbeitsschutz- und Unfallverhütungsvorschriften entsprechen.

Eine *Bauartzulassung* der zuständigen Behörde muß vorhanden sein. Alle Geräte müssen allgemein verständlich beschriftet und mit dem Namen oder der Firma des Herstellers, dem Typ und der Fabriknummer versehen sein. Eine Gebrauchsanweisung in deutscher Sprache muß beiliegen. Dort müssen alle notwendigen Angaben über Verwendungszweck, Funktionsweise, Kombinationsmöglichkeiten mit anderen Geräten, Reinigung, Desinfektion, Sterilisation, Zusammenbau, Funktionsprüfung und Wartung des Geräts enthalten sein.

Vorschriften für das Betreiben medizinisch-technischer Geräte

Der dritte, für den Anwender der Geräte wichtigste Abschnitt, enthält die Vorschriften für den Betrieb der Geräte. Alle medizinisch-technischen Geräte dürfen nur betrieben werden, wenn

- sie den vorher genannten Anforderungen entsprechen, zugelassen sind und keine Mängel aufweisen,
- die betreibenden Personen aufgrund ihrer Ausbildung oder ihrer Kenntnisse und praktischen Erfahrungen die Gewähr für eine sachgerechte Handhabung bieten und
- der Anwender sich vor der Anwendung von der Funktionssicherheit und dem ordnungsgemäßen Zustand des Geräts überzeugt hat.

Der Betreiber darf ein Gerät der Gruppe 1 erst in Betrieb nehmen, wenn der Hersteller oder Lieferant

- das Gerät am Betriebsort einer *Funktionsprüfung* unterzogen hat
- und den für den Betrieb des Geräts Verantwortlichen anhand der Gebrauchsanweisung in die Handhabung des Geräts eingewiesen hat.

Außerdem hat der Betreiber für die Einweisung seines Personals zu sorgen, denn die medizinisch-technischen Geräte der Gruppen 1 und 3 dürfen nur von Personen angewendet werden, die am Gerät unter Berücksichtigung der Gebrauchsanweisung in die sachgerechte Handhabung eingewiesen worden sind. Nur solche Personen dürfen einweisen, die auf Grund ihrer Kenntnisse und praktischen Erfahrungen für die Einweisung in die Handhabung dieser Geräte geeignet sind. Werden solche Geräte mit Zusatzgeräten zu Gerätekombinationen erweitert, ist die Einweisung des Personals auf die Kombinationen und deren Besonderheiten zu erstrecken.

Die bei der Bauartzulassung festgelegten *sicherheitstechnischen Kontrollen* und die *Wartung* der Geräte müssen im vorgeschriebenen Umfang, fristgerecht und von sachverständigem Personal ausgeführt werden. Der Betreiber trägt hierfür die Verantwortung. Funktionsausfälle, Störungen und Mängel bei sicherheitstechnischen Kontrollen oder Unfälle mit Personenschaden müssen der zuständigen Behörde mit einer genauen Beschreibung der Umstände unverzüglich angezeigt werden. Diese Vorschrift bezieht sich ebenfalls auf die Geräte der Gruppen 1 und 3.

Bestandsverzeichnis und Gerätebuch

Im 3. Abschnitt der Medizingeräteverordnung ist festgelegt, daß der Betreiber für die von ihm betriebenen medizinisch-technischen Geräte der Gruppen 1 und 3 ein Bestandsverzeichnis zu führen hat.

In das **Bestandsverzeichnis** sind für jedes einzelne Gerät folgende Angaben einzutragen:

- Name oder Firma des Herstellers
- Typ, Fabriknummer und Anschaffungsjahr
- Gerätegruppe
- Standort oder betriebliche Zuordnung

Für medizinisch-technische Geräte der Gruppe 1 hat der Betreiber ein Gerätebuch zu führen. Es muß dem Anwender jederzeit zugänglich sein.

In das **Gerätebuch** sind einzutragen:

- Zeitpunkt der Funktionsprüfung vor der erstmaligen Inbetriebnahme des Geräts
- Zeitpunkt der Einweisungen sowie die Namen der eingewiesenen Personen
- Zeitpunkt der Durchführung von vorgeschriebenen sicherheitstechnischen Kontrollen und von Instandhaltungsmaßnahmen sowie der Name der Person oder die Firma, die die Maßnahme durchgeführt hat

- Zeitpunkt, Art und Folgen von Funktionsstörungen und wiederholter gleichartiger Bedienungsfehler.

Weiter muß ein Abdruck der Bauartzulassungsbescheinigung beim Gerätebuch aufbewahrt werden.

Auch die Gerätebücher und die Gebrauchsanweisungen müssen so aufbewahrt werden, daß sie den mit der Anwendung beauftragten Personen und den zuständigen Behörden jederzeit zugänglich sind.

Die letzten Abschnitte der Medizingeräteverordnung befassen sich mit der Festlegung der Prüfungs- und Aufsichtsorgane und den Ordnungswidrigkeiten und Straftaten bei Nichtbeachtung der Verordnung.

5.5.2 Medizinproduktegesetz

Das *Gesetz über Medizinprodukte* (= Medizinproduktegesetz - MPG) ist am 1. Januar 1995 in Kraft getreten.

Zweck dieses Gesetzes ist es, den Verkehr mit Medizinprodukten zu regeln und dadurch für die Sicherheit, Eignung und Leistung der Medizinprodukte sowie die Gesundheit und den erforderlichen Schutz von Patienten, Anwendern und Dritten zu sorgen.

Medizinprodukte im Sinne dieses Gesetzes sind alle einzeln oder miteinander verbunden verwendeten Instrumente, Apparate, Vorrichtungen, Stoffe und Zubereitungen aus Stoffen oder andere Gegenstände einschließlich der für ein einwandfreies Funktionieren des Medizinproduktes eingesetzten Software, die vom Hersteller zur Anwendung für Menschen zum Zwecke der

- Erkennung, Verhütung, Überwachung, Behandlung oder Linderung von Krankheiten,
- Erkennung, Überwachung, Behandlung, Linderung oder Kompensierung von Verletzungen oder Behinderungen,
- Untersuchung, der Ersetzung oder der Veränderung des anatomischen Aufbaus oder eines physiologischen Vorgangs oder

- Empfängnisregelung

bestimmt sind.

Dieses Gesetz befaßt sich also mit allen medizinischen Gegenständen, Instrumenten und Apparaten, mit denen das Fachpersonal im beruflichen Alltag, aber auch der akut oder chronisch erkrankte Patient, der Behinderte oder Personen, die einer Krankheit oder Schwangerschaft vorbeugen wollen, in Kontakt kommen. Die Bandbreite dieser Produkte reicht vom Überwachungsgerät auf der Intensivstation über Herzschrittmacher, chirurgische Instrumente, Prothesen, chirurgisches Nahtmaterial, Spritzen und Pflaster bis zum Kondom. Das Arzneimittelgesetz, die Röntgenverordnung, das Strahlenschutzgesetz, die Medizingeräteverordnung und das Lebensmittel- und Bedarfsgegenständegesetz bleiben von diesem Gesetz unberührt, wurden aber in einigen Punkten entsprechend angepaßt.

Im folgenden werden die für den medizinischen Alltag wichtigsten Regelungen dieses umfangreichen Gesetzes angesprochen.

Die grundlegenden Anforderungen an ein Medizinprodukt, seine Anwendung und Inbetriebnahme legt das Bundesministerium für Gesundheit durch Rechtsverordnung im einzelnen fest. Es bestimmt auch das Verfahren zur *Klinischen Prüfung* eines solchen Produkts. Ein Bund/Länder-Ausschuß aus sachverständigen Personen berät dieses Ministerium hinsichtlich der Durchführung des Gesetzes auch im Hinblick auf Angelegenheiten der Europäischen Gemeinschaft.

Das *Bundesinstitut für Arzneimittel und Medizinprodukte* ist zuständig für die Bewertung hinsichtlich der technischen und medizinischen Anforderungen und der Sicherheit von Medizinprodukten.

Medizinprodukte dürfen nur verkauft, betrieben oder verwendet werden, wenn sie mit einer *CE-Kennzeichnung* (CE = Communauté Européenne) versehen sind. Diese muß, falls möglich, deutlich sichtbar und dauerhaft auf dem Medizinprodukt angebracht sein. Zur CE-Kennzeichnung gehört auch die Kennummer der benannten Stelle, welche nach entsprechender Prüfung die Berechtigung zu ihrem Führen ausgestellt hat.

Ein Medizinprodukt darf nicht in den Verkehr gebracht, betrieben oder verwendet werden, wenn der begründete Verdacht besteht, daß es die Sicherheit und Gesundheit von Patienten, Anwendern oder Dritten gefährdet, sein Verfallsdatum abgelaufen ist oder wenn es mit irreführenden Bezeichnungen versehen ist.

Das Bundesministerium für Gesundheit ist berechtigt, für Medizinprodukte eine Verschreibungspflicht oder Abgabebeschränkung vorzusehen.

Die im dritten Gesetzesabschnitt ausgeführten Vorschriften zur Klinischen Prüfung eines Medizinproduktes entsprechen in etwa denen des Arzneimittelgesetzes.

Aktive Medizinprodukte, also solche, die auf eine Stromquelle oder eine andere Energiequelle angewiesen sind, dürfen nur nach den allgemein anerkannten Regeln der Technik sowie den Arbeitsschutz- und Unfallverhütungsvorschriften errichtet, betrieben oder angewendet werden. Sie dürfen auch nur von Personen angewendet werden, die aufgrund ihrer Ausbildung oder ihrer Kenntnisse und praktischen Erfahrungen die Gewähr für eine sachgerechte Handhabung bieten.

Betriebe und Einrichtungen, die Medizinprodukte herstellen, klinisch prüfen oder erstmalig in den Verkehr bringen, müssen ihre Tätigkeit und die verantwortlichen Personen der zuständigen Behörde anzeigen und sich überwachen lassen.

Die bei der Anwendung von Medizinprodukten auftretenden Risiken oder Nebenwirkungen muß ein entsprechend ausgebildeter Sicherheitsbeauftragter des Herstellers sammeln, bewerten und erforderlichenfalls der zuständigen Behörde melden (Beobachtungs- und Meldesystem).

Die fachliche Information und die Einweisung in die Verwendung oder Anwendung von Medizinprodukten darf nur ein *Medizinprodukteberater* mit entsprechender Sachkenntnis und regelmäßiger Schulung durchführen.

Das Gesetz endet mit Straf-, Bußgeld- und Übergangsbestimmungen.

5.5.3 „Unfallverhütungsvorschrift Gesundheitsdienst"

Unfallverhütungsvorschriften sollen Unfallgefahren aufdecken und helfen, Unfälle zu vermeiden. Sie sind aber nur sinnvoll, wenn sie jeder genau kennt und einhält.

Die genaue Kenntnis und Einhaltung der *Feuerschutzordnung* in einem Krankenhaus trägt im Brandfall dazu bei, daß Fluchtwege und Notausgänge deutlich gekennzeichnet, bekannt und offen sind, die Feuerschutztüren rechtzeitig geschlossen und die Feuerwehrzufahrten frei sind. Ferner muß das Personal den genauen Alarmierungs- und Räumungsplan kennen und mit Feuerlöschern und Feuerdecken umgehen können.

Neben den allgemeinen gibt es im Bereich des Gesundheitsdienstes aber auch noch weitere spezielle Gefahren, die eine besondere Unfallverhütung erforderlich machen.

Zu Beginn seiner Ausbildung oder Berufstätigkeit sollte jeder die „Unfallverhütungsvorschrift Gesundheitsdienst" ausgehändigt bekommen, sich mit ihrem Inhalt vertraut machen und zur eigenen und der Sicherheit Dritter einhalten.

Die Allgemeinen Bestimmungen und die dazugehörigen Durchführungsanweisungen regeln:

- *Beschäftigungsvoraussetzungen*
Im Gesundheitsdienst dürfen nur Personen beschäftigt werden, die eine abgeschlossene Ausbildung in Berufen des Gesundheitswesens haben oder die von einer fachlich geeigneten Person unterwiesen sind und beaufsichtigt werden. Dies gilt insbesondere für die Bereiche persönliche Hygiene, Verhalten bei Infektionsgefährdung und Maßnahmen zur Desinfektion und Sterilisation.
- *Arbeitsmedizinische Vorsorgeuntersuchungen*
Diese müssen den Gesundheitszustand der beschäftigten Person entsprechend der Gefährdung regelmäßig überwachen.
- *Umgang mit Behandlungsgeräten*
Mit der Bedienung von medizinischen Geräten, die bei ihrer Anwendung zu einer Gefährdung von Beschäftigten oder Patienten führen können, darf der Unternehmer nur Personen betrauen, die in der Bedienung des jeweiligen Geräts unterwiesen und über die dabei möglichen Gefahren und deren Abwendung ausreichend unterrichtet sind. Die Betriebsanleitungen müssen jederzeit eingesehen werden können.
- *Immunisierung*
Die Beschäftigten müssen über die für sie in Frage kommenden Maßnahmen zur Immunisierung bei Aufnahme der Tätigkeit und bei gegebener Veranlassung unterrichtet werden (z.B. Hepatitis B-Impfung).
- *Übertragbare Krankheiten*
Der Unternehmer muß dafür sorgen, daß im Arbeitsbereich aufgetretene übertragbare Krankheiten, die für den Beschäftigten schwerwiegende Folgen haben können, unverzüglich dem Arzt mitgeteilt werden, der die arbeitsmedizinischen Vorsorgeuntersuchungen durchführt.
Bereits bei Verdacht auf eine übertragbare Krankheit muß der Unternehmer durch organisatorische und hygienische Maßnahmen dafür sorgen, daß der Kontakt zum Erkrankten auf möglichst wenige Beschäftigte beschränkt wird.
- *Händedesinfektion*
Den Beschäftigten müssen leicht erreichbare Händewaschplätze mit fließendem warmen und kalten Wasser, Direktspender mit hautschonenden Waschmitteln, Händedesinfektionsmitteln und geeignete Hautpflegemittel sowie Handtücher zum einmaligen Gebrauch zur Verfügung gestellt werden.
- *Schutzkleidung*
Der Unternehmer muß dem Beschäftigten geeignete Schutzkleidung in ausreichenden

Stückzahl zur Verfügung stellen, wenn die Kleidung mit Krankheitskeimen verschmutzt werden kann. Außerdem muß der Unternehmer bei entsprechender Gefährdung zur Verfügung stellen: dünnwandige oder feste flüssigkeitsdichte Handschuhe, flüssigkeitsdichte Schürzen und Fußbekleidung, Gesichts- und Kopfschutz.

Für die Desinfektion, Reinigung und Instandhaltung der Schutzkleidung muß der Unternehmer sorgen und eine getrennte Aufbewahrung der getragenen Schutzkleidung und der anderen Kleidung ermöglichen.

Vor Betreten der Aufenthalts- und Speiseräume muß getragene Schutzkleidung abgelegt werden.

- *Pipettieren*
  Flüssigkeiten dürfen nicht mit dem Mund pipettiert werden.
- *Hygieneplan*
  Der Unternehmer hat für die einzelnen Arbeitsbereiche entsprechend der Infektionsgefährdung Maßnahmen zur Desinfektion, Reinigung und Sterilisation sowie zur Ver- und Entsorgung schriftlich festzulegen und ihre Durchführung zu überwachen.
- *Reinigung von Arbeitsbereichen*
  Es müssen staubbindende Reinigungsverfahren angewendet werden. Wo dies nicht möglich ist, muß vor der Reinigung desinfiziert werden.
- *Reinigung von Instrumenten und Laborgeräten*
  Benutzte Instrumente und Laborgeräte müssen vor einer Reinigung desinfiziert werden, sofern bei der Reinigung die Gefahr von Verletzungen besteht.
- *Oberflächen von Geräten*
  Oberflächen von Geräten und Geräteteilen, die nicht nur einmal eingesetzt werden, müssen desinfizierbar sein.
- *Abfall*
  Spitze, scharfe und zerbrechliche Gegenstände dürfen nur sicher umschlossen in den Abfall gegeben werden.
- *Toiletten*
  Den Beschäftigten müssen gesonderte, für Patienten nicht zugängliche Toiletten zur Verfügung stehen.
- *Bewegungsbäder*
  Sie müssen so beschaffen sein, daß die Behandlung von einem Standort außerhalb des Wassers aus in arbeitsphysiologisch günstiger Körperhaltung durchgeführt werden kann.
- *Ultraviolett-Strahler*
  Sie dürfen die Haut und die Augen der Beschäftigten nicht schädigen. Eine gesundheitsgefährdende Einwirkung von Ozon muß ausgeschlossen sein. Der Einschaltzustand muß eindeutig erkennbar sein.
- *Arzneimittel und Hilfsstoffe der Medizin*
  Gesundheitsschädigende Einwirkungen von Arzneimitteln, Hilfsstoffen der Medizin und Desinfektionsmitteln auf die Beschäftigten müssen verhindert werden.

In *Arbeitsbereichen mit erhöhter Infektionsgefährdung* gelten zusätzliche Bestimmungen:

- Jugendliche unter 16 Jahren dürfen dort nicht beschäftigt werden. Über 16 Jahren nur dann, wenn dies zur Erreichung ihres Ausbildungsziels erforderlich ist und ihr Schutz durch die Aufsicht eines Fachkundigen gewährleistet ist.
- Reinigungs-, Wartungs- und Instandsetzungspersonal, also nichtmedizinisches Personal, muß über die Infektionsgefährdung unterrichtet werden.
- An den Handwaschplätzen müssen Wasserarmaturen installiert sein, die ohne Berühren mit der Hand benutzt werden können.
- An Händen und Unterarmen dürfen keine Schmuckstücke, Uhren und Eheringe getragen werden.
- Essen, Trinken und Rauchen ist nicht erlaubt. Zur Einnahme von Lebensmitteln muß ein leicht erreichbarer Raum zur Verfügung stehen.
- Die Fußböden müssen flüssigkeitsdicht, desinfizierbar und leicht zu reinigen sein. Die Wände müssen feucht zu reinigen und zu desinfizieren sein.

Zusätzliche Bestimmungen für bestimmte Unternehmen:
- *Benutzte Wäsche* aus den Arbeitsbereichen ist unmittelbar in ausreichend widerstandsfähigen und dichten Behältern zu sammeln und so zu transportieren, daß Beschäftigte den Einwirkungen von Krankheitskeimen nicht ausgesetzt sind. Für die Lagerung von größeren Mengen gefüllter Behältnisse muß ein besonderer Raum oder ein Behälter, der feucht zu reinigen und zu desinfizieren ist, zur Verfügung stehen.
- Bei zentralen Desinfektionsanlagen müssen deren Eingabeseite (unreine Seite) und die Ausgabeseite (reine Seite) räumlich voneinander getrennt sein. In der Eingabeseite muß Desinfektionsgut kurzzeitig gelagert werden können.
Die Beschäftigten müssen vor dem Verlassen der unreinen Seite die Schutzkleidung einschließlich der Schutzschuhe ablegen und die Hände desinfizieren.
- *Abfall*
  - *Infektiöser Abfall* muß vor dem Transport desinfiziert oder sicher umschlossen und gekennzeichnet werden.
  - *Anderer Abfall* aus Behandlungs- und Untersuchungsräumen, aus Kranken- und Pflegestationen und aus Laboratorien ist unmittelbar in ausreichend widerstandsfähigen, dichten und erforderlichenfalls feuchtigkeitsbeständigen Einwegbehältern zu sammeln. Diese sind vor dem Transport zu verschließen.
- Abwurfschächte für Abfälle und benutzte Wäsche sowie nachgeschaltete automatische Transport- und Absaugsysteme müssen so beschaffen sein und betrieben werden, daß eine Gefährdung durch austretende Krankheitskeime vermieden wird. Sie müssen außerdem zu entwesen und zu desinfizieren sein.
In Abwurfschächte dürfen Abfall und benutzte Wäsche nur in widerstandsfähigen und dichten Sammelbehältnissen eingebracht werden.
- Zum Heben und Umlagern von Patienten müssen leicht bedienbare, stand- und fahrsichere Hebevorrichtungen oder sonstige geeignete Hilfsmittel bereitstehen und verwendet werden.
- Benommene und unruhige Patienten müssen gegen Herausfallen aus den Betten gesichert sein.

Die „Unfallverhütungsvorschrift Gesundheitsdienst" ist am 1. Oktober 1982 in Kraft getreten. Die Durchführungsanweisungen wurden in den folgenden Jahren den aktuellen Umständen angepaßt. Für die Einhaltung der Unfallverhütungsvorschriften sollte sich jeder persönlich verantwortlich fühlen.

Offiziell verantwortliche Personen und Institutionen zur Überwachung der Unfallverhütungsvorschriften sind:
- der Betriebsarzt
- die Hygienefachkraft
- der Sicherheitsingenieur oder andere Fachkräfte für Arbeitssicherheit
- das Gewerbeaufsichtsamt
- der Arbeitsschutzausschuß

5.6 Gesetzlicher Strahlenschutz

Die Entdeckung der Röntgenstrahlen im Jahre 1895 durch den Würzburger Physik-Professor WILHELM CONRAD RÖNTGEN brachte für die Medizin einen entscheidenden Fortschritt auf den Gebieten der Diagnostik und der Therapie.

Leider stellte sich schon bald heraus, daß die Röntgenstrahlen und die von radioaktiven Substanzen ausgesandten Strahlen bei unkontrollierter Anwendung erhebliche Gesundheitsschäden sogar mit Todesfolge hervorrufen können. Schutzmaßnahmen mußten gefunden und vorgeschrieben werden.

Bereits 1905 wurden erste Forderungen nach einer einheitlichen gesetzlichen Regelung des Strahlenschutzes laut und erste Leitsätze und Toleranzdosen festgelegt.

In den letzten Jahrzehnten entstanden weltweit zahlreiche internationale Organisationen, die sich mit Strahlenschutzproblemen bei allen nur denkbaren Anwendungsbereichen befassen.

Bei uns in der Bundesrepublik Deutschland sind für den Strahlenschutz im Bereich der Medizin wichtig:
- die *Röntgenverordnung* (RöV),
- die *Strahlenschutzverordnung* (StrlSchV).

Mit diesen Verordnungen soll erreicht werden:
- daß die Zahl der Personen, die Strahlen anwenden dürfen, begrenzt bleibt,
- daß alle Personen, die mit Strahlung umgehen, die gesundheitlichen Voraussetzungen und erforderlichen Fachkenntnisse mitbringen,
- daß die Patienten, das Personal und die Umwelt keinen unnötigen Strahlenbelastungen ausgesetzt werden („so wenig wie möglich").

5.6.1 Röntgenverordnung

Die neue Röntgenverordnung = RöV = Verordnung über den Schutz vor Schäden durch Röntgenstrahlen ist am 1.1.1988 in Kraft getreten. Die Neuordnung dieser Regelung war notwendig geworden, weil es in den letzten Jahren wichtige Weiterentwicklungen auf dem Gebiet des Strahlenschutzes gegeben hat und eine Anpassung an internationale Empfehlungen und Richtlinien (z.B. von EURATOM, der EG und der Internationalen Strahlenschutzkommission) vorgenommen werden mußte.

Wichtige Bestimmungen für den Betrieb einer Röntgen-Einrichtung
- Wer eine Röntgenanlage betreiben will, muß eine Genehmigung dazu haben. Wenn das Röntgengerät seiner Bauart nach schon behördlich zugelassen ist, genügt die Anzeige der Inbetriebnahme.
- Das Röntgengerät muß eine optimale Bildqualität bei möglichst geringer Strahlenbelastung erreichen.
- Die volle Verantwortung für die Durchführung und Einhaltung des Strahlenschutzes übernimmt der *Strahlenschutzverantwortliche*. Das ist meist der Betreiber der Anlage, z.B. der Röntgenarzt oder bei Krankenhäusern der Träger. Er muß dafür sorgen, daß jede Strahlenexposition von Menschen so gering wie möglich gehalten wird und unnötige Strahlenexposition vermieden wird.
- Um diese Aufgabe bestmöglich zu erfüllen, benennt der Strahlenschutzverantwortliche *Strahlenschutzbeauftragte,* denen er die Verantwortung überträgt.
- Der Strahlenschutzbeauftragte muß einen Nachweis der für den Strahlenschutz erforderlichen Fachkunde erbringen. Diese Fachkunde muß in vorgeschriebenen Strahlenschutzkursen mit Abschlußprüfung erworben werden.
- Die Räume, in denen Röntgeneinrichtungen betrieben werden, müssen allseitig umschlossen sein. Zwei voneinander getrennte Bereiche sind gesetzlich vorgeschrieben:

Kontrollbereich

Bereiche, in denen Personen im Kalenderjahr höhere Körperdosen aus Ganzkörperexposition (ohne Schutzkleidung) als 15 mSv erhalten können, sind *Kontrollbereiche*.

Sie müssen abgegrenzt und deutlich sichtbar gekennzeichnet sein, mindestens mit den Worten: „Kein Zutritt – Röntgen". Besser wäre, „Vorsicht Röntgenstrahlung – Zutritt verboten" zu schreiben und das internationale Symbol für ionisierende Strahlung (schwarzer Strahlenstern auf gelbem Grund) anzubringen.

Der *Zutritt* zu den Kontrollbereichen ist den zu untersuchenden Patienten und dem Bedienungspersonal gestattet und muß vom Strahlenbeauftragten überwacht werden.

Wenn nicht durch Daueinrichtungen (z.B. Abschirmwände) ein ausreichender Schutz gewährleistet ist, müssen alle Personen im Kontrollbereich *ausreichende Schutzkleidung* tragen.

Alle im Kontrollbereich arbeitenden Personen sind verpflichtet, *Strahlendosimeter* bei sich zu tragen (unter der Schutzkleidung). Der Kontrollbereich darf nicht betreten werden von Schwangeren (ausgenommen zur Untersuchung) und von Personen unter 18 Jahren.
Ausnahme: zur Untersuchung und ab 16 Jahren zur Ausbildung unter ständiger Aufsicht und Anleitung eines Fachkundigen.

Betrieblicher Überwachungsbereich

Er grenzt an den Kontrollbereich an. Hier können Personen im Kalenderjahr aus Ganzkörperexposition ohne Schutzkleidung Körperdosen zwischen 5–15 mSv erhalten. Auch hier dürfen sich nur Personen aufhalten, die dort arbeiten müssen oder ausgebildet werden.

Qualitätssicherungsmaßnahmen

- Abnahmeprüfu*ng:*
  Vor der Inbetriebnahme einer Röntgeneinrichtung muß eine Abnahmeprüfung durch den Hersteller oder Lieferanten erfolgen, die sicherstellt, daß die Bildqualität optimal und die erforderliche Strahlenbelastung so gering wie möglich ist. Die dabei ermittelten technischen Daten werden aufgezeichnet und aufbewahrt.
  In Zeitabständen von längstens fünf Jahren muß diese Prüfung durch einen von der zuständigen Behörde bestimmten Sachverständigen (z.B. TÜV) wiederholt werden.
- *Konstanzprüfung:*
  Mindestens monatlich muß durch die Konstanzprüfung festgestellt werden, ob die Bildqualität noch den Angaben der letzten Abnahmeprüfung entspricht. Falls dies nicht mehr der Fall ist, muß die Störung unverzüglich beseitigt werden.

Über beide Prüfungen müssen Aufzeichnungen gemacht und auf Verlangen zusammen mit den Röntgenbildern einer Kontrollinstanz, die den Ärztekammern untersteht, vorgelegt werden.

Anwendung von Röntgenstrahlen auf den Menschen

Folgende Personen dürfen in Ausübung ihres Berufs Röntgenstrahlen auf den Menschen anwenden:

- *Approbierte Ärzte und Zahnärzte*, wenn sie Fachkunde im Strahlenschutz durch vorgeschriebene Kurse und Prüfungen erworben haben.
- Approbierte Ärzte und Zahnärzte, wenn sie über die erforderlichen Kenntnisse im Strahlenschutz verfügen, unter ständiger Aufsicht und Verantwortung einer in Punkt 1 genannten Person.
- Personen, die zur Führung der Berufsbezeichnung: *Medizinisch-technische(r) Radiologieassistent(in)* berechtigt sind. Sie haben die erforderliche Fachkunde bereits durch ihre Berufsausbildung erworben.
- *Hilfskräfte* unter ständiger Aufsicht und Verantwortung einer in Punkt 1 genannten Person und wenn sie über die für diese Tätigkeit erforderlichen Kenntnisse im Strahlenschutz verfügen. Hilfskräfte sind z.B. Arzthelferinnen, Zahnarzthelferinnen, (Kinder)krankenschwestern, (Kinder)krankenpfleger, Medizinisch-technische Laboratoriumsassistenten(innen).

Die **Kenntnisse im Strahlenschutz** können durch die Teilnahme an einem zweiteiligen Kurs mit Abschlußprüfung erworben werden. Der erfolgreiche Teilnehmer erhält eine Bescheinigung. Diese Bescheinigung ist für jegliche Tätigkeit in der Röntgendiagnostik und Röntgentherapie erforderlich.

Diese Kurse werden von verschiedenen Stellen, z.B. der Ärztekammer, angeboten. Die Bundesanstalt für Arbeitsschutz hat zum Umfang dieser Fortbildung eine *Richtlinie Fachkunde und Kenntnisse im Strahlenschutz für den Betrieb von Röntgen-Einrichtungen in der Medizin, Zahnmedizin und Tiermedizin* nach der Röntgenverordnung vom 8. 1. 1987 herausgegeben:

- Röntgenbilder dürfen **nur auf ärztliche Anordnung** und wenn sie für die Diagnostik *unbedingt erforderlich* sind angefertigt wer-

den. Dasselbe gilt sinngemäß für die Röntgentherapie.
- Die Strahlendosis muß so gering wie möglich gehalten werden. Grenzwerte dürfen nicht überschritten werden. Der Körperabschnitt, der geröntgt werden soll, muß genau eingeblendet werden. Die übrigen Körperbereiche, insbesondere die Keimdrüsen, müssen bestmöglich vor der Strahlung geschützt werden.
- Besondere Vorsichtsmaßnahmen müssen wegen der hohen Strahlenbelastung bei Durchleuchtungen und Behandlungen mit Röntgenstrahlen beachtet werden. Hierfür dürfen auch nur speziell geeignete Röntgen-Einrichtungen eingesetzt werden.
- Vor der Röntgenuntersuchung müssen frühere Anwendungen von ionisierenden Strahlen (den Patienten nach dem *Röntgennachweisheft* fragen, das jeder Patient freiwillig führen kann) und bei Frauen im gebärfähigen Alter das Bestehen einer *Schwangerschaft* (sicherheitshalber nach dem Datum der letzten Menstruation fragen) erfragt und aufgezeichnet werden.
- Über die Röntgenaufnahme müssen Zeitpunkt, Art der Anwendung, untersuchte Körperregion und Angaben zur Ermittlung der Körperdosis aufgezeichnet werden. Diese Aufzeichnungen müssen auf Wunsch dem Patienten kostenlos in Abschrift ausgehändigt werden oder in sein Röntgennachweisheft, wenn er es vorlegt, eingetragen werden.
- *Aufzeichnungen über Röntgenbehandlungen müssen 30 Jahre, Röntgenaufnahmen und die dazugehörigen Aufzeichnungen 10 Jahre nach der letzten Untersuchung aufbewahrt werden.*
- Um Doppeluntersuchungen zu vermeiden, müssen nachbehandelnden Ärzten die bereits angefertigten Röntgenaufnahmen vorübergehend überlassen werden.

Vorschriften über die Strahlenexposition

- Beruflich strahlenexponierte Personen werden in zwei Kategorien eingeteilt: *Kategorie A* umfaßt Personen, die z.B. im Operationssaal viele Durchleuchtungen durchführen müssen oder auf andere Weise höheren Strahlendosen ausgesetzt sind. Alle übrigen, im Strahlenbereich tätigen Personen gehören der *Kategorie B* an.
- Die Körperdosis wird durch ein von der zuständigen Meßstelle bereitgestelltes *Dosimeter* (z.B. Filmplakette) ermittelt. Dieses Dosimeter muß bei Aufenthalt im Kontrollbereich an der Rumpfvorderseite getragen werden.
Die Dosimeter werden üblicherweise monatlich bei der zuständigen Meßstelle zur Ablesung eingereicht. Jeder Mitarbeiter kann am Jahresende seine erhaltene Gesamtdosis erfragen. Die Meßstelle muß die Ergebnisse 30 Jahre lang aufbewahren.
- Für die *Gesamtkörperdosis* sind höchstzulässige Grenzwerte festgelegt, die teilweise niedriger als in früheren Verordnungen angesetzt wurden.
- Beim Überschreiten der Grenzwerte um mehr als das Zweifache muß die betroffene Person sofort einem ermächtigten Arzt vorgestellt werden. Der Sachverhalt muß auch der zuständigen Behörde gemeldet werden, die dann die entsprechenden Maßnahmen ergreift.
- Strahlenexponierte Personen der Kategorie A müssen jährlich ärztlich untersucht werden. Sie erhalten dann, falls keine gesundheitlichen Bedenken bestehen, eine Bescheinigung, daß sie für 12 Monate im Strahlenbereich weiterbeschäftigt werden dürfen.
- Personen, die sich berufsbedingt im Kontrollbereich aufhalten oder Röntgenstrahlen anwenden, müssen halbjährlich belehrt werden über die Arbeitsmethoden, die möglichen Gefahren, die anzuwendenden Schutzmaßnahmen usw. Über Zeitpunkt und Inhalt der Belehrung müssen Aufzeichnungen angefertigt werden. Diese müssen von den belehrten Personen unterschrieben und fünf Jahre aufbewahrt werden.

5.6.2 Strahlenschutzverordnung

Die Strahlenschutzverordnung = StrlSchV = *Verordnung über den Schutz vor Schäden durch ionisierende Strahlen* aus dem Jahre 1976 regelt den Umgang mit radioaktiven Stoffen und den Betrieb von medizinischen Beschleunigeranlagen.

Radioaktive Stoffe werden in der Medizin für Diagnostik (Nuklearmedizinische Untersuchungen, z.B. Szintigraphie von Schilddrüse, Knochen oder Nieren) und **Therapie** (Krebsbestrahlungen) eingesetzt.

Da bei der therapeutischen Bestrahlung *mit sehr hohen Strahlendosen* gearbeitet wird, und dadurch auch die Streustrahlung wesentlich höher ist, müssen hierbei die Schutzmaßnahmen für Patient und Personal umfangreicher sein und aufs sorgfältigste beachtet werden.

Dies setzt beim Personal gute Fachkenntnisse und die strenge Aufsicht durch Fachkundige voraus.

Weitere Probleme ergeben sich aus der Aufbewahrung der radioaktiven Stoffe, da deren Strahlung nicht wie beim Röntgengerät abgeschaltet werden kann.

Die Grundsätze, Ziele und Vorschriften der Strahlenschutzverordnung sind der zumeist höheren Strahlungsenergie angepaßt, aber in den wesentlichen Punkten denen der Röntgenverordnung ähnlich. Es sollen daher nur noch die unterschiedlichen Regelungen angesprochen werden:

- Der Umgang mit radioaktiven Substanzen bedarf immer der Genehmigung durch die zuständige Behörde.
- Personen unter 18 Jahren, schwangere und stillende Frauen dürfen mit offenen radioaktiven Stoffen nicht umgehen.
- Innerhalb von zwei Monaten vor Beginn des Umgangs mit offenen radioaktiven Substanzen muß eine Untersuchung bei einem von der Behörde ermächtigten Arzt erfolgt sein, die gesundheitliche Bedenken gegen eine derartige Tätigkeit ausschließt. Weitere regelmäßige Kontrolluntersuchungen müssen je nach Strahlenexposition folgen und deren Ergebnisse in einer *Gesundheitsakte* verzeichnet werden.
- Zusätzlich zum amtlichen Filmdosimeter muß vom Personal ein *Stabdosimeter* getragen werden. Dieses Stabdosimeter kann jederzeit während der Arbeitszeit auch vom Träger selbst abgelesen werden und teilt die aktuelle Strahlenbelastung mit. Die Meßwerte müssen täglich aufgezeichnet werden.
- Beim Umgang mit offenen radioaktiven Substanzen besteht die Gefahr der *Kontamination* („Verschmutzung" mit radioaktiven Substanzen). Um diese rechtzeitig festzustellen, müssen insbesondere vor Verlassen des Arbeitsplatzes Kontrollmessungen (auch an Händen und Füßen) durchgeführt werden.
Essen, Trinken und Rauchen am Arbeitsplatz sind wegen der Gefahr der Aufnahme von radioaktiver Substanz streng verboten.
- Für Lagerung, Beförderung und Entsorgung radioaktiver Substanzen gelten besondere Vorschriften, die zum Wohle der Patienten, des Personals und der Umwelt streng eingehalten werden müssen.
Über den Einkauf radioaktiver Stoffe, die verarbeitete Menge und den radioaktiven Abfall muß genau Buch geführt werden.
- Jede *Applikation von radioaktiver Substanz* an Patienten muß mit Datum, Applikationsort, Strahlungsquelle und verabreichter Dosis genauestens vermerkt werden. Diese Unterlagen müssen 30 Jahre lang aufbewahrt werden.
- Zu beachten ist, daß Patienten, die mit radioaktiven Stoffen behandelt werden oder denen radioaktives Material zur inneren Bestrahlung verabreicht wurde, selbst zu *Strahlungsquellen* werden und ihre Umgebung dann zum *Kontrollbereich* wird.
- Die Ausscheidungen von Patienten, die mit radioaktiven Substanzen behandelt wurden oder Strahlungsquellen noch in sich tragen, sind ebenfalls radioaktiv und müssen bei höheren Strahlungswerten gesondert entsorgt werden. Dies gilt auch im Todesfall unter Umständen für die Leiche.

Unabhängig von allen gesetzlichen Verordnungen sollte jeder, der mit Strahlung umgeht, zum persönlichen Schutz stets die *drei allgemeinen Regeln* des praktisch durchgeführten Strahlenschutzes beachten:

A = Abstand halten
A = Abschirmung verwenden
A = Aufenthaltszeit begrenzen.

5.7 Geburt und Tod; Unterbringungsgesetz

5.7.1 Personenstandsgesetz

Das *Personenstandsgesetz* (PStG) und die *Verordnung zur Ausführung des Personenstandsgesetzes* regeln die **Anzeigepflicht** von Geburt, Tod, Heirat, Namensänderung und Ehescheidung.

Geburtenbücher, Sterbebücher, Heiratsbücher und Familienbücher werden auf den **Standesämtern** von den Standesbeamten geführt.

Geburtsanzeige

Die Geburt muß innerhalb einer Woche beim Standesamt des Bezirks, in dem die Geburt erfolgte, angezeigt werden.

Die mündliche Geburtsanzeige, die meist vom ehelichen Vater des Kindes vorgenommen wird, aber auch von jeder anderen Person gemacht werden kann (z.B. Mutter, Hebamme, Arzt usw.), muß umfassen:

- die Vornamen und Familiennamen der Eltern, ihren Beruf, Wohnort und Religionszugehörigkeit (bei ehelichen Kindern Vorlage der Heiratsurkunde oder des Familienbuches, bei nichtehelichen Kindern Vorlage der Geburtsurkunde der Mutter),
- Ort, Tag und Stunde der Geburt,
- Geschlecht des Kindes,
- den oder die Vornamen des Kindes (kann auch erst innerhalb eines Monats festgelegt werden),
- Vorname und Familienname, Beruf und Wohnort des Anzeigenden.

In öffentlichen Krankenhäusern und Entbindungskliniken sind der Leiter der Anstalt oder die von der zuständigen Behörde dazu ermächtigten Beamten oder Angestellten verpflichtet, die Geburt schriftlich anzuzeigen.

Angezeigt werden müssen:

- *Lebendgeburten*:
  Eine Lebendgeburt liegt vor, wenn bei einem Kinde nach der Scheidung vom Mutterleib entweder das Herz geschlagen oder die Nabelschnur pulsiert oder die natürliche Lungenatmung eingesetzt hat.
- *Totgeborene oder unter der Geburt verstorbene Kinder*:
  Hat sich keines der oben angeführten Lebenszeichen gezeigt und beträgt das Gewicht der Leibesfrucht mehr als 500 Gramm, gilt sie als ein totgeborenes oder unter der Geburt verstorbenes Kind. (Hier muß die Anzeige beim Standesamt spätestens am folgenden Werktag erfolgen.)

Nicht angezeigt werden muß eine *Fehlgeburt*:
Hat sich keines der oben genannten Lebenszeichen gezeigt, und beträgt das Gewicht der Leibesfrucht weniger als 500 Gramm, so ist die Frucht eine Fehlgeburt.

Durch die Fortschritte der Intensivmedizin für Frühgeborene wurde das Grenzgewicht zur Unterscheidung von Totgeburt und Fehlgeburt durch eine Änderung des Personenstandsgesetzes vom April 1994 von bisher 1000 Gramm auf jetzt 500 Gramm reduziert.

Todesanzeige

Ein Todesfall muß spätestens am folgenden Werktag bei dem Standesamt angezeigt werden, in dessen Bereich die Person gestorben ist.

Zur persönlichen und mündlichen Anzeige sind in dieser Reihenfolge verpflichtet:
- nächste Angehörige,
- Personen, in deren Wohnung sich der Sterbefall ereignet hat,
- jede Person, die beim Tode zugegen war oder vom Sterbefall aus eigener Wissenschaft unterrichtet ist,
- die Gemeinde, wenn kein Anzeigenpflichtiger vorhanden ist.

Die mündliche Todesanzeige muß umfassen:
- Vorname und Familienname, Beruf und Wohnung des Verstorbenen, Tag und Ort seiner Geburt, Religionszugehörigkeit (Vorlage des Personalausweises oder Reisepasses des Verstorbenen und seiner Geburtsurkunde),
- Vorname und Familienname des Ehegatten (Vorlage der Heiratsurkunde) oder ein Hinweis, daß der Verstorbene nicht verheiratet war,
- Ort, Tag und Stunde des Todes (Vorlage des Totenscheins),
- Vorname, Familienname und Wohnort der Eltern des Verstorbenen,
- Vorname, Familienname, Beruf und Wohnort des Anzeigenden.

Sterbefälle in Krankenhäusern oder ähnlichen Einrichtungen müssen vom Leiter der Anstalt oder den von der zuständigen Behörde ermächtigten Beamten oder Angestellten schriftlich angezeigt werden.

5.7.2 Bestattungsgesetz (BestG)

Die Vorschriften über die Leichenschau, die Behandlung der Leichen vor der Bestattung, die Art, den Zeitpunkt, den Ort und die Durchführung der Bestattung, die Bestattungseinrichtungen und die Ruhezeiten sind im Bestattungsgesetz enthalten.

Dieses Gesetz ist 1971 in Kraft getreten und wurde durch mehrere nachfolgende *Durchführungsverordnungen* ergänzt.

Die wichtigsten Regelungen lauten:

- Jede Leiche *muß bestattet werden* und zwar durch Beisetzung in einer Grabstätte (*Erdbestattung*) oder durch Einäscherung in einer Feuerbestattungsanlage und Beisetzung der in einer festen Urne verschlossenen Aschenreste in einer Grabstätte (*Feuerbestattung*).
- Totgeborene und unter der Geburt verstorbene Kinder müssen bestattet werden. Fehlgeburten können auf Wunsch der Eltern bestattet werden. Die Gemeinden als Träger der Bestattungseinrichtungen sind verpflichtet, dies zuzulassen.
- Leichen und Urnen müssen bis auf wenige genehmigungspflichtige Ausnahmen in Friedhöfen beigesetzt werden
- Für Art, Ort und Durchführung der Bestattung ist der Wille des Verstorbenen zu berücksichtigen. Ist dieser Wille nicht nachweisbar, bestimmen dies die Angehörigen, die für die Bestattung zu sorgen haben.
- Jede Leiche muß vor der Bestattung zur Feststellung des Todes, der Todesart und der Todesursache von einem Arzt untersucht werden (☞ 5.6.3.).
- Mit Leichen und Aschenresten Verstorbener darf nur so verfahren werden, daß keine Gefahren, insbesondere für die Gesundheit, zu befürchten sind und die *Würde des Verstorbenen* und das *sittliche Empfinden der Allgemeinheit* nicht verletzt werden.
- Die Gemeinden sind verpflichtet, Friedhöfe nach den vorgeschriebenen baulichen Voraussetzungen herzustellen und zu unterhalten.
- Die Ruhezeit für Leichen ist nach Anhörung des Gesundheitsamtes unter Berücksichtigung der Verwesungsdauer festzusetzen. Sie hängt von der Bodenbeschaffenheit des Friedhofs ab.
- Für die Bestattung und die ihr vorausgehenden notwendigen Verrichtungen haben die Angehörigen zu sorgen.
- Eine Erdbestattung darf erst vorgenommen werden, wenn
  – der Arzt die Todesbescheinigung ausgestellt hat;

- der Standesbeamte auf der Todesbescheinigung die Beurkundung des Sterbefalls vermerkt hat;
- bei nicht natürlichem Tod oder wenn die Leiche eines Unbekannten aufgefunden wird, die schriftliche Genehmigung der Staatsanwaltschaft oder des Richters beim Amtsgericht vorliegt.
- Für die Feuerbestattung gelten dieselben Voraussetzungen wie für die Erdbestattung. Außerdem muß die für den Sterbeort zuständige Polizeidienststelle bestätigen, daß ihr keine Anhaltspunkte für einen unnatürlichen Tod bekannt sind.
- Die Bestattung ist frühestens 48 Stunden nach Eintritt des Todes zulässig. Spätestens 120 Stunden nach Eintritt des Todes muß die Bestattung erfolgt sein. Aus besonderen Gründen können diese Zeiten aber geändert werden, wie z.B. gesundheitliche Gründe, Überführung, Obduktion, Feiertage.
- Die Träger von Friedhöfen und Feuerbestattungsanlagen müssen *Bestattungsverzeichnisse* führen.
- Wenn der Verstorbene vor seinem Tode an einer nach dem Bundesseuchengesetz meldepflichtigen, übertragbaren Krankheit gelitten hat oder der Verdacht dazu bestand, müssen die vorgeschriebenen Schutzmaßnahmen beachtet werden.
- Für die Einhaltung der Bestimmungen des Bestattungsgesetzes müssen die Gemeinden und die Landratsämter sorgen.

5.7.3 Leichenschau und Obduktion

✓ **Fall:** Fritz Fröhlich genießt das Leben in vollen Zügen. Er ist einem guten Tropfen und feuchtfröhlichen Zechgelagen nicht abgeneigt und nimmt auch die eheliche Treue nicht so genau. Dies hat schon oft zu heftigen Auseinandersetzungen mit seiner Ehefrau geführt.
Eines Tages wird Fritz Fröhlich in seinem Garten leblos aufgefunden. Frau Fröhlich ruft den Hausarzt Dr. Heiler, der Fritz Fröhlich schon seit Jahren wegen einer Verengung der Herzkranzgefäße behandelt und jetzt den eingetretenen Tod feststellt. Äußerlich ist die Leiche unversehrt und Dr. Heiler will bereits auf der Todesbescheinigung als Todesursache „Herzinfarkt" eintragen, den er bei der Grunderkrankung und dem Lebenswandel Herrn Fröhlich schon öfters vorausgesagt hatte.
In dem Moment kommt die Nachbarin und behauptet: „Der Fritz ist doch von seiner Frau vergiftet worden, das hat sie doch schon einmal versucht."
Durch diese Worte verunsichert kreuzt Dr. Heiler auf der Todesbescheinigung an: „nicht aufgeklärt, ob natürlicher oder unnatürlicher Tod" und ruft die Polizei. Diese beschlagnahmt die Leiche und der Staatsanwalt ordnet eine Obduktion an. Frau Fröhlich ist empört! Zu recht? Hat Dr. Heiler richtig gehandelt?

Das *Leichenschaurecht* ist *Länderrecht* und nicht bundeseinheitlich geregelt.

In allen Bundesländern einheitlich ist die Leichenschau eine *ärztliche Aufgabe und Pflicht* und muß vor der Bestattung zur Feststellung des Todes, der Todesart und der Todesursache durchgeführt werden.

Die weiteren Ausführungen beziehen sich auf die *Vorschriften im Bestattungsrecht* (☞ 5.6.2.) und das Länderrecht in Bayern. Zur Leichenschau und Ausstellung der Todesbescheinigung verpflichtet ist jeder Arzt, der in dem Gebiet der Kreisverwaltungsbehörde, in dem sich die Leiche befindet, niedergelassen ist.

Diese Verpflichtung gilt auch zur Nachtzeit und an Sonn- und Feiertagen. Auch die Notärzte und bei Todesfällen im Krankenhaus die dort tätigen Ärzte haben die Pflicht, die Leichenschau durchzuführen und eine Todesbescheinigung auszustellen. Berechtigt dazu ist jeder approbierte Arzt.

Zur Veranlassung der Leichenschau verpflichtet sind die Angehörigen und Sorgeberechtigten, die leitenden Abteilungsärzte der

Krankenhäuser, und die Leiter von Heimen, Gefängnissen, Lagern usw..

Damit im Falle eines unnatürlichen Todes oder eines Scheintodes nicht wertvolle Zeit verloren geht, muß die Leichenschau *unverzüglich veranlaßt* werden.

Aufgaben der Leichenschau sind:

- Feststellung des eingetretenen Todes:
  Der Tod ist festgestellt, wenn mindestens eines der drei sicheren Todeszeichen zuverlässig nachgewiesen ist. *Sichere Todeszeichen sind*:
  - **Leichenflecke**
    Sie kommen nach Kreislaufstillstand durch das Absacken des Blutes in die mittleren und unteren Körperbereiche zustande. Sie treten frühestens nach 20–30 Minuten beidseits des Halses auf und bilden sich dann weiter fortschreitend je nach Körperlage an den tief gelegenen Stellen aus.
    Die volle Ausprägung findet sich nach sechs bis zwölf Stunden. Nach 12–20 Stunden lassen sie sich auch nicht mehr wegdrücken.
  - **Totenstarre**
    Sie ist durch Veränderungen an der Muskulatur verursacht und breitet sich beginnend im Kieferbereich nach unten aus. Sie beginnt etwa zwei Stunden nach Todeseintritt und ist nach sechs bis zwölf Stunden voll ausgeprägt. Drei bis vier Tage nach Todeseintritt beginnt sie sich bei normaler Umgebungstemperatur wieder zu lösen.
  - **Fäulnisveränderungen**
    Sie beginnen mit einer Trübung der Hornhäute und Grünverfärbung im Unterbauch und schreiten umso rascher fort, je höher die Umgebungstemperatur ist.
- Festlegung des Todeszeitpunktes:
  Er kann durch Aussagen von Zeugen des Todeseintrittes oder schätzungsweise in den ersten Stunden durch die Bestimmung der Körpertemperatur und später durch das Fortschreiten der Todeszeichen ermittelt werden.
- Ermittlung der Todesursache:
  Hier treten häufig Schwierigkeiten auf, vor allem, weil in vielen Fällen der zur Leichenschau gerufene Arzt den Verstorbenen und seine Lebensumstände gar nicht kennt. Die Vorgeschichte und die Befragung der Umgebung über das Todesgeschehen können wichtige Anhaltspunkte geben. Um Gewalteinwirkungen und Verbrechensfolgen nicht zu übersehen, sollte die Leiche in unbekleidetem Zustand genauestens untersucht werden.
- Entscheidung, ob es sich um einen natürlichen oder nicht natürlichen Tod handelt. Für die mögliche Entdeckung von Verbrechen werden hier oft die entscheidenden Weichen gestellt. Bei Fehlentscheidungen könnten Verbrechen unter Umständen für immer unaufgedeckt bleiben.

Ein **natürlicher Tod** liegt vor, wenn eine natürliche Todesursache sicher festgestellt werden kann. Ein **nicht natürlicher Tod** liegt vor bei Tod durch Unfall oder Selbstmord und Tod durch strafbare Handlung oder sonstige Gewalteinwirkung. Ist der Arzt im Zweifel, so kann er ankreuzen: „nicht aufgeklärt, ob natürlicher oder nicht natürlicher Tod".

Nach ordnungsgemäßer Durchführung der Leichenschau muß der Arzt die Todesbescheinigung auf einem vorgeschriebenen Formblatt ausstellen. Wenn ein natürlicher Tod darauf bestätigt wurde, wird die Bescheinigung samt Durchschrift der Person ausgehändigt, die die Leichenschau veranlaßt hat.

Bei Anhaltspunkten für einen nicht natürlichen Tod muß der Arzt die Polizei verständigen. Sie erhält dann die Todesbescheinigung und leitet weitere Maßnahmen ein. In den meisten Fällen wird durch die Staatsanwaltschaft oder das Amtsgericht eine *Obduktion* zur weiteren Klärung der Todesursache angeordnet.

Im oben geschilderten Fall hat Dr. Heiler völlig richtig gehandelt, auch wenn er durch diese Maßnahme vermutlich Frau Fröhlich als Patientin verloren hat. Ein natürlicher Tod darf nur bescheinigt werden, wenn sich nicht der geringste Anhaltspunkt oder Verdacht für einen nicht natürlichen Tod ergibt. Die angeordnete Obduktion wird klären, ob die Behauptung der Nachbarin der Wahrheit entspricht oder böse Verleumdung ist.

Obduktion

Die Obduktion (auch als Sektion oder Autopsie bezeichnet) ist eine *Leicheneröffnung zur Feststellung der Todesursache*. Bei einer vollständigen Obduktion werden Brust-, Bauch- und Kopfhöhle eröffnet.

Eine Obduktion wird durchgeführt:
- bei *nicht natürlicher Todesursache* oder dem Verdacht auf eine nicht natürliche Todesursache auf Anordnung des Staatsanwalts oder des Amtsgerichts.
- bei *natürlichen Todesursachen*, falls dies der Verstorbene vor seinem Tode ausdrücklich gewünscht hat oder nach Zustimmung der nächsten Angehörigen aus *medizinwissenschaftlichem Interesse*.

Außer für juristische Zwecke bringt die Obduktion für die Fortschritte in der Medizin entscheidende und wichtige Erkenntnisse. Durch die Obduktion können die genaue Ausbreitung der Erkrankung, die Veränderungen an den einzelnen Organen und Folgen oder Nutzen der angewendeten Therapie ermittelt und überprüft werden.

Wer als Angehöriger – auch wenn dies schwerfällt – die erbetene Zustimmung zur Obduktion gibt, kann damit anderen, an dieser Krankheit leidenden Menschen helfen.

Nach der Obduktion werden die zur Leicheneröffnung erforderlichen Schnitte wieder sorgfältig vernäht, so daß an der bekleideten Leiche keine Spuren der Obduktion mehr sichtbar sind.

5.7.4 Unterbringungsgesetz

XX

✓ **Fall:** Ludwig Lustlos leidet seit mehreren Monaten an schweren Depressionen und hat bereits einen Selbstmordversuch hinter sich. Eines abends deutet er seiner Frau an, daß er seinem freudlosen Leben nun endgültig ein Ende machen wolle. In den Taschen seines Bademantels stecken mehrere Packungen starker Schlaftabletten und seine Pistole.
Die besorgte Ehefrau ruft sofort den Hausarzt. Gemeinsam versuchen sie, den selbstmordgefährdeten Ludwig Lustlos von der sofortigen Notwendigkeit einer Behandlung in einer psychiatrischen Klinik zu überzeugen. Ludwig Lustlos verwahrt sich dagegen mit den Worten, er sei ein freier Mensch und könne machen, was er wolle, auch sich umbringen.
Daraufhin veranlaßt der Arzt sofort die zwangsweise Einlieferung in die nächstgelegene psychiatrische Klinik.
Durfte das der Arzt gegen den ausdrücklichen Willen von Herrn Lustlos tun?

Das Unterbringungsgestz = *Gesetz über die Unterbringung psychisch Kranker und deren Betreuung*, ist Länderrecht. Die Gesetzestexte stimmen in den einzelnen Bundesländern in den wichtigen Punkten überein.

Die wichtigsten Regelungen dieses Gesetzes sind:
- Personen, die psychisch krank oder infolge von Geistesschwäche oder Sucht psychisch gestört sind und dadurch ihr Leben (Selbstmord) oder in erheblichem Maße ihre Gesundheit, die öffentliche Sicherheit oder Ordnung gefährden, können gegen ihren Willen in einem psychiatrischen Krankenhaus oder in einer geschlossenen Anstalt untergebracht werden.
- Eine solche **Zwangsunterbringung** darf nur angeordnet werden, wenn die Gefährdung nicht durch weniger einschneidende Maßnahmen, insbesondere durch Hilfen, abgewendet werden kann.

- Die Unterbringung wird vom zuständigen Amtsgericht durch Beschluß für einen festgesetzten Zeitraum angeordnet. Zuvor muß der Betroffene gründlich ärztlich untersucht und vom Gericht angehört werden.
- Liegen dringende Gründe vor und kann eine gerichtliche Entscheidung nicht erst abgewartet werden, kann eine *sofortige vorläufige Unterbringung* z.B. durch die Polizei erfolgen.
  Dieser Sachverhalt muß allerdings der zuständigen Behörde (z.B. Kreisverwaltungsbehörde) gemeldet werden und beim zuständigen Amtsgericht muß ein Antrag auf Unterbringung gestellt werden.
  Falls dies nicht bis zum Ende (in manchen Bundesländern Mittag) des auf die Einweisung folgenden Tages geschehen ist, muß der Betroffene wieder entlassen werden.
- Gegen die gerichtliche Anordnung einer Unterbringung kann Beschwerde eingelegt werden.
- Während der Unterbringung darf eine, nach den Regeln der ärztlichen Kunst gebotene Heilbehandlung vorgenommen werden. Sie muß vom Untergebrachten geduldet werden.
- Ärztliche Eingriffe und Behandlungsverfahren, die mit einer erheblichen Gefahr für Leben oder Gesundheit verbunden sind oder die Persönlichkeit wesentlich verändern, dürfen nur mit rechtswirksamer Einwilligung der betroffenen Person oder ihres gesetzlichen Vertreters (bei Minderjährigen und nicht urteilsfähigen Volljährigen) durchgeführt werden.

Im obigen Fall hat der Hausarzt gemäß dem Unterbringungsgesetz richtig gehandelt. Der geplante Selbstmord ist eine akute Gefährdung des Lebens von Ludwig Lustlos. Die sofortige vorläufige Unterbringung war in dieser Situation die beste Möglichkeit, das Leben zu schützen. Wie lange Ludwig Lustlos in der psychiatrischen Klinik verbleiben muß, hängt vom Gutachten des Psychiaters und dem Gerichtsbeschluß ab.

Prüfungsfragen*

---

* Es können 1, 2, 3 oder 4 Antworten richtig sein

Zu 1: Grundfragen der Staatsbürgerkunde

1. Welches Verhältnis besteht zwischen Bundesrecht und Landesrecht?

(A) Landesrecht geht dem Bundesrecht vor.
(B) Beide Rechtsordnungen stehen gleichberechtigt nebeneinander.
(C) Bundesrecht bricht Landesrecht.
(D) Die Länder dürfen überhaupt kein Recht setzen.

2. Welche Merkmale weist ein Gesetz im formellen Sinne auf?

(A) Es wird in einem förmlichen Verfahren durch die Legislative erlassen.
(B) Es enthält konkrete Regelungen.
(C) Es enthält generelle Regelungen.
(D) Es enthält abstrakte Regelungen.

3. Was muß ein Gesetz für Rechtsverordnungen vorherbestimmen?

(A) Ihren möglichen Inhalt.
(B) Zweck und Ausmaß der möglichen Regelungen.
(C) Es bedarf gar keines Gesetzes.
(D) *Nur* den möglichen Inhalt.

4. Wie kann die deutsche Staatsangehörigkeit erlangt werden?

(A) Durch Abstammung von mindestens einem deutschen Elternteil.
(B) Durch Geburt in Deutschland.
(C) Durch Verleihung.
(D) Durch Eheschließung mit einem deutschen Staatsbürger.

5. Wieviele Bundesländer hat die Bundesrepublik?

(A) 11
(B) 16
(C) 15
(D) 18

6. Was ist Kennzeichen eines Mehrheitswahlrechts?

(A) Es sorgt für starke Mehrheiten.
(B) Die Stimmen für unterlegene Bewerber werden nicht berücksichtigt.
(C) Es ist günstig für kleine Parteien.
(D) Splittergruppen haben damit keine Chance.

7. Welche Grundsätze gelten für eine Wahl in der Bundesrepublik?

(A) Sie ist geheim.
(B) Sie ist öffentlich.
(C) Sie ist unmittelbar.
(D) Sie findet nach abgestuftem Stimmrecht statt.

8. Was trifft für eine Bundestagswahl zu?

(A) Die Wahlperiode beträgt 6 Jahre.
(B) Der Bundestag hat 600 Abgeordnete und 22 Berliner Abgeordnete.
(C) Es gibt im Regelfall eine Sperrklausel von 5%.
(D) Der Bundestag hat im Normalfall 656 Abgeordnete.

•1 C •2 ACD •3 AB •4 AC •5 B •6 ABD •7 AC •8 CD

9. Wie wird die Stellung eines Abgeordneten gesichert?
(A) Gegen ihn sind überhaupt keine Verfahren erlaubt.
(B) Er genießt Indemnität.
(C) Er hat ein Zeugnisverweigerungsrecht über die Person etwaiger Informanten.
(D) Er darf die Akten sämtlicher Behörden und Gerichte einsehen.

10. Welche der nachstehend genannten Aufgaben nimmt der Bundestag wahr?
(A) Er beschließt die Gesetze des Bundes.
(B) Er wählt den Bundeskanzler.
(C) Er wählt die Bundesminister.
(D) Er kann Untersuchungsausschüsse bilden.

11. Wieviele Stimmen hat ein Land im Bundesrat?
(A) Das hängt von seiner Einwohnerzahl ab.
(B) Jedes Land hat 6 Stimmen.
(C) Das hängt von der Fläche des Landes ab.
(D) Jedes Land hat doch nur eine Stimme.

12. Wie wird der Bundespräsident gewählt?
(A) Durch den Bundestag
(B) Durch Bundestag und Bundesrat
(C) Durch die Bundesversammlung
(D) Durch das Volk

13. Was bedeutet „konstruktives Mißtrauensvotum"?
(A) Ein Bundeskanzler kann nur abgewählt werden, wenn der Bundestag gleichzeitig einen neuen Kanzler wählt.
B) Der Bundestag muß eine Abwahl begründen.
(C) Der Bundestag kann den Kanzler nur abwählen, wenn er sich selbst gleichzeitig auflöst.
(D) Es muß innerhalb von 14 Tagen nach seiner Abwahl ein neuer Kanzler gewählt werden.

14. Welche der genannten Einrichtungen nehmen Verwaltungsaufgaben wahr?
(A) Die Gemeinden
(B) Der Bund
(C) Die Länder
(D) Der Bundestag

15. Welche Art von Gesetzen gibt es?
(A) Zustimmungsgesetze
(B) Einspruchsgesetze
(C) Gesetze des Bundesrates
(D) Gesetze des Bundespräsidenten

16. Ein Gesetz muß unterzeichnet werden durch
(A) die Abgeordneten
(B) den Bundeskanzler
(C) den Bundespräsidenten
(D) einen zuständigen Verwaltungsbeamten

17. Welche Vorzüge hat eine soziale Marktwirtschaft?
(A) Sie verbindet wirtschaftliche Effektivität mit sozialer Sicherheit.
(B) Sie sorgt für Wettbewerb.
(C) Sie vermeidet unwirtschaftliche Investitionen.
(D) Sie reagiert rasch auf Bedarf.

•9 BC •10 ABD •11 A •12 C •13 A •14 ABC •15 AB •16 BC •17 ABD •18.

18. Welche der angegebenen Gerichtsbarkeiten gibt es nicht?

(A) Arbeitsgerichtsbarkeit
(B) Krankenkassengerichtsbarkeit
(C) Sozialistische Gerichtsbarkeit
(D) Finanzgerichtsbarkeit

19. Was ist der Unterschied zwischen Berufung und Revision?

(A) Gar keiner.
(B) Eine Berufung führt nur zur Überprüfung in tatsächlicher, eine Revision nur zur Überprüfung in rechtlicher Hinsicht.
(C) Revision gibt es nur in Strafsachen.
(D) Die Berufung führt zur Überprüfung in tatsächlicher und rechtlicher Hinsicht, die Revision nur zur Überprüfung in rechtlicher Hinsicht.

20. Wo hat das Bundessozialgericht seinen Sitz?

(A) In Kassel
(B) In München
(C) In Berlin
(D) In Karlsruhe

•18 BC   •19 D   •20 A

Zu 2: Strafrecht

1. Wie geht der Staat häufig gegen sozial lästige Verhaltensweisen wie unnötiges Lärmen vor?

(A) Er nimmt sie hin.
(B) Er verhängt auch hier Strafen.
(C) Sie werden als Ordnungswidrigkeit mit Geldbuße geahndet.
(D) Der Geschädigte erhält zivilrechtliche Ersatzansprüche.

2. Ist eine Strafe noch notwendig, wenn keine Wiederholungsgefahr besteht?

(A) Nein, weil das Ziel, den Täter zu bessern, bereits erreicht ist.
(B) Nur aus dem Gesichtspunkt der Spezialprävention. *Einwirkung auf d. Straft.*
(C) Aus dem Gesichtspunkt der Generalprävention *Einwirkung auf d. Allgemeinheit*
(D) Zum Ausgleich der Schuld.

3. Warum ist der Entzug der Fahrerlaubnis eine Maßregel und keine Strafe?

(A) Aus Zufall.
(B) Weil es auch Fälle gibt, in denen der Fahrer eines Kraftfahrzeugs wegen mangelnder Schuld zwar nicht bestraft werden kann, aber trotzdem an der weiteren Teilnahme am Straßenverkehr gehindert werden muß.
(C) Um ungeeignete Fahrer lange genug vom Straßenverkehr fernhalten zu können.
(D) Weil eine Strafe in entsprechender Länge vom Schuldgehalt der Tat oft nicht gedeckt wäre.

4. Was kann gegen einen Schwerkriminellen, von dem weitere bedeutende Straftaten zu erwarten sind, unternommen werden?

(A) Gegen ihn wird Sicherungsverwahrung angeordnet.
(B) Man muß warten, bis er wieder eine Straftat begeht.
(C) Er bekommt vorsorglich gleich eine lebenslange Freiheitsstrafe.
(D) Er muß erst eine angemessene Strafe verbüßen, ehe man ihn in ein psychiatrisches Krankenhaus einweist.

5. Wann kann eine Tat bestraft werden?

(A) Wenn sie dem Staat mißfällt.
(B) Wenn ein Verhalten sozial schädlich ist.
(C) Nur auf Antrag des geschädigten Opfers.
(D) Nur, wenn ein Tatbestand erfüllt ist *und* der Täter sich rechtswidrig und schuldhaft verhalten hat.

6. Ist fahrlässiges Verhalten immer strafbar?

(A) Ja
(B) Fahrlässigkeit ist niemals strafbar.
(C) Nur, wenn das Gesetz es ausdrücklich anordnet.
(D) Nur bei Verbrechen.

7. Kann man sich auch strafbar machen, wenn man gar nichts tut?

(A) Nur dann, wenn ein Tatbestand entsprechend formuliert ist.
(B) Unterlassen ist nie strafbar.
(C) Unterlassen ist dem Handeln immer gleichgestellt.
(D) Strafbar ist, wen eine Garantenstellung trifft oder wer einen entsprechend formulierten Tatbestand erfüllt.

•1 C   •2 CD   •3 BCD   •4 A   •5 D   •6 C   •7 D

8. Wann ist der Versuch einer Tat strafbar?
(A) In jedem Fall.
(B) Nie
(C) Nur bei Verbrechen.
(D) Bei Verbrechen immer und bei Vergehen dann, wenn es das Gesetz anordnet.

9. Ist ein kunstgerechter ärztlicher Eingriff eine strafbare Körperverletzung?
(A) Ein kunstgerechter ärztlicher Eingriff ist nicht einmal eine Körperverletzung, weil der körperliche Zustand ja gebessert wird.
(B) Eine Strafbarkeit entfällt nur bei einer ausdrücklichen Einwilligung oder bei einem sonstigen Rechtfertigungsgrund.
(C) Nur die schriftliche Einwilligung des Patienten läßt die Strafbarkeit entfallen.
(D) Falls ein Eingriff kunstgerecht durchgeführt wird, ist er gerechtfertigt.

10. Jemand flößt einem todkranken Patienten mit dessen Einverständnis ein zum Tod führendes Gift ein. Ist er strafbar?
(A) Das ist straflose Beihilfe zum Selbstmord.
(B) Es handelt sich um strafbare Tötung auf Verlangen.
(C) Es kommt darauf an, ob der Patient noch in der Lage gewesen wäre, das Gift selbst einzunehmen.
(D) Es tritt Strafbarkeit wegen Totschlags ein.

11. Welche der nachstehend geschilderten Handlungen stellen einen Schwangerschaftsabbruch dar?
(A) Die Tötung eine nichtehelichen Kindes unmittelbar nach der Geburt.
(B) Die Einnahme der „Pille danach".
(C) Eine Abtreibung des ungeborenen Kindes in der 8. Woche der Schwangerschaft.
(D) Die Anwendung von Mitteln zur Empfängnisverhütung.

12. Muß jedermann bei einem Unfall Hilfe leisten?
(A) Ja, in jedem Fall.
(B) Ja, aber nur, wenn diese Hilfe erforderlich und für ihn zumutbar ist.
(C) Nur, wenn man Arzt ist.
(D) Ja, aber nur, wenn geholfen werden muß und wenn man keine eigenen, wichtigen Pflichten durch die Hilfeleistung verletzen muß.

13. Was unterliegt alles der ärztlichen Schweigepflicht?
(A) Die Tatsache eines Behandlungsverhältnisses.
(B) Die Diagnose.
(C) Schon die reine Anwesenheit einer Person bei einem Arzt oder in einem Krankenhaus.
(D) Die vom Patienten dargestellten Beschwerden.

14. Wann darf die Schweigepflicht durchbrochen werden?
(A) Immer, wenn es zur Durchführung der Behandlung nötig ist.
(B) Bei gesetzlich geregelten Meldepflichten.
(C) Zur Wahrnehmung berechtigter zivilrechtlicher Interessen.
(D) Zu wissenschaftlicher Arbeit.

15. Gilt die Schweigepflicht auch vor Gericht?
(A) Nein, dort nicht.
(B) Ja; sagt der Arzt aber trotzdem aus, so darf die Aussage nicht verwertet werden.
(C) Die Schweigepflicht wird durch ein Zeugnisverweigerungsrecht ergänzt.
(D) Die Schweigepflicht gilt nicht, wenn der Arzt von ihr entbunden ist.

•8 D •9 B •10 B •11 C •12 BD •13 ABD •14 ABC •15 CD

Zu 3: Zivilrecht

1. Was verstehen Sie unter Vertragsfreiheit?

(A) Abschluß und Inhalt von Verträgen sind den Beteiligten weitgehend freigestellt.
(B) Man darf zwar entscheiden, ob man einen Vertrag schließt. Der Inhalt ist aber vorgeschrieben.
(C) Man muß bestimmte Vertragsformen wählen.
(D) Der Staat muß keine Verträge schließen.

2. Wer ist rechtsfähig?

(A) Jeder, auch der noch ungeborene Mensch.
(B) Menschen und Tiere.
(C) Alle Menschen von der Vollendung der Geburt bis zu ihrem Tod.
(D) Juristische Personen.

3. Wer ist geschäftsunfähig?

(A) Alle Menschen unter 12 Jahren.
(B) Wer das 7.Lebensjahr noch nicht vollendet hat.
(C) Wer im Sinne des Betreuungsgesetzes betreut wird.
(D) Wer volljährig ist.

4. Was bedeutet Deliktsfähigkeit?

(A) Man kann bestraft werden.
(B) Man muß für sein Verhalten haften.
(C) Man kann Verträge selbst abschließen.
(D) Man darf sich streiten.

5. In welcher Form werden Verträge geschlossen?

(A) Nur schriftlich.
(B) Ein Vertrag kann immer auch mündlich abgeschlossen werden.
(C) Grundsätzlich können Verträge mündlich geschlossen werden. Für bestimmte Verträge sieht das Gesetz aber andere Formen vor wie z.B. eine notarielle Beurkundung.
(D) Das hängt vom Wert des Vertragsgegenstandes ab.

6. Wodurch können vertragliche Schadensersatzansprüche entstehen?

(A) Durch eine verzögerte Erfüllung der Hauptpflichten.
(B) Durch Verletzung von Nebenpflichten.
(C) Durch schuldhaftes Verhalten von Hilfspersonen.
(D) Durch ordnungsgemäße Vertragserfüllung.

7. Haftet ein 10jähriges Kind für Schäden, die es einem Dritten zufügt?

(A) Nein.
(B) In jedem Fall.
(C) Wenn es nach den Umständen des Einzelfalls genügend einsichtsfähig war.
(D) Nur, wenn es eine Haftpflichtversicherung hat.

8. Wann muß ein Arzt einen Patienten behandeln?

(A) Immer, wenn ein Patient dies wünscht.
(B) In Notfällen.
(C) Wenn er die für die Behandlung notwendigen Geräte besitzt.
(D) Es besteht in keinem Fall eine Behandlungspflicht.

•1 A   •2 CD   •3 B   •4 B   •5 C   •6 ABC   •7 C   •8 B

9. Welche Bedeutung hat die ärztliche Dokumentationspflicht?
(A) Sie ist eine freiwillige Angelegenheit des Arztes.
(B) Sie enthält einen vollständigen Überblick über Diagnose und Behandlung und ist deshalb ein wichtiger Nachweis der durchgeführten Behandlung.
(C) Sie ist nur ein vorsorglich erstelltes Beweismittel für etwaige Prozesse.
(D) Sie dient nur statistischen Zwecken.

10. Wer kann Erbe werden?
(A) Auch ein noch ungeborenes Kind.
(B) Ein rechtsfähiger Verein.
(C) Ein Angehöriger des Erblassers.
(D) Jedes Haustier.

11. Wie hoch ist bei gesetzlicher Erbfolge der Erbanteil eines in Zugewinngemeinschaft lebenden Ehegatten, wenn außer ihm noch zwei Kinder vorhanden sind?
(A) 1/4
(B) 1/2
(C) 3/4
(D) 1/3

12. Welche der folgenden Regelungen kann ein verheirateter Erblasser mit drei ehelichen Kindern im Testament treffen?
(A) Enterbung der Ehefrau und Einsetzung der Kinder zu je 1/3.
(B) Alleinige Einsetzung der Ehefrau als Erbin.
(C) Enterbung von Frau und Kindern und Einsetzung eines (eingetragenen)Vereins als Alleinerbe.
(D) Einsetzung von Frau und Kindern zu je 1/4.

13. Welche der folgenden Fälle führen zur Unwirksamkeit eines im übrigen formwirksam errichteten Dreizeugentestaments?
(A) Während des Testierens verläßt einer der Zeugen kurzfristig den Raum.
(B) Es waren ständig 5 Zeugen anwesend.
(C) Der Erblasser wird während des Vorlesens zur Genehmigung kurzfristig ohnmächtig.
(D) Es wird keine Niederschrift gefertigt.

14. Wie wird ein Käufer durch das Verbraucherkreditgesetz geschützt?
(A) Er muß den Vertrag schriftlich schließen.
(B) Der Vertrag muß durch eine Verbraucherberatungsstelle genehmigt werden.
(C) Er kann den Vertrag innerhalb einer Woche widerrufen.
(D) Er muß eine Abschrift des Vertrages erhalten.

15. Kann man von "Haustürgeschäften" zurücktreten?
(A) Nein.
(B) In jedem Fall binnen 14 Tagen.
(C) Wenn es sich um Geschäfte über 200,- DM handelt.
(D) Wenn ein Kunde dort angesprochen wurde, wo er nicht damit rechnen muß (z.B. in seiner Wohnung)und es sich nicht um ein Bargeschäft bis zu 80,- DM gehandelt hat.

•9 B   •10 ABC   •11 B   •12 ABCD   •13 ACD   •14 ACD   •15 D

Zu 4: Soziale Sicherheit und Arbeitsrecht

1. In welchem Zeitraum wurde mit der Einführung gesetzlicher Sozialversicherungen im heutigen Sinne begonnen?
   (A) Erst mit der Gründung der Bundesrepublik.
   (B) Gegen 1910.
   (C) Zwischen 1880 und 1890.
   (D) Gegen 1850.

2. Die 16jährige Renate Ruhig befindet sich im 1.Lehrjahr als Arzthelferin (Wochenarbeitszeit unter Einrechnung der Freistellung für den Berufsschulbesuch: 40 Stunden) und erhält eine Ausbildungsvergütung von monatlich 550,- DM. Ist sie sozialversicherungspflichtig?
   (A) Nein, weil ihre Tätigkeit wegen des geringen Einkommens als geringfügige Beschäftigung angesehen wird.
   (B) In allen Versicherungszweigen mit Ausnahme der Arbeitslosenversicherung.
   (C) Sie ist uneingeschränkt sozialversicherungspflichtig.
   (D) Sie muß erst nach Abschluß ihrer Ausbildung nachversichert werden.

3. Kann eine Frau schon vor dem 65.Lebensjahr Rente erhalten?
   (A) Wenn sie die Rentenanwartschaft (60 Monate Beitragszeit) erfüllt hat.
   (B) Sie muß mindestens 180 Monate Beitragszeiten erfüllt haben.
   (C) Sie muß mindestens 180 Monate Beitragszeiten erfüllt haben, in den letzten 20 Jahren vor dem Rentenbezug mehr als die Hälfte dieser Zeit sozialversicherungspflichtig gewesen sein und zumindestens 60 Jahre alt sein.
   (D) Auch für Frauen gibt es keine Ausnahmen mehr.

4. Ein Rentnerehepaar lebt von den Renten des Mannes und der Frau. Die Frau stirbt. Was geschieht mit ihrer Rente?
   (A) Sie fällt ersatzlos weg.
   (B) Der Mann erhält weiterhin beide Renten voll.
   (C) Der Mann erhält von beiden Renten nur noch 60%.
   (D) Der Mann erhält seine Rente weiterhin voll und von der Rente seiner Frau 60%. Darauf wird aber seine Rente teilweise angerechnet, wenn sie eine bestimmte Höhe überschreitet.

5. Ist Betäubungsmittelsucht eine Krankheit?
   (A) Nein, weil eine Sucht regelmäßig durch eigenes Verschulden entsteht.
   (B) Ja.
   (C) Das hängt von der Therapiebereitschaft des Betroffenen ab.
   (D) Das hängt von der Frage der Therapiekosten ab.

6. Welche Ansprüche sind bei Krankheit gegeben?
   (A) Ambulante und stationäre Heilbehandlung.
   (B) Gewährung der notwendigen Arznei- und Hilfsmittel.
   (C) Ein Krankentagegeld von 25,- DM bei stationärer Behandlung.
   (D) Krankengeld bei Wegfall der Lohnfortzahlung.

•1 C   •2 C   •3 C   •4 D   •5 B   •6 ABD

7. Max Maier befreit bei einem Verkehrsunfall gerade den eingeklemmten Fahrer, als ein weiteres Fahrzeug auffährt, dessen Lenker unerkannt flüchtet. Max Maier wird verletzt und bleibt in seiner Erwerbsfähigkeit um 25% gemindert. Seinen Beruf kann er aber weiter ausüben. Welche Leistungen erhält er von der Unfallversicherung?
(A) Schmerzensgeld.
(B) Die Kosten seiner Krankenbehandlung.
(C) Ein Krankenhaustagegeld im Fall eines stationären Aufenthalts.
(D) Eine Verletztenrente.

8. Welche Arbeitnehmer haben im Falle einer Kündigung keinen Anspruch auf Arbeitslosengeld?
(A) Geringfügig Beschäftigte.
(B) Alle Arbeitnehmer, die im Monat weniger als 90 Stunden arbeiten.
(C) Alle Arbeitnehmer, die zumindestens 63 Jahre alt sind.
(D) Alle Arbeitnehmer, die im Monat mehr als 3.000,- DM verdient haben.

9. Wodurch unterscheiden sich Arbeitslosengeld und Arbeitslosenhilfe?
(A) Durch ihre Höhe (im Regelfall 60% und 53%).
(B) Arbeitslosengeld ist ein Versicherungsanspruch; Arbeitslosenhilfe eine Sozialleistung, die Bedürftigkeit erfordert.
(C) Arbeitslosenhilfe kann auch ein Erwerbsunfähiger beziehen, der seine Stelle verloren hat.
(D) Bei der Arbeitslosenhilfe gibt es keinen Kinderzuschlag.

10. Welche Aufgaben hat das Bundessozialhilfegesetz?
(A) Es sichert, wenn kein Vermögen vorhanden ist und keine anderweitigen Ansprüche gegeben sind, den Mindestbedarf für den laufenden Lebensunterhalt.
(B) Es gewährt Hilfe in besonderen Lebenslagen, etwa die Blindenhilfe.
(C) Man bekommt einen Zuschuß zu den Mietkosten.
(D) Man bekommt ein erhöhtes Kindergeld.

11. Welche Ansprüche gibt das Bundeserziehungsgeldgesetz?
(A) Vater oder Mutter erhalten in jedem Fall für 24 Monate je 600,- DM.
(B) Vater oder Mutter erhalten auf Antrag einen Erziehungsurlaub bis zu 3 Jahren; in dieser Zeit sind sie vor einer Kündigung ihres Arbeitsverhältnisses geschützt.
(C) Nur Mütter haben einen Anspruch aus diesem Gesetz.
(D) Erziehungsgeld wird für die Dauer von 6 Monaten an den Vater oder die Mutter ausbezahlt, wenn sie weiterhin voll arbeiten.

12. Welche Aufgaben hat ein Jugendamt?
(A) Es verurteilt im Rahmen der Jugendgerichtshilfe Jugendliche bei kleinen Delikten zu Bußen.
(B) Es wirkt bei der Auswahl und Überwachung von Familien für Pflegekinder mit.
(C) Es gibt bei Erziehungsproblemen Erziehungshilfen.
(D) Es organisiert Freizeitveranstaltungen für Kinder und Jugendliche.

13. An welche Voraussetzungen ist der Bezug von Wohngeld geknüpft?
(A) Man muß Deutscher sein.
(B) Das Einkommen darf gewisse Grenzen nicht überschreiten.
(C) Man muß einen eigenen Haushalt führen.
(D) Man darf nicht jünger als 21 Jahre sein.

•7 BD   •8 AC   •9 AB   •10 AB   •11 B   •12 BCD   •13 BC

14. Was kennzeichnet einen Arbeitsvertrag?
(A) Man muß eine Tätigkeit für einen anderen fremdbestimmt und unselbständig erbringen.
(B) Man schuldet einen ganz bestimmten Erfolg.
(C) Man kann sich seine Arbeitszeit frei einteilen.
(D) Man verrichtet seine Arbeit gegen Bezahlung.

15. Welche Pflichten hat ein Arbeitnehmer?
(A) Er muß *jede* ihm übertragene Arbeit durchführen.
(B) Er muß über Vorgänge seines Betriebs nach außen Schweigen bewahren.
(C) Er muß - von Notfällen abgesehen - nur diejenige Arbeit verrichten, die in seinem Vertrag vorgesehen ist.
(D) Er darf seinem Arbeitgeber keine Konkurrenz machen.

16. Welche der nachfolgend genannten Verhaltensweisen verbietet der Gleichbehandlungsgrundsatz einem Arbeitgeber?
(A) Männern und Frauen für dieselbe Arbeit ein unterschiedliches Entgelt zu bezahlen.
(B) Gehaltszuschläge nach Dauer der Betriebszugehörigkeit zu staffeln.
(C) Für besondere Belastungen Lohnzuschläge an einzelne Arbeitnehmer (z.B. Schmutzzulage) zu zahlen.
(D) Von einzelnen Arbeitnehmern im Gegensatz zu vergleichbaren Kollegen zusätzliche Leistungen zu fordern.

17. Wie kann ein Arbeitsverhältnis beendet werden?
(A) Durch übereinstimmende Erklärung von Arbeitgeber und Arbeitnehmer (sog. Aufhebungsvertrag).
(B) Durch schlichtes Fernbleiben des Arbeitnehmers von seinem Arbeitsplatz.
(C) Durch den Ausspruch einer Kündigung.
(D) Durch den Tod des Arbeitnehmers.

18. Welche Besonderheiten weist ein Berufsausbildungsverhältnis auf, das unter die Regeln des Berufsbildungsgesetzes fällt?
(A) Es kann von niemanden gekündigt werden.
(B) Es muß ein schriftlicher Lehrvertrag geschlossen werden.
(C) Der Auszubildende hat einen Vergütungsanspruch.
(D) Nach Ablauf einer Probezeit kann der Arbeitgeber nicht mehr ordentlich kündigen.

19. Wieviel Urlaub steht einem Arbeitnehmer ab 18 Jahren nach dem Bundesurlaubsgesetz zu?
(A) 21 Kalendertage.
(B) 30 Arbeitstage.
(C) 1 Kalendermonat.
(D) 24 Werktage.

20. Wann genießt eine Schwangere den besonderen Kündigungsschutz des Mutterschutzgesetzes?
(A) Sie muß in dem Zeitpunkt, in dem die Kündigung wirksam werden würde, schwanger sein.
(B) Sie darf bei Ausspruch der Kündigung noch nicht schwanger sein.
(C) Sie muß *zum* Kündigungszeitpunkt schwanger sein und dies dem Arbeitgeber bereits vor der Kündigungserklärung mitgeteilt haben.
(D) Sie genießt Kündigungsschutz unter den Voraussetzungen von "C" auch, wenn sie diese Mitteilung in einer Frist von 14 Tagen nach Zugang der Kündigung oder eigener Kenntniserlangung von der Schwangerschaft nachholt.

•14 AD   •15 BCD   •16 AD   •17 ACD   •18 BCD   •19 D   •20 CD

Zu 5: Berufsbezogene Gesetzeskunde

1. Welche der folgenden Aufgaben werden nicht vom Gesundheitsamt wahrgenommen?
   - (A) Überwachung der Wasser- und Lebensmittelhygiene
   - (B) Ausgabe von Betäubungsmittelrezepten
   - (C) Gesundheitsfürsorge
   - (D) Bekämpfung übertragbarer Krankheiten

2. Welche Einrichtung befaßt sich nicht mit internationalen Gesundheitsfragen?
   - (A) Gesundheitsamt
   - (B) Bundesministerium für Gesundheit
   - (C) Weltgesundheitsorganisation
   - (D) Europarat

3. Welches Krankenhaus ist zur Behandlung einer akuten unkomplizierten Blinddarmentzündung ausreichend?
   - (A) Sonderkrankenhaus
   - (B) Schwerpunktkrankenhaus
   - (C) Zentralkrankenhaus
   - (D) Krankenhaus der Grund- und Regelversorgung

4. Das Krankenpflegegesetz regelt nicht:
   - (A) die Ausbildung der Kinderkrankenschwestern
   - (B) die Ausbildung der Arzthelferinnen
   - (C) die Ausbildung der Krankenpflegehelferinnen
   - (D) die Ausbildung der Krankenpfleger

5. Ein Arzneimittel wird zugelassen:
   - (A) vom Bundesministerium für Gesundheit
   - (B) vom Gesundheitsamt
   - (C) vom Bundesinstitut für Arzneimittel und Medizinprodukte
   - (D) von der Ärztekammer

6. Voraussetzung für die Zulassung eines Arzneimittels ist:
   - (A) der Wunsch der Ärztekammer nach diesem Medikament
   - (B) daß es für Kinder und für Erwachsene verwendet werden kann
   - (C) daß es preisgünstig ist
   - (D) daß eine klinische Prüfung stattgefunden hat

7. Welche Aussagen zum Betäubungsmittelgesetz sind falsch?
   - (A) Ein Betäubungsmittelrezept besteht aus drei Teilen.
   - (B) Das Betäubungsmittelrezept darf von der Krankenschwester ausgefüllt werden, es muß aber vom Arzt unterschrieben werden.
   - (C) Für einen Süchtigen darf Heroin auf einem Betäubungsmittelrezept verordnet werden, um die Entzugsfolgen abzumildern.
   - (D) Betäubungsmittel sollten auf operativen Stationen stets für alle dort Beschäftigten leicht erreichbar sein.

8. Das Bundesseuchengesetz enthält keine Regelungen über:
   - (A) übertragbare Geschlechtskrankheiten
   - (B) Trinkwasser und Abwasser
   - (C) Überwachung von Personal in Lebensmittelbetrieben
   - (D) Schutzimpfungen

•1 B   •2 A   •3 D   •4 B   •5 C   •6 D   •7 BCD   •8 A

9. Welche Aussage zum Berufsbild der Hebamme ist falsch?
(A) Sie darf freiberuflich tätig sein
(B) Sie muß eine staatliche Prüfung ablegen
(C) Sie kann bei der Geburt durch eine Ärztin ersetzt werden.
(D) Sie betreut Frauen im Wochenbett

10. Wer darf Röntgenbilder anfertigen?
(A) Jeder, der ein Röntgengerät bedienen kann.
(B) Ab 1991 jede Krankenschwester aufgrund ihrer Berufsausbildung
(C) die medizinisch-technische Radiologieassistentin
(D) der Röntgenarzt (Arzt für Radiologie)

11. Gesetzliche Regelungen über Strahlenschutz enthalten:
(A) die Röntgenverordnung
(B) das Krankenpflegegesetz
(C) die Bundesärzteordnung
(D) die Strahlenschutzverordnung

12. Wie lange muß ein Röntgenbild nach Abschluß der Behandlung aufbewahrt werden?
(A) 3 Jahre
(B) 10 Jahre
(C) 15 Jahre
(D) 30 Jahre

13. Eine Leichenschau darf vorgenommen werden:
(A) vom Hausarzt
(B) vom Arzt des Gesundheitsamts (Amtsarzt)
(C) von der Krankenschwester
(D) vom Medizinstudenten

14. Die Geburt welchen Kindes muß beim Standesamt nicht angezeigt werden?
(A) totgeborenes Kind mit einem Gewicht von 1200 Gramm
(B) verstorbenes Kind, bei dem für 10 Minuten das Herz geschlagen hat, mit einem Gewicht von 900 Gramm
(C) lebendes Kind mit einem Gewicht von 3670 Gramm
(D) totgeborenes Kind mit einem Gewicht von 450 Gramm

•9 C   •10 CD   •11 AD   •12 B   •13 AB   •14 D

Literaturverzeichnis

Abermeth: Ethische Grundfragen in der Krankenpflege, 1. Auflage 1989, Verlag Vandenhoek & Ruprecht

Berg: Grundriß der Rechtsmedizin, 12. Auflage 1984, Verlag Müller & Steinicke, München.

Beske (Hrsg.): Lehrbuch für Krankenpflegeberufe, Bd. I, 6. Auflage 1990, Thieme Verlag, Stuttgart

Brenner/Adelhardt: Rechtskunde für das Krankenpflegepersonal und andere Berufe im Gesundheitswesen, 5. Auflage 1992, Gustav Fischer Verlag, Stuttgart.

Brießmann: Strafrecht und Strafprozeß von A–Z, 6. Auflage 1991, Beck Rechtsberater im dtv (Bd. 5047), München

Brühl: Mein Recht auf Sozialhilfe, 11. Auflage 1994, Beck Rechtsberater im dtv (Bd. 5243), München.

Deutsch: Arztrecht und Arzneimittelrecht, 2. Auflage 1991, Springer Verlag, Berlin.

Effer/Vogt: Praxisfibel. Berufs- und Gesetzeskunde für die Arzthelferin, 17. Auflage 1986, Deutscher Ärzteverlag, Köln.

Empen/Haase/Winter: Handbuch für Gesetzeskunde im Krankenhaus, 6. Auflage 1981, Baumann Verlag, Kulmbach.

Friedrich: Rechtsbegriffe des täglichen Lebens, 9. Auflage 1992, Beck Rechtsberater im dtv (Bd. 5045), München.

Geiger/Mürbe/Wenz: Beck'sches Rechtslexikon, 1. Auflage 1992, Beck Rechtsberater im dtv (Bd. 5601), München

Haaf/Engelmann/Heyn: Krankenpflegehilfe, 8. Auflage 1990, Thieme Verlag, Stuttgart.

Häußler/Liebold/Narr: Die kassenärztliche Tätigkeit, 3. Auflage 1984, Springer Verlag, Berlin.

Harsdorf/Raps: Krankenpflegegesetz (Kommentar), 2. Auflage 1991, Carl Heymann Verlag, Köln.

Illhardt: Medizinische Ethik, 1. Auflage 1985, Springer Verlag, Berlin.

Karrasch: Patienten-Kompaß, 1. Auflage 1983, Jungjohann Verlagsgesellschaft, Neckarsulm.

Kern/Laufs: Die ärztliche Aufklärungspflicht, 1. Auflage 1983, Springer Verlag, Berlin.

Knopp/Fichtner: Bundessozialhilfegesetz, 7. Auflage 1992, Vahlen Verlag, München.

Laufs: Arztrecht, 5. Auflage 1993, Verlag C. H. Beck, München.

Lüders (Hrsg.): Lehrbuch für Kinderkrankenschwestern Bd. I+II, 11. Auflage 1990, Enke Verlag, Stuttgart.

Mangoldt/Klein: Das Bonner Grundgesetz, 3. Auflage 1985, Vahlen Verlag, München.

Medicus: Bürgerliches Recht, 15. Auflage 1991, Carl Heymann Verlag, München.

Mergen: Die Kriminologie, 2. Auflage 1978, Vahlen Verlag, München.

Model/Creifelds/Lichtenberger: Staatsbürger-Taschenbuch, 27. Auflage 1994, Verlag C. H. Beck, München.

Mörsberger: Verschwiegenheitspflicht und Datenschutz, 1. Auflage 1985, Lambertus Verlag, Freiburg.

v. Münch: Ehe- und Familienrecht von A–Z, 12. Auflage 1992, Beck Rechtsberater im dtv (Bd. 5042), München.

Narr/Rehborn: Arzt–Patient–Krankenhaus, 2. Auflage 1992, Beck Rechtsberater im dtv (Bd. 5091), München.

Pinter: Rechtskunde 1, 7. Auflage 1992, Verlag Hueber-Holzmann, München.

Ratschko/Brück: Die Arzthelferin, 29. Auflage 1991, Schlütersche Verlagsanstalt, Hannover.

Schaub: Arbeitsrecht von A-Z, 14. Auflage 1994, Beck Rechtsberater im dtv (Bd. 5041), München.

Schell: Staatsbürger- und Gesetzeskunde für die Krankenpflegeberufe in Frage und Antwort, 9. Auflage 1991, Thieme Verlag, Stuttgart.

Schiedmair: Gesetzeskunde für Apotheker, 12. Auflage 1993, Govi Verlag, Frankfurt.

Schneider: Rechts- und Berufskunde für medizinische Assistenzberufe, 3. Auflage 1990, Springer Verlag, Berlin.

Seidler: Berufskunde I: Die Geschichte der Pflege des kranken Menschen, 5. Auflage 1980, Kohlhammer Verlag, Stuttgart.

Ströer: Meine soziale Rentenversicherung, 9. Auflage 1994, Beck Rechtsberater im dtv (Bd. 5085), München.

Ströer: Meine soziale Krankenversicherung, 7. Auflage 1993, Beck Rechtsberater im dtv (Bd. 5087), München.

Uhlenbruck/Rollin: Sterbehilfe und Patiententestament, 1. Auflage 1983, Klaus Vahle Verlag, Berlin.

Wessels: Strafrecht Allgemeiner Teil, 24. Auflage 1994, C. F. Müller Verlag, Heidelberg.

Wessels: Strafrecht Besonderer Teil I, 18. Auflage 1994, C. F. Müller Verlag, Heidelberg.

Wessels: Strafrecht Besonderer Teil II, 17. Auflage 1994, C. F. Müller Verlag, Heidelberg.

Register

A

Abgeordneter	12
Abnahmeprüfung von Röntgeneinrichtungen	164
Abschlußfreiheit	51, 62
Abtreibung	41
Abzahlungsgesetz	74
Adoption	67
AIDS	39
Akutkrankenhaus	122
Allgemeine Geschäftsbedingungen	52, 74
Allgemeinverbindlicherklärung	105
Altersrente	79
Amtsarzt	121
Angebot	57
Annahme	57
Anstiftung	35
Anzeigepflicht	167
Apotheker/Apothekerin	134
Approbation	131
Arbeit, gefahrgeneigte	102
Arbeitgeberverband	105
Arbeitsgerichtsbarkeit	26
Arbeitslosengeld	89
Arbeitslosenhilfe	89
Arbeitslosenversicherung	88
Arbeitslosigkeit	89
Arbeitsplatzschutzgesetz	108
Arbeitsrecht	99
Arbeitsunfall	86
Arbeitsvertrag	99
Pflichtverletzung	102
Arbeitszeitgesetz	108
Arzneimittel	24
Abgabe	144
Anforderungen	143
Begriff	142
Gebrauchsinformation	143
Herstellung	144
homöopathische	144
Kennzeichnung	143
klinische Prüfung	144
Nebenwirkungen	144
Schäden durch	145
Verschreibung	145
Werbung	145
Zulassung	144
Arzneimittelgesetz	141
Arzneimittelwesen	119
Arzt/Ärztin	
Aufgaben	133
Ausbildung	131
Berufsbild	132
Facharzt	132
Pflichten	133
Ärztekammer	134
Arzthelferin	138
Ärztlicher Eingriff	37
Arztrecht	62
Aufhebungsvertrag	103
Aufklärungspflicht	37
Ausbildungsförderung	95
Ausgleichsmandate	13
Ausscheider	151
Aussetzung	45
Aussiedler	4
Aussperrung	106

B

BAföG	95
BAT	106
Beendigung Arbeitsvertrag	103
Befristung	103
Behandlungspflicht	62
Behandlungsvertrag	61
Beendigung	64
Beihilfe	35
Beitragsbemessungsgrenze	81
Beitragswesen	
Arbeitslosenversicherung	90
Krankenversicherung	85
Pflegeversicherung	93
Rentenversicherung	82
Unfallversicherung	88
Beitritt	5
Belegarzt	122
Belegkrankenhaus	123
Berufsausbildung	108
Berufsbezeichnung	116
Berufsfreiheit	15
Berufsgenossenschaft	86
Berufskrankheit	87
Berufsunfähigkeit	79
Berufsverbände	116
Berufung	28
Beschäftigung, geringfügige	78
Beschäftigungstherapeut/in	137
Bestattung	168
Betäubungsmittel	
Aufbewahrung	147
Aufzeichnungsbuch	147
Aufzeichnungspflicht	147
Betäubungsmittelgesetz	146
Betäubungsmittelrezept	148
Betreuung	54
Betreuungsrecht	54
Betriebsrat	106
Betriebsvereinbarung	106
Bier, Reinheitsgebot	150
Bundesamt für Sera und Impfstoffe	119
Bundesärztekammer	134
Bundesausbildungsförderungsgesetz	95
Bundesgesundheitsamt	119
Bundesgesundheitsrat	119
Bundeskanzler	18
Bundesländer	11
Bundesminister	18
Bundesministerium für Gesundheit	119
Bundespräsident	17
Bundesrat	16
Bundesrecht	1
Bundesregierung	18
Bundesseuchengesetz	151
Bundesstaat	1
Bundesstaatlicher Aufbau	10
Bundestag	12, 16
Bundesverfassungsgericht	10, 28
Bundesversammlung	17
Bundesversorgungsgesetz	97
Bundeswahlgesetz	12
Bundeszentrale für gesundheitliche Aufklärung	119
Bürgerliches Gesetzbuch	51
Bürgerrechte	15

C

CICIAMS	131

D

Deliktsanspruch	60
Deliktsfähigkeit	60
Demokratie	8
Diakonissen	114
Diätassistent/in	138
Diktatur	8
Dokumentationspflicht	63
Dreizeugentestament	71
Dunant, Henri	116

E

Eheunbedenklichkeitszeugnis	155
Eigentum	16
Einspruchsgesetz	17
Einwilligung	37
Einwilligungsvorbehalt	56
Eiserner Vorhang	5
Eltern	67
elterliche Sorge	67
Erziehungsrecht	67
rechtliche Stellung	67
Empfängnisverhütung	42
Entbindungspfleger	139
Entgeltfortzahlung	110
Entmündigung	54
Entziehung der Fahrerlaubnis	32
Erbausschlagung	68
Erbfall	68
Erbfolge	
gesetzliche	69
gewillkürte	70
Erblasser	68
Erbrecht	67
Erbschaft	68
Erdbestattung	168
Erforderlichkeit	44
Erfüllungsgehilfe	60
Ermächtigungsgesetz	3
Ermessensleistungen	83
Ersatzansprüche des Arbeitgebers	102
Erststimme	12
Erwerbsunfähigkeit	79
Erziehungsgeld	96
Erziehungsurlaub	96
Europäische Gemeinschaft	7, 118
Europarat	118
Exekutive	2, 9, 18

F

Fachkrankenhaus	122
Fahrlässigkeit	34
Familienhilfe	85
in der Krankenversicherung	85
in der Pflegeversicherung	92
Familienrecht	65
Fehlgeburt	167
Feuerbestattung	168
Feuerschutzordnung	160
Finanzgerichtsbarkeit	26
Fixierung	40
Fleischbeschaugesetz	150
Fliedner, Theodor	114
Föderalismus	10
Formfreiheit	57
Fraktion	16
Freiheitsberaubung	40
Friedhofszwang	168
Früherkennung von Krankheiten	84

G

Garantenstellung	36
Geburtsanzeige	167
Geflügelhygienegesetz	150
Geheimnis	46
Geldbuße	30
Generalprävention	31
Gerichtsbarkeit	24
Geschäftsfähigkeit	53
Geschäftsführung ohne Auftrag	65
Geschlechtskrankengesetz	154
Geschlechtskrankheiten	154
Gesetz	1
Gesetzesinitiative	16
Gesetzesvorlage	19
Gesetzgebung	19
Gesetzgebungskompetenz	10
Gesundheitsamt	121
Gesundheitsdienst, Unfallverhütungsvorschrift	160
Gesundheitserziehung	119
Gesundheitsförderung	83
Gesundheitsfürsorge	119
Gesundheitsgesetze	120
Gesundheitsstrukturgesetz	124
Gesundheitswesen	117
Gewaltenteilung	9
Gewerbeaufsichtsamt	162
Gewerkschaft	105
Gleichheitssatz	15

Grundgesetz	1
Grundrechte	14

H

Haftungsausschluß	52
Handlungsfreiheit	15
Hare-Niemeyer	13
Härtefall	85
in der Krankenversicherung	85
Haustürgeschäfte	52, 75
Hebamme	139
Heilpraktiker	140
Hilfeleistung, unterlassene	35, 43
Hinterbliebenenrente	79
Honorarvereinbarung	64
Hospital	114

I

ICN	131
immanente Schranken	15
Immunität	16
Impfbescheinigung	153
Impfbuch	153
Impfschaden	153
Impfwesen	119, 153
Indemnität	16
Indikationslagen	41
Inhaltsfreiheit	52

J

Judikative	9
Jugendamt	97
Jugendarbeitsschutz	110
Jugendgerichtshilfe	98
Jugendhilfe	97
Jugendschutz	
strafrechtlicher	49
Jugendwohlfahrtsgesetz	97
Juni, 17.	6

K

Karll, Agnes	116
Kassenarzt	23
Kassenpatient	62, 65
Kettenarbeitsverträge	103
Kinderfreibetrag	96
Kindergeld	96
Kinderkrankenpfleger	126
Kinderkrankenschwester	126
Koalitionsfreiheit	105

Konkursausfallgeld	90	Medizinproduktegesetz	156	Familienhilfe	92
Konstanzprüfung	164	Mehrheit, absolute	11, 16	Versicherte	91
Kontrollbereich	163	Mehrheitswahlrecht	11	Versicherungsfall	91
Körperverletzung	37	Mehrleistungen	83	Versicherungsfall	
Krankengeld	84	Meldepflicht	45, 151, 155	(Leistungsumfang)	92
Krankenhaus		Meldepflichten	48	Versicherungsträger	91
Finanzierung	124	Melderecht	45	Pflegschaft	54
Leitung	123	Menschenrechte	15	Pflichten	101
Träger	123	Methadon	148	beim Arbeitsvertrag	101
Krankenhausaufnahme-		Milchgesetz	150	Pflichtteilsrecht	71
vertrag	62	Mißtrauensvotum	3, 18	Pflichtversicherung	22
Krankenhausbedarfsplan	124	Mißtrauensvotum,		Pharmazeutisch-technische/r	
Krankenpflege	22	konstruktives	18	Assistent/in	135
Krankenpflegeberufe		Mittäter	35	Physiotherapeut/in	136
Arten	126	Monarchie	8	Planwirtschaft	21
Ausbildung	127	mutmaßliche Einwilligung	38	Privatpatient	62, 64
Berufsbild	126	Mutterschaft	83-84	Promotion	132
Prüfung	129	Mutterschutz	111	Prozeßrecht	24
Weiterbildung	130				
Krankenpflegegesetz	108, 116	**N**		**R**	
Krankenpfleger	126	Nation	8	Radioaktive Stoffe	166
Krankenschwester	116, 126	Nidation	42	Rechtsfähigkeit	53
Krankenschwestern		Nightingale, Florence	116	Rechtsordnung	6
Berufsbezeichnung	126	Nottestament	71	Rechtsverordnung	2
Berufsverbände	116			Rechtswidrigkeit	33
freie Schwestern	116	**O**		Regelleistungen	83
Krankenversicherung	82	Obduktion	171	Reinheitsgebot	150
Krankheit	83-84	Offenbaren	46	Rentenformel	80
Krankheitsverhütung	83-84	Ökologie	21	Rentenversicherung	78
Kündigung	103	Ökonomie	21	Republik	8
Kündigungsschutz	103	Opferentschädigungsgesetz	98	Rettungsassistent/in	139
Kurzarbeit	89	Opposition	10	Revision	28
		Ordentliche Gerichtsbarkeit	25	Röntgen	
L		Ordnung, soziale	22	Aufnahmen	164
Lebendgeburt	167	Ordnungswidrigkeit	30	Nachweisheft	165
Lebensmittelrecht	149	Orthoptist/in	137	Wilhelm Conrad	162
Legislative	1, 9, 16			Röntgeneinrichtung	
Leichenschau	169	**P**		Erfordernisse	163
Leistungsumfang		Parteien	14	Röntgenverordnung	163
Arbeitslosenversicherung	89	Person		Rotes Kreuz	116
Krankenversicherung	83	juristische	53		
Pflegeversicherung	92	natürliche	52	**S**	
Rentenversicherung	80	Personalrat	106	Sanktion	30
Unfallversicherung	87	Personalüberwachung	153	Satzung	2
Listenwahl	12	Personensorge	56	Säuglingsschwester	116
Logopäde/in	137	Personenstandsgesetz	167	Schadensersatz	59
Lohnfortzahlung	110	Persönlichkeitswahl	12	Scheidung	65
		Pflegebedürftigkeit	91	Schlichtungsstellen	26
M		Pflegefall	87	Schmerzensgeld	60
Mai, Franz Anton	114	Pflegegeld	92	Schuld	33
Marktwirtschaft, soziale	20	Pflegekassen	91	Schuldausgleich	31
Maßregel	32	Pflegeorden	114	Schutzimpfungen	153
Masseur	136	Pflegepersonal	23	Schutzkleidung	163
Medizingeräteverordnung	156	Pflegesatz	24, 124	Schwangerschaft	111-112
Medizinischer Bademeister	136	Pflegeversicherung	77, 91	Frage nach	112

Schwangerschaftsabbruch	41
Schweigepflicht	45-46
Entbindung von der	47
Schweigepflicht, Entbindung von der	47
Schwerbehinderte	112
Schwerpunktkrankenhaus	122
Schwesterntracht	116
Selbstbeteiligung	24, 85
Selbstmord	40
Selbstverwaltungsprinzip	23
Selbstverwaltungsrecht, Kommunales	10
Seuchenbekämpfung	118
Sicherungsverwahrung	32
Solidaritätsprinzip	22
Sonderkrankenhäuser	123
soziale Marktwirtschaft	20
Sozialgerichtsbarkeit	26
Sozialgesetzbuch	77, 62
Sozialhilfe	93
Sozialismus	8
Sozialversicherungen	43
Sperrklausel	12-13
Spezialprävention	31
Staat	1, 8
Staatsangehöriger	8
Staatsanwaltschaft	25
Staatsformen	8
Staatsgebiet	8
Staatsgewalt	8
Staatsvolk	8
Standesrecht	62
und Behandlungspflicht	62
Stellvertretung	58
Sterbegeld	85
Sterbehilfe	40, 49
Stillverbot	156
Strafbefehl	25
Strafgerichte	25
Strafrecht	29
Strafsachen	25
Straftat	25
Strafzwecke	30
Strahlendosimeter	164
Strahlendosis	165
Strahlenexposition	165
Strahlenschutz	162
Beauftragter	163
Kenntnisse	164
Kurse	164
Verantwortlicher	163
Strahlenschutzverordnung	163, 166
Streik	106
Subsidiarität	55
der Betreuung	55

T

Tag der Deutschen Einheit	6
Tarifautonomie	105
Tarifvertrag	105
Taschengeldparagraph	53
Tatbestandsmäßigkeit	33
Täter	35
Technische/r Assistent/in	135
Testament	68
außerordentliches	70
eigenhändiges	71
öffentliches	71
ordentliches	71
Testierfähigkeit	69
Tod	83, 85
Todesanzeige	167
Todesbescheinigung	169
Todesursache	170
Todeszeichen, sichere	170
Todeszeitpunkt	170
Totgeburt	167
Tötung auf Verlangen	41

U

Überhangmandate	13
Überwachung von Lebensmittelbetrieben	153
Überwachungsbereich	164
Unfallverhütung	160
Unfallverhütungsvorschrift Gesundheitsdienst	160
Unfallverhütungsvorschriften	34
Unfallversicherung	86
Unglücksfall	44
Unterbringung	32, 171
Unterhaltsrecht	65
Unterlassen	35
Untersuchungsämter, chemische	121
Unwirksamkeit, schwebende	53
Urlaub	109

V

Verbraucherkreditgesetz	52, 74
Verbraucherschutz	52, 74
Verbrechen	36
Verfassungsgerichtsbarkeit	10
Vergehen	36
Vergleich	25
Verhältniswahlrecht	11
Verletzung von Privatgeheimnissen	45
Vermächtnis	69
Vermittlungsausschuß	19
Versicherte	
Arbeitslosenversicherung	88
Krankenversicherung	82
Pflegeversicherung	91
Rentenversicherung	78
Unfallversicherung	86
Versicherungsdauer	81
in der Rentenversicherung	81
Versicherungsfälle	
Arbeitslosenversicherung	89
Krankenversicherung	83
Pflegeversicherung	91
Rentenversicherung	79
Unfallversicherung	86
Versicherungsträger	
Arbeitslosenversicherung	89
Krankenversicherung	83
Pflegeversicherung	91
Rentenversicherung	79
Unfallversicherung	86
Versuch	36
Vertrag	57
Vertragsfreiheit	51
Verwaltung	18
Verwaltungsakt	2
Verwaltungsgerichtsbarkeit	26
Verzug	59
Volksbegehren	13
Volksdemokratie	8
Volksentscheid	13
Vorbereitung	36
Vormundschaft	54
Vorsatz	34

W

Wahlkreise	13
Wahlrecht	11
Währungs-, Wirtschafts- und Sozialunion	5
Waisenrente	79
Wegeunfall	87
Weimarer Republik	3
Weltgesundheitsorganisation	118
Weltgesundheitstag	118
Widerrufsrecht	75
Wiedervereinigung	4
Wirtschaftsordnung	20
Witwenrente	79
Wohlfahrtspflege, freie	131

Wohlfahrtsverbände	131	Zerrüttung einer Ehe	66	Zustimmungsgesetz	17
Wohngeld	99	Zeugnis	104	Zwangsunterbringung	171
		Zivilgerichte	25	Zweitstimme	13

Z

		Zivilprozeß	25		
Zahnarzt/Zahnärztin	134	Zugewinngemeinschaft	66		
Zentralkrankenhäuser	122	Zumutbarkeit	44		

Brand et al.
Pflege-Personalregelung
Der neue Weg zur leistungsbezogenen Personalbemessung. Kommentar und praktische Hilfen
1993. XII, 168 S., kt. DM 39,–

Quambusch
Das Recht der Geistigbehinderten
3. Aufl. 1995. Etwa 232 S., kt. etwa DM 64,–

Brenner
Rechtskunde für das Krankenpflegepersonal einschließlich des Altenpflegepersonals und anderer Berufe im Gesundheitswesen
Lehrbuch und Nachschlagewerk für die Praxis
6. Aufl. 1996. In Vorbereitung

Rave-Schwank/Winter-v. Lersner
Psychiatrische Krankenpflege
6. Aufl. 1994. X, 256 S., 100 Fragen und Antworten, 200 Abb., 2 Tab., kt. DM 26,80

Kristel
Pflege in Therapie und Praxis
1995. Etwa 432 S., 165 Abb., 47 Tab., kt. etwa DM 64,–

* = Mengenpreis ab 20 Expl. für Endbezieher je Expl.

v. Brandis/Schönberger
Anatomie und Physiologie
für Krankenpflegeberufe sowie andere medizinische und pharmazeutische Fachberufe
9. Aufl. 1995. XX, 501 S., 295 z. T. farb. Abb., 39 Tab., geb. DM 58,–/ DM 52,–*

Christiansen et al.
Arbeitsbuch Hygiene
für Pflegeberufe und andere Medizinalfachberufe
1995. VIII, 195 S., 18 zweifarb. Abb., 17 Tab., kt. DM 32,–

Schadé
Anatomischer Atlas des Menschen
8. Aufl. 1993. 192 S., 120 z. T. farb. Abb., 11 farb. Ausschlagtafeln, geb. DM 68,–/DM 61,–*

Jecklin
Arbeitsbuch Anatomie und Physiologie
für Krankenschwestern, Krankenpfleger und andere Medizinalfachberufe
8. Aufl. 1995. XII, 328 S., 154 teilw. farb. Abb., kt. DM 34,80

Jecklin
Arbeitsbuch Krankenbeobachtung
als Teil der Krankenpflege
2. Aufl. 1992. XII, 229 S., 16 Abb., kt. DM 36,80/DM 33,30*

Fries
Krankheits- und Medikamentenlehre für Altenpflegeschüler
1995. XVIII, 255 S., 42 Abb., kt. DM 48,–

Preisänderungen vorbehalten.

BUCHTIPS

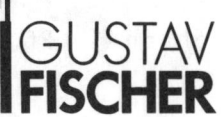

GUSTAV FISCHER
SEMPER BONIS ARTIBUS

1300 Fragen, bitte!

„Originalfragen aus Staatsexamensprüfungen für die Krankenpflege"

Keine Angst vor Prüfungen!
Die Fragensammlung mit ausführlich kommentierten Antworten ist übersichtlich nach Fächern und Fachgebieten aufgebaut. Die richtigen Lösungen finden sich auf jeder Seite.

Neu in der 5. Auflage:
Aktuelles, vollständiges Originalstaatsexamen zur optimalen Prüfungsvorbereitung. Mit gut verständ-lichen Kurzlerntexten und Tips zur Vermeidung von Fallstricken.

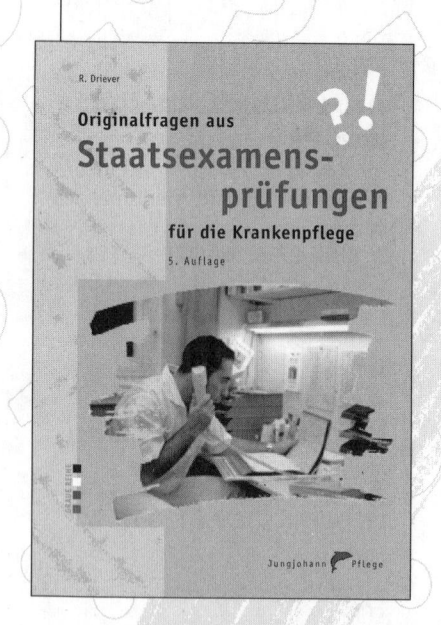

5. Auflage 1995
315 Seiten
DM/SFr. 36,—   ÖS 267,—

Jungjohann Pflege